WIENER ZEITSCHRIFT FÜR NERVENHEILKUNDE
SUPPLEMENTUM II

AKTUELLE PROBLEME DER MULTIPLEN SKLEROSE

SYMPOSIUM

VERANSTALTET VON DER NEUROLOGISCHEN ABTEILUNG DES ALTERSHEIMES DER STADT WIEN-LAINZ IM AUFTRAG DER RESEARCH GROUP FOR MULTIPLE SCLEROSIS DER WELTVEREINIGUNG FÜR NEUROLOGIE

AM 27. UND 28. SEPTEMBER 1968 IN WIEN-LAINZ

HERAUSGEGEBEN
VON

W. BIRKMAYER E. NEUMAYER
F. SEITELBERGER

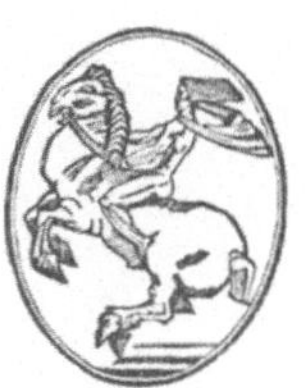

1969

SPRINGER-VERLAG / WIEN · NEW YORK

Mit 65 Abbildungen

ISBN-13: 978-3-211-80900-6 e-ISBN-13: 978-3-7091-5104-4
DOI: 10.1007/978-3-7091-5104-4

Library of Congress Catalog Card Number 70-97982

Titel-Nr. 9256

Inhaltsverzeichnis

Dritte Sektion

Prognose, Therapie und Rehabilitation

Vorsitz: T. Fog

Liste der Teilnehmer

BAUER, Prof. Dr. H. J.: Direktor der Neurologischen Universitätsklinik, v.-Siebold-Straße 5, D-34 Göttingen, BRD.

BIRKMAYER, Prof. Dr. W.: Vorstand der Neurologischen Abteilung der Stadt Wien-Lainz, A-1130 Wien, Versorgungsheimplatz 1, Österreich.

BONDUELLE, Dr. M.: Chef du Service de Neurologie de l'Hôpital St. Joseph, 1, Rue Pierre Larousse, F-75 Paris XIVe, France.

BROMAN, Prof. Dr. T.: Neurologische Klinik, Sahlgrenska Sjukhuset, Göteborg, Sweden.

CENDROWSKI, W. S., M. D.: Instytut Psychoneurologiczny, ul. Partyzantów 65, Pruszków k/Warszawy, Poland.

DANIELCZYK, Dr. W.: Neurologische Abteilung der Stadt Wien-Lainz, A-1130 Wien, Versorgungsheimplatz 1, Österreich.

FIELD, E. J., M. D.: Honorary Director of the Demyelinating Diseases Research Unit, 13 Framlington Place, Newcastle upon Tyne 2, England.

FOG, T., M. D.: Chief Neurologist, Department of Neurology, Kommunehospitalet, Copenhagen K., Denmark - 1399.

FRICK, Prof. Dr. E.: Nervenklinik der Universität München, Nußbaumstraße 7, D-8 München 15, BRD.

GABRIELESCU, Dr. E.: Institute of Normal and Pathological Physiology of the Academy of the S. R. Romania, București, Romania.

HOFF, Prof. Dr. H.: Vorstand der Psychiatrisch-Neurologischen Universitätsklinik Wien, A-1090 Wien, Spitalgasse 23, Österreich.

HYLLESTED, K., M. D.: Chief Neurologist, Department of Neurology, Bispebjerg Hospital, Copenhagen NV, Denmark.

JELLINGER, Univ.-Doz. Dr. K.: Neurologisches Institut der Universtität, A-1090 Wien, Schwarzspanierstraße 17, Österreich.

LASSMANN, Univ.-Doz. Dr. G.: Neurologisches Institut der Universität, A-1090 Wien, Schwarzspanierstraße 17, Österreich.

LEIBOWITZ, U., M. D.: Department of Neurology, Hadassah University Hospital, Jerusalem, Israel.

MANNWEILER, Priv.-Doz. Dr. K.: Heinrich-Pette-Institut für Experimentelle Virologie und Immunologie, Martinistraße 52, D-2 Hamburg, BRD.

NEUMAYER, Univ.-Doz. Dr. E.: Neurologische Abteilung der Stadt Wien-Lainz, A-1130 Wien, Versorgungsheimplatz 1, Österreich.

PEDERSEN, R., M. D.: Chief Neurologist, Department of Neurology, Kommunehospitalet, Arhus C, Denmark.

PÉRIER, Dr. O.: Laboratoire d'Anatomie Pathologique, Université Libre de Bruxelles, 97, Rue aux Laines, Bruxelles, Belgique.

Petrescu, A.: Sef de Laborator, Institut de Neurologie, Acad. Soc. Rep. Romania. Str. Povernei 42, Bucureşti, Romania.

Pette, Dr. E.: Heinrich-Pette-Institut für Experimentelle Virologie und Immunologie, Martinistraße 52, D-2 Hamburg 20, BRD.

Schuller, Dr. E.: Maître des Recherches am INSERM, Hôpital de la Salpêtrière. 47, Bd. de l'Hôpital, F-75 Paris 13e, France.

Schmidt, Prof. Dr. R. M.: Klinik für Psychiatrie und Neurologie der Martin-Luther-Universität Halle-Wittenberg, Julius-Kühn-Straße 7, DX-402 Halle/Saale, DDR.

Seitelberger, Prof. Dr. F.: Vorstand des Neurologischen Institutes der Universität, A-1090 Wien, Schwarzspanierstraße 17, Österreich.

Sluga, Dr. E.: Neurologisches Institut der Universität, A-1090 Wien, Schwarzspanierstraße 17, Österreich.

Springer, Dr. A.: Psychiatrisch-Neurologische Universitätsklinik Wien, A-1090 Wien, Spitalgasse 23, Österreich.

Steffen, Prof. Dr. C.: Vorstand des Universitätsinstitutes für Immunologie. A-1090 Wien, Borschkegasse 8a.

Tschabitscher, Prof. Dr. H.: Neurologisch-Psychiatrische Universitätsklinik Wien, A-1090 Wien, Spitalgasse 23, Österreich.

Wüthrich, Priv.-Doz. Dr. R.: Neurologische Universitätsklinik, Socinstr. 55, CH-4051 Basel, Schweiz.

Wien. Z. Nervenheilk./Suppl. II, 1—2 (1969)

Begrüßungsansprache

Von

W. Birkmayer

Wir freuen uns sehr, daß das diesjährige internationale Symposium über aktuelle M.S.-Probleme in Wien stattfindet und daß Sie aus so zahlreichen Regionen zu uns gekommen sind. Der Sinn und Zweck dieses internationalen Symposiums ist ein persönlicher Austausch von Informationen unter den verschiedenen Experten. Die Neugierde und das Interesse an Informationen von auswärts sind in Wien so groß, daß man manchmal auf Informationen aus der eigenen Stadt verzichtet hat; denken Sie etwa an FRANZ SCHUBERT oder SIGMUND FREUD.

Wien wurde von der Research Group der Weltvereinigung für Neurologie gewählt, weil es ein neutrales Begegnungsfeld zwischen Ost und West ist; aber auch, weil seit MARBURG bis heute an den Problemen der M.S.-Forschung sowohl an der Klinik Prof. HOFF, am Neurologischen Institut von Prof. SEITELBERGER als auch in bescheidenerem Rahmen an der hiesigen Abteilung gearbeitet wird. Die Wahl dieses Ortes für die wissenschaftliche Tagung soll eine Anerkennung und einen Dank an die Stadt Wien darstellen, da sie diesen Pavillon für die besonderen Zwecke der M.S.-Forschung und Behandlung neu und modern ausgestattet hat. Etwa 50% der Kranken, die hier untergebracht sind, leiden an M.S.

Damit erhebt sich die Frage nach der Aufgabe einer solchen Abteilung für chronische Nervenkranke. Die moderne Neurologie verfügt heute über eine Vielzahl von therapeutischen Möglichkeiten, um Funktionsdefekte zu beheben oder den Organismus mit Rehabilitationsmaßnahmen an den Defekt anzupassen, zumindest aber durch intensiven pflegerischen Einsatz einen sinnvollen Rest an Lebensfreude zu erhalten. Die Verfolgung solcher Ziele erfordert viel Zeit, so daß solche Abteilungen für chronische Verläufe speziell einzurichten und speziell auszustatten sind.

Die Langzeitbeobachtung chronischer Nervenkrankheiten ermöglicht dem Arzt, ein einmaliges Erfahrungsgut zu sammeln, das, quasi als feed back, der Behandlung des Nervenkranken wieder zugute kommt. Die Zusammenarbeit mit der Neuropathologie, in unserem Falle mit Herrn Prof. SEITELBERGER, ermöglicht Erkenntnisse, die ebenfalls rückwirkend die neurologische Diagnostik und Therapie des Klinikers verbessern; schließlich erfordern die fortgeschrittenen Krankheitsverläufe eine Intensivpflege, die eben nur durch speziell geschulte Schwestern und Pfleger sowie durch besondere Pflegeeinrichtungen gewährleistet ist.

Es wird sich in der Zukunft als notwendig erweisen, einerseits neurologische Kliniken mit allen modernen Ausrüstungen der Diagnostik für den akuten Nervenkranken einzurichten. Andererseits ergibt sich die zwingende Notwendigkeit, Sonderabteilungen zu errichten, in denen langfristig der Versuch unternommen werden muß, neurologische Defekte zu rekompensieren. Ich bin stolz auf den Weitblick unserer Stadtväter, die mit unserer Abteilung ein Modell für solche Einrichtungen für chronische Nervenkrankheiten geschaffen und fast optimal ausgestattet haben.

Es wird in letzter Zeit immer von der technologischen Lücke zwischen Amerika und Europa gesprochen und exakt berechnet, daß der reale Effekt einer Produktion in Europa wesentlich geringer ist als in den USA.

Ich möchte demgegenüber von einer sozialen Lücke sprechen, die in umgekehrter Richtung demonstriert, daß in Europa für Lebensbereiche, die keinen unmittelbaren Effekt ergeben, große Beträge ausgelegt werden.

Es scheint mir persönlich die Höhe des Kulturniveaus einer Gemeinschaft gerade durch die Summe der sozialen Leistungen gegeben, die eben keinen unmittelbar meßbaren Effekt zeitigen, aber doch Ausdruck unserer allgemeinen Einstellung dem lebenden Menschen gegenüber sind. Und diesem Thema dient eigentlich unsere heutige Arbeitstagung.

Wien. Z. Nervenheilk./Suppl. II, 3—4 (1969)

Einleitung

Von

H. Hoff

Wieder einmal wurde Wien als Sitz für ein Symposium über aktuelle Probleme der M.S. gewählt. Zu diesem Symposium sind führende Neurologen, die sich mit der Erforschung und den Problemen dieser Erkrankung beschäftigen, aus der ganzen Welt zusammengekommen, um neue Forschungsergebnisse auf diesem Gebiet vorzulegen und darüber zu diskutieren.

Drei Gründe sind es meiner Meinung nach vor allem, warum dieses Symposium gerade in Wien stattfindet.

Der erste Grund ist, daß erst vor kurzem die Neurologische Abteilung des Altersheims der Stadt Wien-Lainz neu ausgebaut und eröffnet wurde. In dieser Abteilung sind sehr viele M.S.-Patienten, die im chronischen Stadium schon jahrelang an dieser Erkrankung leiden, aufgenommen. Sie werden nach den neuesten Erkenntnissen der Medizin auf diesem Gebiet hier behandelt.

Den zweiten Grund sehe ich in der Tatsache, daß Wien der Sitz der Internationalen Föderation der M.S.-Gesellschaften wurde, welche 200.000 Mitglieder aus allen Ländern der Welt repräsentiert. Diese Föderation hat es sich zur Aufgabe gestellt, die internationale Forschung auf dem Gebiet der M.S. zu koordinieren und zu stimulieren, um so die Hoffnung von 1,500.000 M.S.-Kranken auf Besserung ihres so schweren Leidens zu erfüllen.

Der dritte Grund ist meiner Meinung nach darin zu erblicken, daß die Wiener Medizinische Schule, insbesondere die Wiener Neurologie, sich schon immer sehr intensiv mit den Problemen der M.S. beschäftigt hat. Sie ist auch in der Gegenwart sehr aktiv sowohl in der klinischen wie auch in der neuropathologischen und immunologischen Forschung tätig.

Dieser Kongreß behandelt morphologische und pathogenetische Probleme dieser Erkrankung, aber auch die klinische Forschung mit den Aspekten der Immunologie, der Epidemiologie und des Krankheitsverlaufes sowie Therapie- und Rehabilitationsmöglichkeiten.

Wenn man das hochinteressante Programm dieses Symposiums überblickt und die Namen der Vortragenden liest, so kann man nur überzeugt sein, daß dieses Symposium ein voller wissenschaftlicher Erfolg werden wird, mit dem weiteren Ziele, die noch so rätselhafte Erkrankung der M. S. einer Lösung näher zu bringen.

Wien. Z. Nervenheilk./Suppl. II, 5—7 (1969)

Adresse des Leiters der Research Group for Multiple Sclerosis

Von

T. Fog

Im April 1967 wurde dank der Initiative der World Federation of Neurology ein Komitee gebildet, das unter dem Namen "The M. S. Research Committee" die Aufgabe hat, teils die gesamte M. S.-Forschung zu koordinieren, teils diese Form von Forschung zu fördern. Im Namen dieses Komitees ergreife ich das Wort, um Österreich und im besonderen Herrn Prof. Dr. BIRKMAYER für die Initiative zu dieser Veranstaltung zu danken.

Wie wir alle wissen, hat die explosive Entwicklung der Wissenschaft zu einer Differenzierung von spezialen, subspezialen und unter diesen wieder subsubspezialen Disziplinen geführt. Wir laufen so Gefahr, daß einerseits der Abstand zwischen den einzelnen Fraktionen zu dem, was einmal ein Ganzes und eine Einheit war, so rasch vergrößert wird, daß der Überblick verlorengeht, und andererseits, daß die Fraktionen in Sackgassen geraten oder sich ganz verirren, ohne Verankerung in der Wirklichkeit, die stets die Grundlage für eine Bearbeitung von konkreten Aufgaben sein muß.

Diese Entwicklung gibt sich deutlich darin zu erkennen, daß die Zeit der großen Kongresse vorüber ist. Bei den Kongressen früherer Zeiten gab es die Möglichkeit, den jeweiligen Stand der Wissenschaft in den verschiedenen Fraktionen zu verfolgen. Heute ist die Anzahl der Fraktionen so groß, daß es einfach eine physische Unmöglichkeit wäre, sowohl einen Überblick über alle Fraktionen als auch eine vollständige Versammlung derselben zustande zu bringen. Heute teilt man selbst die Einzelfächer und bleibt unter sich. Die eigentliche Arbeit geht in den Symposien und Konferenzen vor sich.

Der Begriff der M. S.-Forschung ist ein Schulbeispiel für den Grad der Differenzierung. Das Ziel der M. S.-Forschung ist klar formuliert: Es handelt sich darum, die Ursache der M. S. und ihre

Behandlung zu finden. Um dieses Ziel zu erreichen, hat man es für notwendig erachtet, diese Forschung in folgende Unterabteilungen aufzuteilen.

1. Die epidemiologische und genetische Fraktion, die jene Institutionen betrifft, die besondere Voraussetzungen für diese Forschung haben.

2. Die klinische Fraktion, die wieder in vier Unterabteilungen aufgeteilt ist, und zwar:

a) Diagnostische Probleme.

b) Verlaufstudien und technische Methoden bei therapeutischen Versuchen, besonders zur Bewertung sowohl von "impairment", das heißt Besserung in „activity of daily living", wie von "disability", das heißt der streng medizinischen und funktionellen Invalidität.

c) Studien über klinische Neurophysiologie, zum Beispiel Blasenstörungen, Spastizität u. dgl.

d) Laboratoriumsuntersuchungen.

e) Rehabilitierungsprobleme und soziale Maßnahmen.

3. Die Gruppe unter dem Namen "*basic research*" einschließlich

a) strukturelle Probleme,

b) biochemische Probleme,

c) immunologische Probleme,

d) virologische Probleme.

Hiermit ist die Fraktionierung des Begriffes M. S.-Forschung skizziert und zugleich demonstriert, wie weittragend diese Forschung ist. Spezialisten ganz verschiedener Fachwissenschaften werden hier aufgerufen, mit ihren Versuchen in die rätselvolle Welt der M. S.-Probleme einzudringen. Wenn wir nun versuchen wollen, alle diese Probleme zu koordinieren, so müssen wir daran gehen, zu versuchen, ein Gefühl der Gemeinschaftlichkeit zu schaffen; Gemeinschaft, ungeachtet geographischer Entfernungen und jenseits politischer Verschiedenheiten, so daß jedes einzelne Mitglied unseres Komitees, das heute 120 Mitglieder zählt, sich verpflichtet fühlt, die anderen Mitglieder dieses Komitees von seinen wissenschaftlichen Ergebnissen zu unterrichten. Dies kann zum Beispiel durch Übermittlung von Sonderdrucken und anderen Veröffentlichungen der wissenschaftlichen Arbeiten erfolgen. Gleichzeitig müssen Möglichkeiten geschaffen werden, kleine Konferenzen unter Teilnahme von besonderen Interessenten und Spezialisten abzuhalten. Nur so läßt sich eine Koordinierung durchführen und darum liegt es mir besonders nahe, Prof. Birkmayer zu danken, der durch die Einladung zu dieser Konferenz sein volles Einverständnis zu erkennen gegeben hat, daß die M. S.-Forschung stimuliert und nach den hier skizzierten Linien aktiviert wird.

Ich wünsche der österreichischen M. S.-Forschung alles Gute für die Zukunft. Wien hat große Traditionen zu pflegen auf vielen Gebieten der Neurologie. Mit seinen hervorragenden Vertretern in diesem Fach zeichnen sich gute Aussichten für die Zukunft ab.

Wien. Z. Nervenheilk./Suppl. II, 8—11 (1969)

Erste Sektion

Morphologie und Pathogenese

Vorsitz: F. Seitelberger

Einführung

Von

F. Seitelberger

In der historischen Entwicklung der *medizinischen* Morphologie kann man drei Phasen unterscheiden: 1. eine, in der die Frage nach dem gestaltlichen Bestand des Forschungsobjektes, zum Beispiel eines gesunden oder erkrankten Organs, gestellt und das Objekt in der Beschreibung abgebildet oder nachgestaltet wird, 2. eine, in der die Frage nach der Funktion des morphologischen Objektes nach der Art seiner Teilhabe am gesunden oder kranken Lebensvorgang untersucht wird, und 3. eine Phase, in der unternommen wird, aus der Verknüpfung der gestaltlichen Phänomene untereinander, ihres regelhaften Ablaufes in der Zeit und ihrer Beziehung zu allen übrigen biologischen Faktenreihen die Bedingungsgefüge, die orthologischen oder pathologischen Prozesse zu erfassen, welche die vielen einzelnen gestaltlichen Manifestationen in ihrem phasenhaften zeitlichen Wandel zu eigengesetzlichen zielgerichteten Wesenheiten vereinigen.

Wenn wir auf die medizinische Morphologie der Krankheiten des Nervensystems übergehen, auf die *Neuropathologie* also, erkennen wir diese drei Phasen wieder: in der ersten Phase der Deskription, in der zweiten Phase der pathogenetischen Forschung und in der dritten Phase der nosologischen Forschung. Diese drei Phasen sind freilich nicht scharf voneinander getrennt; sie gehen zum Teil fließend ineinander über und, vor allem, sie wiederholen sich in der individuellen Forschungsgeschichte jeder einzelnen Krankheit wie überhaupt jedes pathobiologischen Tatbestandes. Auch die *M.S.* läßt in ihrer Individualgeschichte diesen phasenhaften Wandel der Fragestellungen und Forschungsintentionen erkennen. Als Ludwig Türck 1855 in Wien die erste genauere histologische Beschreibung einer M. S. vorlegte, handelte es sich darum festzustellen, was die Verhärtungsherde eigentlich sind, welche gewebliche Qualität ihnen zukommt. Als 50 Jahre später diese Frage im Prinzip zwar schon gelöst, die treffende Beschreibung des charakteristischen morphologischen Befundes als „elektive Entmarkung" aber noch gar nicht formuliert war, wandte sich wieder hier in Wien MARBURG bereits der nächsten Hauptfrage nach der Pathogenese der M. S.-Herde zu und entwickelte im Jahre 1906 die berühmte Hypothese über das Zustandekommen der Entmarkung durch ein aus den Gefäßen lokal diffundierendes „lezitholytisches Agens". Heute, 60 Jahre später, nachdem sich ein kaum überschaubares Material aus Beobachtungen, Experimenten und Hypothesen angehäuft hat, stehen wir erst an der Schwelle der nosologischen Erforschung der M. S. Seit kurzem liegen erste tastende Versuche vor, die eine integrierende Zusammenschau der geweblichen Veränderungen mit den anderen Krankheitsdaten zum Verständnis des nosologischen Wesens der Krankheit M. S. zum Ziele haben.

Die morphologische Aufgabe bei der M. S. ist gegenwärtig noch keineswegs erfüllt und bis auf weiteres ist die nosologische Interpretation der M. S. im wesentlichen auf den Zuwachs von Befunden und Schlüssen aus der morphologischen Forschung angewiesen, die in den letzten Jahren durch eine Reihe subtiler Techniken und Disziplinen, vor allem durch die Elektronenmikroskopie, eine gewaltige Erweiterung ihrer Möglichkeiten und Dimensionen erfahren hat.

Bei der konstituierenden Tagung unserer Research Group in Kopenhagen 1967 konnte ich die vordringlichen *Aufgaben der morphologischen M. S.-Forschung* darlegen. Heute, in der Einleitung des morphologischen Teiles unserer Tagung, möchte ich nur die wichtigsten davon apostrophieren.

Fragen wir uns zunächst einmal, welche Auskünfte der neurologische Kliniker vom Neuropathologen benötigt oder verlangt? Nehmen wir an, daß die *Diagnose* ohne Neuropathologen schon richtig gestellt war. Zunächst erscheinen uns *klinisch-pathologische Korrelationsstudien* wichtig, zum Beispiel um zu klären, ob den verschiedenen klinischen Verlaufstypen der M. S. unterschiedliche morphologische Prozeßmerkmale zugeordnet sind, und umgekehrt, um zu untersuchen, ob den einzelnen histopathologischen Formen von M. S., zum Beispiel etwa dem sogenannten „Übergangstyp", bestimmte charakteristische klinische Syndrome zugeordnet werden können. Weiters erscheint es auch im klinischen Aspekt wichtig, in dem zentralnervösen Gewebsbild bei M. S. die primären krankheitseigenen Läsionen von sekundären reaktiven Veränderungen, Interferenzen und Komplikationen unter dem Einfluß vasozirkulatorischer Faktoren, des chronischen Verlaufes oder des Alterns exakt zu sondern. Diese Aufgabe scheint in praktisch-ärztlicher Hinsicht deshalb wichtig, weil die Prophylaxe von Sekundärschäden für die Therapie und Rehabilitation der eigentlichen Krankheitsläsionen von größter Bedeutung wäre. In gewisser Hinsicht stehen wir bei der M. S. vor einem ähnlichen Problem wie bei den Schädel-Hirn-Traumen: Ausmaß und Schwere der Sekundärschäden können mitunter die der Primärläsionen übertreffen. Es gibt also unserer Meinung nach eine Enzephalopathie und Myelopathie bei M. S. infolge prozeßfremder, begleitender und komplizierender Vorgänge. Die Analyse ihrer formalen und genetischen Bedingungen erscheint entscheidend wichtig für ihre zukünftige Eindämmung bzw. Verhinderung.

Von zentraler Bedeutung ist natürlich das *formalpathogenetische Kernproblem* der M. S., nämlich die Aufklärung des Wesens des elektiven Entmarkungsvorganges oder genauer des elektiven Verlustes der Markscheidenstruktur. In der humanen Neuropathologie ist man dabei auf die subtilen Untersuchungen von zufällig angetroffenen frühesten Entmarkungsläsionen angewiesen. Das Entmarkungsexperiment in Form der allergischen Entmarkungsenzephalitis ist in Verbindung mit allen zur Verfügung stehenden Methoden (Elektronenmikroskopie, Histochemie, Immunologie usw.) in den Untersuchungen an dieser Frage unentbehrlich. Trotzdem ist es bisher noch nicht gelungen, die Frage zu entscheiden, welche morphologische Ereignisfolge zum elektiven Markscheidenverlust führt. Ich erinnere an die Hypothese der Aufrollung der Myelinlamellen durch Histiozyten einerseits, an die Hypothese eines physikochemischen oder enzymatischen Vorganges andererseits. Außerdem gibt das Tierexperiment über die Verhältnisse der menschlichen Krankheit keine vollgültige Auskunft, und die M. S., das dürfen wir nicht vergessen, ist eine Erkrankung des Menschen. Daher wäre es überaus wichtig, früheste Läsionen bei Menschen auch mit dem Elektronenmikroskop und mit enzymhistochemischen Methoden untersuchen zu können, was nur unter bioptischen Untersuchungsbedingungen möglich ist. Erst die weitgehende Aufklärung des eigentlichen Entmarkungsgeschehens würde es ermöglichen, ein tragfähiges Konzept seiner Verbindung mit weiterreichenden ätiogenetischen Faktoren, etwa immunopathologischen oder virologischen Mechanismen, herzustellen.

Für die aktuellen Grundfragen der Ätiogenese der M. S. ist dagegen das Tierexperiment von ausschlaggebender Bedeutung, zumal direkte immunopathologische oder virologische Untersuchungen aus ethischen Gründen am Menschen gar nicht denkbar sind. Auch da fehlen noch eine ganze Reihe elementarer Daten; zum Beispiel ist noch nicht beantwortet, welcher chemische Bestandteil der Markscheiden das „enzephalitogene Agens“ darstellt. Auch suchen wir noch immer nach einem immunologisch streng definierten und reproduzierbaren experimentellen Entmarkungsmodell, bei dem zumindest das Antigen bekannt und manipulierbar ist. Es wäre besonders wünschenswert, eine experimentelle postvakzinale Enzephalitis erzeugen zu können, die den perivenösen Entmarkungsvorgang analysierbar machen würde, der im Gewebsbild der M.S. eine entscheidende Rolle spielt und überhaupt mit den menschlichen Entmarkungsläsionen ebenso vergleichbar wäre wie mit dem Gewebsbild der üblichen experimentellen allergischen Entmarkungsencephalitis. Man sieht, daß die letztgenannten aktuellen Fragen den eigentlichen morphologischen Bereich bereits überschreiten und nur in Zusammenarbeit und engstem Kontakt mit dem Immunologen in Angriff genommen und gelöst werden können.

Der Blick auf das Programm des heutigen Vormittags zeigt Ihnen, daß eine Anzahl der genannten Problemschichten durch die Vorträge angeschnitten werden: Fragen der klinisch-anatomischen Korrelationen, die Frage der primären Qualität der humanen und experimentellen Entmarkungsläsionen in formaler und chemischer Hinsicht sowie morphologische Aspekte der angenommenen Immunopathogenese der Entmarkungskrankheiten sowie der pathogenetischen Rolle von Viren. Wir dürfen also nicht nur auf einen Einblick in wichtige morphologische Aspekte der M.S.-Forschung rechnen, sondern erhoffen auch mittels der Diskussion den Gewinn einer Synopsis der morphologischen Entmarkungsgeschehnisse als Grundlage für eine tiefere und umfassendere Erkenntnis der Krankheit multiple Sklerose.

Wien. Z. Nervenheilk./Suppl. II, 12—37 (1969)

Aus dem Neurologischen Institut der Universität Wien
(Vorstand: Prof. Dr. F. Seitelberger)

Einige morphologische Aspekte der Multiplen Sklerose

Von

K. Jellinger

Mit 8 Abbildungen

Zu den Entmarkungskrankheiten im engeren Sinne (Hallervorden, 1940) zählen die M.S., die diffuse entzündliche Sklerose Typ Schilder, die konzentrische Sklerose Typ Balò, die Neuromyelitis optica und eine Form der sogenannten Myelitis necroticans. Das ihnen gemeinsame morphologische Substrat besteht 1. im Vorgang der primären und elektiven Entmarkung, das heißt Verlust der Markscheiden bei weitgehender Erhaltung der Axone und Nervenzellen, sowie 2. einem zeitlich und örtlich damit zusammenfallenden Entzündungssyndrom. Das lichtoptische Bild der humanen Entmarkungsenzephalitiden ist für alle Formen und Stadien hinreichend bekannt (Lit. b. Peters 1957, 1968; Poser 1968). Es wurde durch ultrastrukturelle Befunde bei M.S. (Périer u. Grégoire 1965; Suzuki et al. 1968) und M. Schilder (Bouteille et al. 1966), bausteinhistochemische Aufklärung der Myelindegradation (Lit. b. Seitelberger 1960, Adams et al. 1965; Petrescu 1968), enzymhistochemische Befunde (Lit. s. Adams et al. 1965; de Giacomo 1966, Wender u. Kozik 1969) sowie biochemische Untersuchung der Hirnlipide bei M.S. (Davison u. Wajda 1962; Gerstl et al. 1961, 1965; Kishimoto et al. 1967; Cumings u. Goodwin 1968; Yanagihara u. Cumings 1969, Arnetoli et al. 1969 u. a.) ergänzt. Die Formalgenese des Entmarkungsvorganges und seine kausale Beziehung zu dem bei diesen Erkrankungen obligaten Entzündungssyndrom sind unbekannt. Neuere biochemische und ultrastrukturelle Befunde bekräftigen jedoch die Vorstellung, daß die Initialläsion in einer biophysikalisch-chemischen Störung des molekularen Aufbaues der Markscheide liegen dürfte (SEITELBERGER 1957; BISCHOFF 1968).

Die Unterscheidung der klassischen Entmarkungskrankheiten beruht auf topographischen und prozeßdynamischen Besonderheiten. Sie sind, isoliert betrachtet, ebensowenig spezifisch wie die feingeweblichen, histo- und biochemischen Veränderungen bei dieser Krankheitsgruppe. Erst aus der Gesamtheit der Einzelmerkmale ergeben sich krankheitsspezifische Prozeßsubstrate. Nicht selten finden sich von den „typischen" Gewebsbildern abweichende morphologische Befunde und Manifestationsformen, deren nosologische und formalgenetische Beziehungen zum Grundprozeß ebenso unklar sind wie dessen Ätiologie.

Im folgenden wird über die Ergebnisse der vergleichenden neuropathologischen Untersuchung an 85 Autopsiefällen menschlicher Entmarkungskrankheiten, darunter 70 Fälle von M.S., unter Berücksichtigung klinischer Aspekte berichtet. Ferner sollen einige bemerkenswerte Gewebsbefunde bei chronischer M.S. im Hinblick auf ihre Eigenart, Formalgenese und nosologische Bedeutung diskutiert werden.

Material und Methoden

Die Beobachtungen verschiedener klinischer Provenienz entstammen dem routinemäßigen autoptischen Untersuchungsmaterial des Neurologischen Instituts der Universität Wien aus den Jahren 1948 bis 1967/68. Sie umfassen 70 Fälle von M.S., 7 Fälle von M. Schilder, je 1 konzentrische Sklerose (SEITELBERGER und JELLINGER 1962) und Neuromyelitis optica (JELLINGER und SUMMER 1960) sowie 6 Fälle von Myelitis necroticans (sub)acuta.

Von allen Fällen standen Schnitte aus verschiedenen Regionen des Groß- und Kleinhirns sowie des Hirnstammes, bei einigen auch symmetrische Hemisphärenschnitte des Großhirns zur Verfügung. Vom Rückenmark lagen Schnitte aus verschiedenen Höhen bei 48 M.S.-Fällen, 3 Fällen von diffuser Sklerose und allen Myelitisfällen vor. Am Paraffinmaterial wurden die üblichen Färbungen der Neuropathologie einschließlich Gliafaser- und Axondarstellung durchgeführt. Von einem Teil der Fälle lagen nach Spielmeyer, mit Sudanschwarz B und Sudan III gefärbte Gefrierschnitte aus verschiedenen Regionen des ZNS vor. Die histologische Untersuchung des Rückenmarkes berücksichtigte auch die intraduralen Abschnitte der Spinalwurzeln; Spinalganglien und periphere Wurzelabschnitte lagen nicht vor. Periphere Nerven wurden nur bei 2 Patienten mit entsprechender klinischer Symptomatik histologisch untersucht.

Klinische Vorbemerkungen

Das Beobachtungsgut umfaßt 63 Frauen und 22 Männer. Bei der M.S.-Gruppe war der Anteil der Frauen mit 81,4% etwa doppelt so hoch als im Schrifttum (vgl. MCALPINE et al. 1965; GLATZEL u. LUNGERSHAUSEN 1968).

Bei den *M.S.-Fällen* unseres Kollektivs lag das *Todesalter* zwischen 23 und 74 Jahren, davon bei 62% über dem 50. Lebensjahr (Mittel 49,1 ± 1,7 Jahre). Die *Krankheitsdauer* betrug 5 Tage bis 34 Jahre (Mittel 14,4 ± 1,4 Jahre), davon bei 9 Patienten unter 1 Jahr, bei 5 Fällen 1 bis 5 Jahre, bei 8 Patienten 5 bis 10 Jahre, bei je 18 Fällen 10 bis 20 bzw. 20 bis 30 Jahre und bei 5 Patienten über 30 Jahre. Das *Alter bei Erkrankungsbeginn* lag zwischen 15 und 63 Jahren (Mittel 33,1 ± 1,9 Jahre). Der Gipfel der Erkrankungshäufigkeit lag mit 42,8% zwischen 21 und 40 Jahren, während 18,6% vor dem 20. Lebensjahr und 28,6% über dem 41. Lebensjahr, davon 11,5% über dem 51. Lebensjahr erkrankten. Bei 7 Fällen waren Erkrankungsalter und Dauer des Leidens nicht exakt erhebbar.

Im klinischen *Verlauf* lassen sich zwei Gruppen abgrenzen: 1. schubweisen Verlauf bot die Mehrzahl (57 Fälle); 2. 8 Patienten (12,3%) zeigten protrahierten, das heißt rein chronisch-progredienten Verlauf. Bei 5 Fällen war der Verlauf unklar oder unbekannt.

Ad 1. Die Gruppe mit *Schubverlauf* läßt sich in drei Untergruppen gliedern: a) Akut-subakuter Verlauf bei Krankheitsdauer von 5 Tagen bis 1 Jahr (Mittel 8,5 Monate). Bei diesen 9 Fällen von „akuter M.S." lag das Erkrankungsalter zwischen 18 und 54 Jahren (Mittel 27 Jahre). Es wurden ein oder mehrere Schübe verzeichnet. b) Chronisch-remittierender Verlauf: 17 Patienten mit Erkrankungsalter von 17 bis 63 Jahren (Mittel 28,8 Jahre) und einer Erkrankungsdauer von 2 bis 25 Jahren (Mittel 8,4 Jahre) boten klinisch 2 bis 5 Schübe; einige verstarben im akuten Schub. c) Die Mehrzahl, nämlich 31 Patienten mit Erkrankungsalter zwischen 15 und 51 Jahren (Mittel 32,6 Jahre) und einer Krankheitsdauer von 10 bis 34 Jahren (Mittel 21,1 Jahre), bot anfangs schubweisen Verlauf und später Übergang in ein chronisch-progressives Krankheitsbild.

Ad 2. Bei den Fällen mit *chronisch-protrahiertem Verlauf* lag das Erkrankungsalter zwischen 45 und 58 Jahren (Mittel 51,6 Jahre) und war damit eindeutig höher als bei jenen mit vorwiegendem Schubverlauf (vgl. McAlpine et al. 1965). Die Krankheitsdauer zeigte mit 7 bis 20 Jahren (Mittel 12 Jahre) hingegen keine eindeutige Abweichung.

Zerebrale Krampfanfälle wurden bei 2 Patienten (2,8%) verzeichnet, was etwa den Angaben von McAlpine et al. (1965) entspricht.

Die Erkrankung war bei 8 von 9 akuten und in 80% der chronischen M.S.-Fälle klinisch eindeutig erkannt worden. Bei 10 Patienten, davon 4 mit protrahiertem und 5 mit chronischem Schubverlauf, war eine artdiagnostische Abklärung des neurologischen Bildes in vivo nicht möglich gewesen. Vermutet wurden vaskuläre Myelopathie, hoher Halsmarkprozeß, entzündliche Gefäßprozesse (je 2 Patienten), olivopontozerebelläre Atrophie, Myasthenie und Myelose bei Leukämie (je 1 Fall).

Bei zwei akut verstorbenen Patienten ohne anamnestische Hinweise auf frühere neurologische Ausfälle wurde die M.S. erst als autoptischer „Zufallsbefund" aufgedeckt: 74jähriger Mann, der an einem enzephalomalazischen Insult verstarb, und 62jährige Alkoholika mit Leberzirrhose und Tod im Leberkoma boten disseminierte alte Entmarkungs- und Skleroseherde um den Seiten- und 4. Ventrikel. Ob es sich um „klinisch stumme" Formen (forme fruste) der M.S. handelte (vgl. GEORGI 1961; MACKAY u. HIRANO 1967), ist mangels lückenloser Anamnese nicht zu entscheiden.

Ähnliches gilt für zwei Beobachtungen, bei denen einem akuten präterminalen neurologischen Syndrom das morphologische Bild einer chronischen M.S. mit alten Herden gegenüberstand: ein 67jähriger Trinker, der 3 Wochen ante exitum eine akut aufsteigende Polyneuropathie entwickelte, aber bereits früher an Blasenstörungen gelitten hatte. Keine früheren neurologischen Ausfälle waren dagegen bei einer 65jährigen Frau bekannt, die wenige Monate vor dem Tod ein akutes Querschnittssyndrom in D 5 bei radiologisch und autoptisch gesicherten Wirbelmetastasen eines Spindelzellsarkoms des Akromion entwickelte. Morphologisch fanden sich keine Hinweise auf Rückenmarkskompression oder intramedulläre Metastasen, aber ältere typische M.S.-Herde im Hals- und Brustmark.

Bei der *diffusen Sklerose* handelte es sich um vier Kinder (Alter 8 bis 12 Jahre) und drei Erwachsene (Todesalter 25 bis 33 Jahre) mit einer Krankheitsdauer bis zu 2½ Jahren. Die adulten Fälle erwiesen sich morphologisch als Mischformen diffuser und multipler Sklerose (s. u.).

Die sogenannte *Myelitis necroticans*, deren Zugehörigkeit zu den Entmarkungskrankheiten vereinzelt durch kleine Entmarkungsläsionen im übrigen ZNS erhärtet wurde, betraf vier Männer und drei Frauen im Alter von 27 bis 48 Jahren und einer Krankheitsdauer von 1 Monat bis 4 Jahre.

Allgemeine Morphologie

Die 70 verifizierten Beobachtungen von M.S. boten das charakteristische histopathologische Bild mit disseminierten Entmarkungsherden wechselnder Lage und Ausdehnung im gesamten ZNS. Beziehungen zwischen Alter sowie Ausbreitung der Läsionen und Krankheitsdauer bzw. klinischem Bild waren nur bei akuten Schubverläufen faßbar. Sie boten meist das Gewebssyndrom der akuten disseminierten Enzephalomyelitis (akute M.S.) mit allen Übergängen von den perivasalen Initialläsionen (vgl. JELLINGER u. SEITELBERGER 1967) bis zu ausgedehnten Herdformationen im Vollbild der Zell- und Abbaureaktion. Mitunter war der Hirnstamm bevorzugt betroffen. Bei den chronischen Verläufen waren durch die routinemäßige histologische Untersuchung Korrelationen zum klinischen Syndrom kaum faßbar. Statistische klinisch-morphologische Vergleichsuntersuchungen sind bei Orthner (1968) im Gange. In fast der Hälfte der Fälle mit remittierendem Schubverlauf, vor allem bei Tod im akuten Schub, waren neben alten Herden auch frische Läsionen mit florider Glia- und Entzündungsreaktion nachweisbar. Solche fanden sich nur in Einzelfällen mit progredientem Spätverlauf und kaum bei rein protrahierten Formen. Hier stand oft eine schwere Rückenmarksbeteiligung mit dem klinischen Bild progredienter Para- und Quadruparesen im Einklang.

Bei einer 66jährigen Frau, die im 50. Lebensjahr ein progressives Syndrom der spastischen Spinalparalyse entwickelt hatte, waren trotz sorgfältiger makroskopischer und histologischer Untersuchung *keine* Herdläsionen außerhalb des Rückenmarks mit Sicherheit nachweisbar.

Das bei 48 M. S.-Fällen histologisch untersuchte *Rückenmark* war ausnahmslos in wechselnder Schwere und Ausdehnung betroffen. Die Herde zeigten keine Prädilektion für bestimmte Höhen- oder Querschnittsanteile. Häufig lagen neben disseminierten Herden mehr minder komplette Entmarkungen des Gesamtquerschnittes mit oder ohne Axonreduktion vor. Eine Korrelation zwischen dem Grad der Entmarkung und der Fasergliose war im allgemeinen nicht faßbar. In 32 von 40 ausreichend untersuchten Fällen chronischer M. S. lag eine mehr oder weniger ausgeprägte ein- oder beidseitige Lichtung der Pyramidenseitenstränge im Sinne unvollständiger sekundärer Degeneration vor. Ketelaer et al. (1966) sahen sie im Lumbosakralmark bei 17 von 19 Beobachtungen. In rostralen Spinalabschnitten fand sich nicht selten eine über das Ausmaß der im höheren Lebensalter physiologischen Marklichtung hinausgehende partielle Degeneration der Hinterstränge. Komplette Wallersche Degeneration im Rückenmark war selbst bei schwersten M. S.-Formen im Gegensatz zur diffusen Sklerose und nekrotisierenden Querschnittsmyelitis niemals faßbar.

Mäßige bis höhergradige *Großhirnatrophie* bzw. Hydrocephalus internus bestand fast in der Hälfte der chronischen M. S.-Fälle (vgl. PEG-Befunde von Boudin et al. 1955). Beziehungen zum Todesalter (26 bis 72 Jahre; Mittel 54,3) und zur Krankheitsdauer (2 bis 34 Jahre; Mittel 16,2) waren nicht augenfällig. Bei den jüngeren Patienten war eine stärkere Marklagerreduktion bzw. Ventrikelerweiterung jedoch meist mit schwerer Herdaussaat und weiter Ausdehnung der periventrikulären Mantelherde verbunden. Bei 43% der Patienten mit deutlicher Hirnatrophie war klinisch eine höhergradige, oft euphorische Demenz, progressiver Leistungsabbau, passagere Verwirrtheit usw. verzeichnet. Darunter fanden sich auch 4 Patienten unter dem 40. Lebensjahr (vgl. Bergin 1957).

Spezielle morphologische Befunde

Neben dem „typischen" neuropathologischen Bild verdienen folgende morphologische Befunde bei chronischer M.S. hinsichtlich ihrer nosologischen Stellung, Formalgenese und klinischen Wertigkeit eine nähere Beachtung:

1. schwere diffuse Schädigung der Großhirnmarklager,
2. Kombination mit anderen Läsionen bzw. Komplikationen des ZNS,
3. herdunabhängige Läsionen im Rückenmark und seinen Wurzeln.

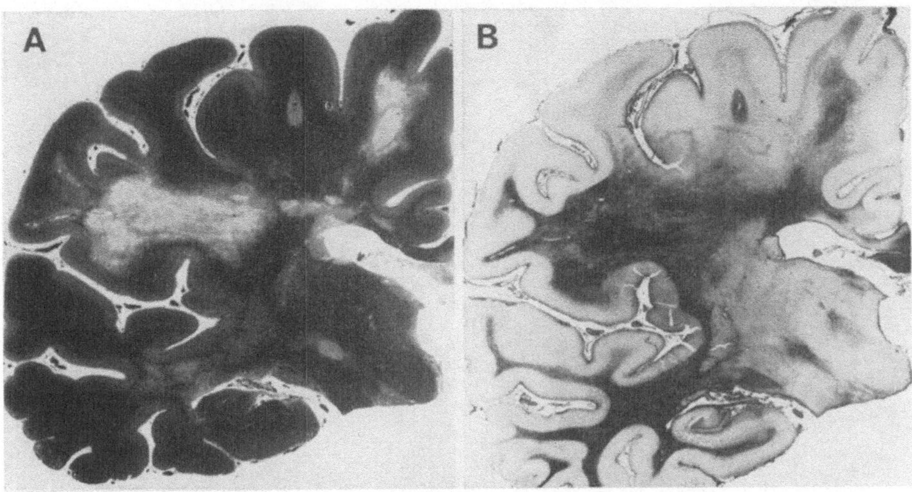

Abb. 1. Diffuse Form der chronischen M.S. 36 a. weiblich. Schubförmig-progredienter Verlauf (Dauer 18 a) mit progressiver Demenz

A Disseminierte und große polyzyklische Entmarkungsherde im Marklager. Hemisphärenscheibe. Heidenhain

B Über die Entmarkungsherde hinausgehende diffuse Fasergliose. Hemisphärenscheibe. Kanzler-Arendt

Ad 1. *Diffuse Marklagerschäden* neben disseminierten Herden bestanden in elf chronischen M.S.-Fällen unseres Kollektivs. Formal gliedern sie sich in zwei Gruppen: a) „*diffuse*" Form der M.S. oder „*Übergangsform*" zur diffusen Sklerose: b) unspezifische *Enzephalopathien* bei M.S.

Ad a) Acht Fälle zeigen bereits makroskopisch eine ungewöhnliche Ausbreitung der Herdformationen im Großhirn, die weite Teile beider Hemisphären umfassen und oft über den Balken miteinander verbunden sind. Innerhalb einer diffusen Marklichtung, die sich oft bis in die tiefe Rinde erstreckt, treten große paraventrikuläre und disseminierte Totalentmarkungsherde sowie unscharf begrenzte Zonen mit inkomplettem Markausfall hervor (Abb. 1 A, 2 A). Eine erhebliche, oft über den Balken zusammenfließende diffuse Fasergliose vervollständigt die Ähnlichkeit mit diffusen Sklerosen (Abb. 1 B, 2 B und 2 D).

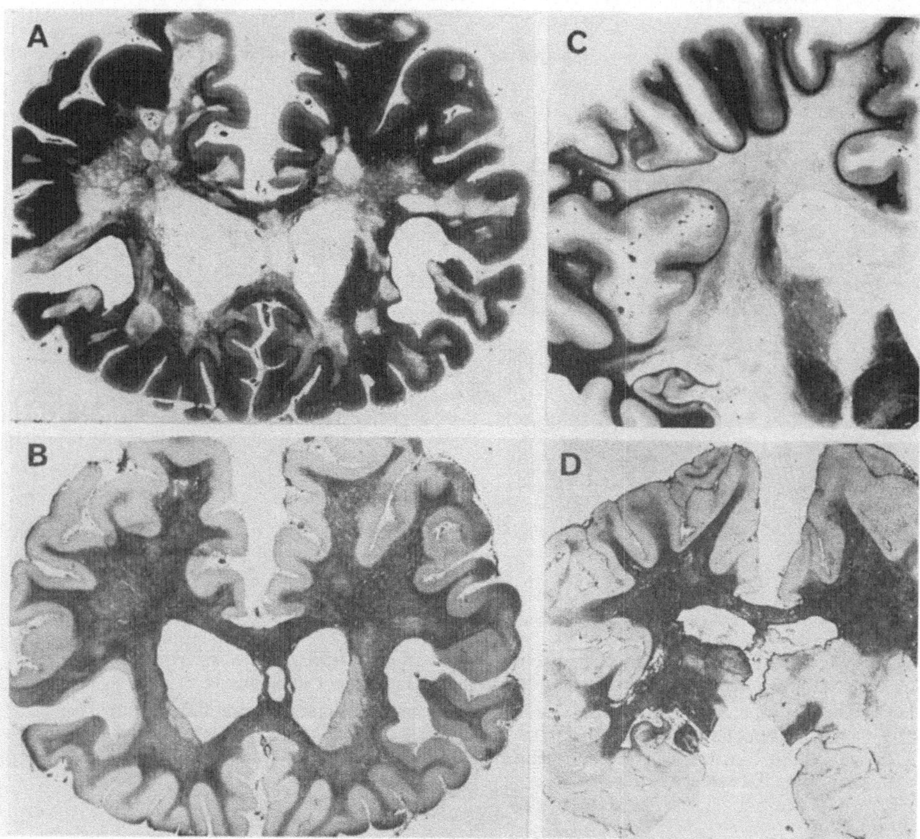

Abb. 2 A, B. Diffuse Form der chronischen M.S. 40 a. weiblich. Schubförmig-progredienter Verlauf (Dauer 10 a)

A Multiple Totalentmarkungsherde neben Arealen subtotaler Entmarkung und diffus-fleckige Lichtungszonen in beiden Großhirnhemisphären. Klüver-Barrera

B Diffuse Fasergliose in beiden Hemisphären einschließlich Balken. Kanzler-Arendt

Abb. 2 C, D. Diffus-disseminierte Sklerose („Mischform" bei adultem M. Schilder). 32 a. männlich. Progressiver Schubverlauf mit Hirndruckzeichen (Dauer 2½ a)

C Diffuse kontinuierliche Entmarkung im Großhirn. Hemisphärenscheibe. Klüver-Barrera

D Diffuse Fasergliose in beiden Hemisphären. Kanzler-Arendt

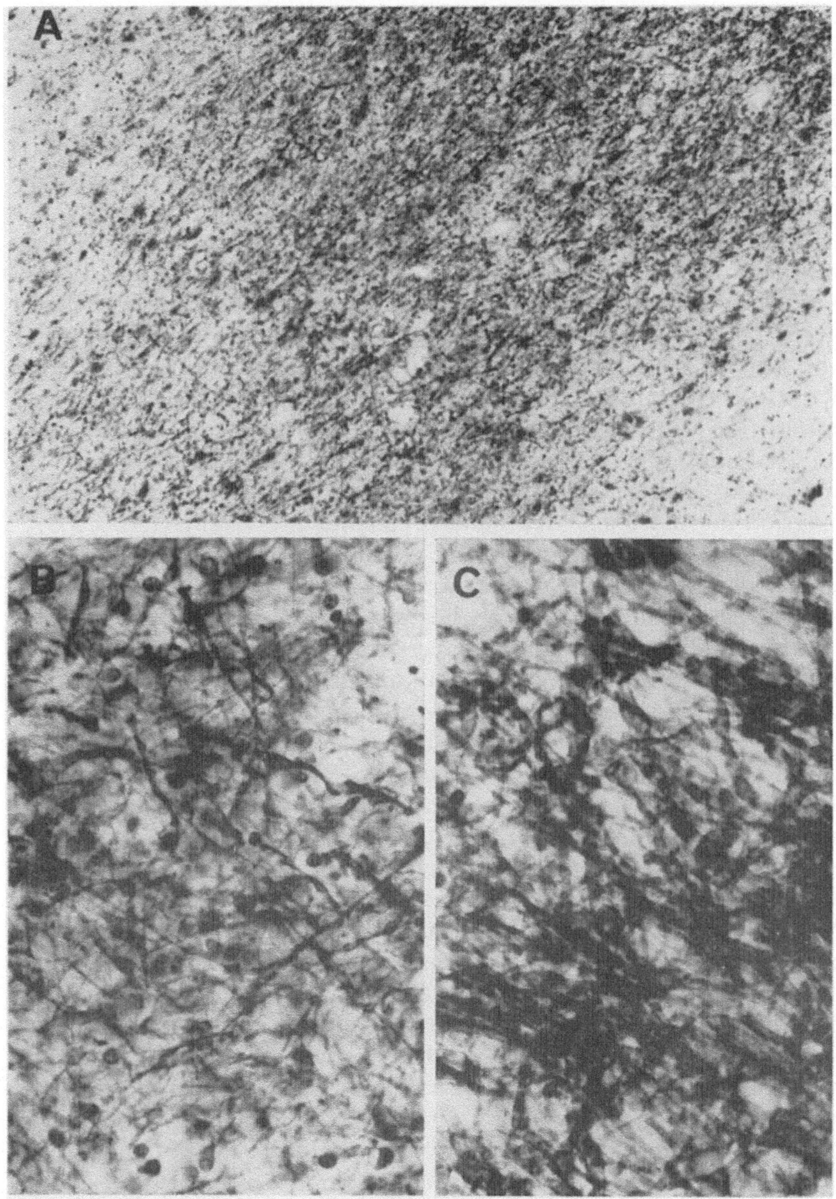

Abb. 3. Diffuse Form der chronischen M.S. Fall wie Abb. 2 A. B. Marklichtungszone zwischen zwei Totalentmarkungsherden

A Marklichtung zwischen zwei typischen Plaques. Klüver-Barrera × 110

B Reduktion und Verdünnung der Markscheiden. Klüver-Barrera × 440

C Reduktion, Verdünnung und Quellung der Markscheiden. einzelne Markballen; kein sudanophiler Abbau. SSB-Gefrier × 440

Histologisch finden sich 1) ausgestanzte disseminierte und periventrikuläre Totalentmarkungs- und Skleroseherde (Abb. 1, 2A, B) mit oder ohne Abbau- und Entzündungsresiduen (Abb. 4B) sowie mit wechselnder Axonreduktion und -schädigung: 2) große polyzyklische, konfluierende und mitunter angedeutet konzentrisch angeordnete Herde mit subtotalem Myelin- und Oligodendrogliaschwund sowie erheblicher Fasergliose (Abb. 1A, B), die weder nennenswerte aktive Entzündungs- und Abbauvorgänge noch stärkere produktive Gliazellreaktion aufweisen; 3) kleine perivasale sowie an der Peripherie alter Herde, insbesondere an der Mark-Rinden-Grenze, gelegene partielle bis subtotale Entmarkungszonen mit aktiver Abbau- und Astrogliareaktion sowie mit oder ohne entzündliche Veränderungen; 4) diffuse „Aufhellungszonen" und zwischen den Totalentmarkungsherden sich erstreckende „Marklichtungsareale" (Abb. 3A). Sie zeigen wechselnd starke Reduktion, Verdünnung oder kolbige Auftreibung sowie verminderte Imprägnation der Markscheiden neben einzelnen Markballen (Abb. 3B, C) sowie intakte oder degenerativ veränderte Axone (Abb. 4A), die nicht selten im polarisierten Licht dünne Lipidhüllen erkennen lassen. In diesen Abschnitten besteht weder eine stärkere Entzündungsreaktion noch nennenswerter Abbau: nur wenige interstitielle oder perivasale Makrophagen mit teils doppeltbrechenden Lipiden sind anzutreffen. Die Oligodendroglia ist hier nur gering reduziert. Es besteht erhebliche progressive Astrogliareaktion und -faserwucherung. Einige Aufhellungsherde sind porös aufgelockert; andere umgeben frischere randständige Herde als spongiöse Markschädigungsareale nach Art der „zirkumfokalen Areolierung".

Die Ursache der ungewöhnlichen Prozeßausbreitung im Großhirn bei manchen Fällen chronischer M.S. ist unbekannt. Mitunter werden starke Gefäßinfiltrate aus großen Plasmazellen, Lymphozyten und mononukleären Elementen in „ausgebrannten" Narbenherden angetroffen (Abb. 4B). Sie könnten auf einen chronisch persistierenden — fortschwelenden — Entzündungsprozeß, vielleicht als Ausdruck einer bestimmten immunpathologischen Reaktionslage, hinweisen. Einen besonderen Ablauf der für die Markschäden verantwortlichen Vorgänge legt auch die ausgedehnte partielle Entmarkung außerhalb der „Herde" nahe, die oft im Mißverhältnis zur enormen diffusen Gliafaserwucherung — nach Art der „dissociation glio-myélinique" (van Bogaert u. Busscher 1939; Jacob 1968) — steht. Die Formalgenese des diffusen inkompletten Markschwundes ist unklar. Eine lichtoptische Abgrenzung im Sinne der klassischen „Markschattenherde" und „diffusen Aufhellungszonen" ist oft unmöglich, zumal deren ultrastrukturelles

Korrelat bisher nicht bekannt ist. Die relative Verschonung der Oligodendroglia läßt in ihrer Intensität gemilderte bzw. von der „typischen" Plaquebildung mit kompletter Myelinolyse abweichende Mark- und Gliaschädigungsvorgänge vermuten. „Blande Markscheidenatrophien" nach Art eines „primären Markschwundes" (JACOB 1968) sind unwahrscheinlich. Auch mit der Annahme perifokaler oder diffuser Ödemschäden (vgl. PETERS 1957) wird man

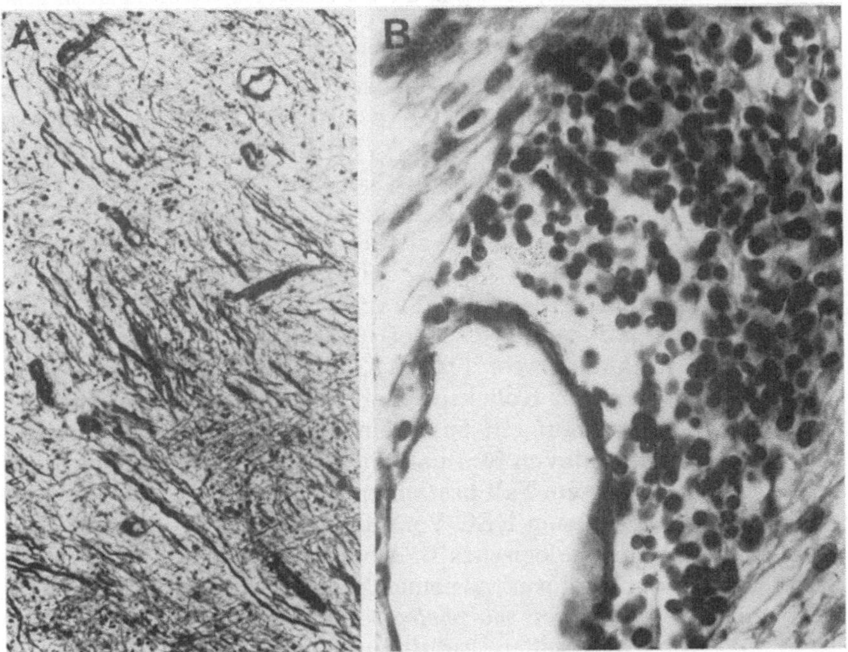

Abb. 4. Diffuse Form der chronischen M.S. 64 a. männlich. Schubförmig-progredienter Verlauf (Dauer 29 a)

A Reduktion und Degeneration von Axonen in Lichtungsareal außerhalb typischer Plaques. Bodian × 440

B Plasmo-monozytäres Gefäßinfiltrat in okzipitalem Skleroseherd ohne Abbauresiduen. H.-E. × 440

für die Erklärung dieser diffusen Markschäden nicht das Auslangen finden. Ob es sich dabei um die Folgen von Remyelinisationsvorgängen handelt, die als Grundlage der „Markschattenherde" diskutiert werden (BUNGE et al. 1961; PÉRIER u. GRÉGOIRE 1965), muß mangels ultrastruktureller Befunde in diesen Gebieten vorläufig offenbleiben. Zur Diskussion stellen möchten wir daneben und vor allem eine ausgedehnte *Wallersche Degeneration* oder deren Residuen, zumal in den M.S.-Herden wie auch in den diffusen Marklichtungszonen dieser Beobachtungen eine gewisse Reduktion und Schädigung der Axone konstant nachweisbar ist.

In diese Richtung könnten auch biochemische Befunde von DAVISON und WAJDA (1962) weisen, die in offenbar normalen Markarealen eine Reduktion der Sphingomyeline und wechselnden Gehalt an Cholesterinestern antrafen. Diese treten als erste bei der Wallerschen Degeneration (s. ROSSITER 1961) — aber auch in Frühstadien der EAE (HONEGGER und WÜTHRICH 1964) sowie bei Markschädigung anderer Genese (LINDLAR u. LORENZ 1968) — auf. Das könnte auf initiale Stadien der Demyelinisierung hinweisen, doch sind die biochemischen Lipidbefunde in lichtoptisch intakten Markabschnitten außerhalb typischer Herde noch widersprüchlich (vgl. KISHIMOTO et al. 1967; CUMINGS u. GOODWIN 1968).

Die genannte Gruppe wird üblicherweise als *„diffuse" Form der M.S.* (ULE et al. 1965) oder *„Übergangsform"* zwischen multipler und diffuser Sklerose („transitional type" oder „diffus-disseminierte Sklerose" — POSER 1957, 1968; VAN GEHUCHTEN u. BRUCHER 1960) bezeichnet.

In *klinischer* Hinsicht zeigen sie keine wesentlichen Abweichungen von „typischen" M.S.-Fällen. Bei unseren Beobachtungen entsprachen die Altersverteilung bei Krankheitsbeginn (18 bis 52 Jahre: Mittel 33,16 $\pm$ 3,2) und Tod (36 bis 64 Jahre; Mittel 50,6 $\pm$ 3,06) sowie die Krankheitsdauer (7 bis 33 Jahre; Mittel 17,4 $\pm$ 2,25) durchaus dem übrigen Kollektiv. Sieben Patienten boten zunächst typischen Schubverlauf mit späterem Übergang in ein chronisch-progredientes Bild, davon fünfmal mit starkem psychischem Abbau und Demenz. Bei einem Fall bestanden in den letzten Jahren Grand mal-Anfälle mit diffusen EEG-Veränderungen.

Klinik und morphologisches Bild bestätigen die allgemeine Deutung der „Übergangsform" als einer klinisch von „typischen" Formen nicht abgrenzbaren *morphologischen Variante der chronischen M.S.*, die durch besondere Herdhäufung und -konfluenz, diffuse Begleitschädigung und überschießende Fasergliose der Marklager gekennzeichnet ist. Da sie durch diese morphologischen Besonderheiten das Bild der diffusen Sklerose Typ Schilder zwar *imitiert*, im Gesamtsubstrat jedoch der chronischen M.S. entspricht, erscheint uns die Annahme eines Überganges zwischen diesen beiden Varianten humaner Entmarkungsenzephalitiden *nicht* zutreffend. Die Bezeichnung *„diffuse Form der chronischen M.S."* umschreibt unseres Erachtens das morphologische Gesamtbild korrekter als der allgemein gebräuchliche Begriff der „Übergangsform" der diffusen Sklerose.

Echte Übergänge oder Kombinationen zwischen disseminierter und diffuser Manifestationsform der Entmarkungskrankheiten bestehen vielmehr bei jenen Beobachtungen, die morphologisch durch gemeinsames Auftreten kontinuierlicher, oft symmetrischer Marklagerherde und -sklerosen (Abb. 2C, D) mit disseminierten frischen und älteren Entmarkungs- und Skleroseherden im übrigen ZNS gekennzeichnet sind. Im Gegensatz zur obigen Form gehen sie meist mit einer ausgeprägten absteigenden Degeneration der kortikospinalen Bahnen einher. Diese als „*Mischform*“ (HALLERVORDEN) oder „diffus-disseminierte Sklerose“ (POSER) anzusprechende Variante bevorzugt das jüngere Lebensalter und entspricht im wesentlichen den *adulten Fällen von M. Schilder* (vgl. PETERS 1957: POSER 1957, 1968). Im eigenen Material fanden sich 3 Fälle (2 Frauen, 1 Mann) mit Todesalter zwischen 25 und 33 Jahren, die einen schubförmig-progressiven Verlauf, oft mit den Zeichen intrakranieller Drucksteigerung, bis zu 2½ Jahren Dauer boten. Diese „Misch-“ oder echten „Übergangsformen“ weisen auf die engen Beziehungen zwischen M.S. und entzündlicher diffuser Sklerose hin, die nur als Varianten des gleichen Prozesses mit „Terraindifferenzen“, vielleicht infolge altersabhängiger Abweichungen immunpathologischer Reaktionen aufzufassen sind. Die „reine“ diffuse Sklerose Typ Schilder ohne disseminierte Läsionen im übrigen ZNS ist vorwiegend auf das Kindes- und frühe Jugendalter beschränkt.

Ad b) Anders deuten wir die Genese diffuser Marklagerschäden ohne Hinweise auf ein rezentes Herdgeschehen bei drei Patienten (Todesalter 55 bis 62 Jahre), die nach chronischem Schubverlauf von 10 bis 20 Jahren mit progressiver Demenz in terminaler Verwirrtheit oder im Koma verstarben. Die Körpersektion ergab zweimal Urämie bei Zystopyelonephritis und einmal schwere Dekubitalsepsis. Das Gehirn bot neben disseminierten alten Plaques eine diffuse oder großfleckige Marklagerlichtung mit Verschonung der U-Faserzone (Abb. 5A). Feinporöse Gewebsauflockerung ging mit diskontinuierlichem Markscheidenzerfall ohne stärkeren Abbau oder nennenswerte Oligodendrogliaschädigung bei geringer Gliazell- und Faserproliferation einher. Ausgedehnte periventrikuläre Herde im Zwischen- und Mittelhirn als Korrelate des seltenen passageren Komas bei M.S. (CASTAIGNE et al. 1966) traten nicht hervor. Herdferne Markareale zeigten Kriblüren um fibrotische Gefäße mit hämosiderin- und lipopigmentbeladenen Makrophagen (Abb. 5B). Das weist auf abgelaufene Störungen der Blut-Hirn-Schranke bzw. eine vaskuläre Komponente hin. Da frische Herdläsionen nicht nachweisbar waren, sind prozeßabhängige perifokale oder diffuse Ödemschäden, die etwa als Ursache der „pseudotumoralen“ Verlaufsform der M.S. diskutiert werden (vgl. GLOWACKI 1965), unwahrscheinlich. Vermutlich handelt es sich um komplizierende *Ödemschäden* im Sinne einer dem ruhenden („ausgebrannten“) Entmarkungsprozeß aufgelagerten unspezifischen „*Enzephalopathie*", die durch extrazerebrale Ursachen bedingt oder mitverursacht sein kann. Die auffallende Verschonung der subkortikalen U-Fasern erscheint für einen Ödemschaden charakteristisch und spricht gegen die Annahme ausgedehnter Wallerscher Degeneration als Ursache der diffusen Marklagerlichtung. Ähnliche Beobachtungen mit dif-

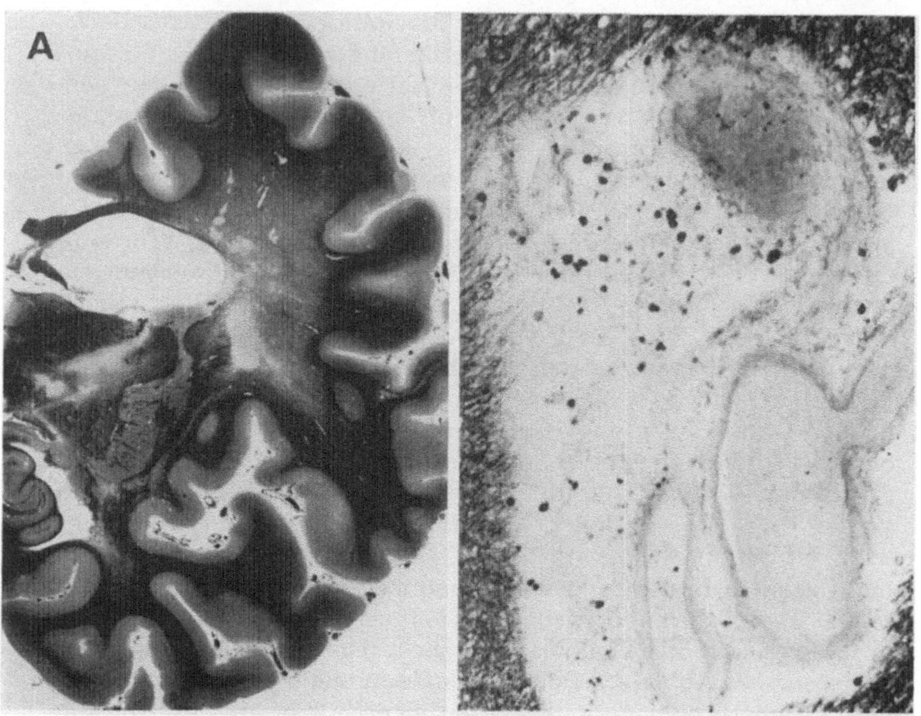

Abb. 5. „Enzephalopathie" bei chronischer M.S. 55 a, weiblich. Chronisch-protrahierter Verlauf (Dauer 10 a); terminale Verwirrtheit

A Disseminierte M.S.-Plaques und diffuse Lichtung des Frontalmarklagers mit Erhaltung subkortikaler U-Faserzone. Hemisphärenscheibe, Klüver-Barrera

B Perivasale Kriblüre mit Makrophageneinstreuung um leicht fibrotische Markvenen. Klüver-Barrera × 110

fusen Marklageratrophien und -schäden als Folgen von Kreislaufstörungen, Hirnödem usw. wurden mehrfach fälschlich als „Übergangsfälle" bezeichnet (Lit. s. PETERS 1957).

Ad 2. Die *Kombination von M.S. mit anderen Erkrankungen des ZNS* gilt als relativ selten (Lit. s. PETERS 1957; BOYAZIN et al. 1967), doch können vor allem im höheren Lebensalter Zweitkrankheiten oder *Komplikationen* des ZNS auftreten bzw. zum Tode führen.

Im eigenen Material war bei elf Fällen von chronischer M.S. ein Zusammentreffen mit anderen Prozessen oder das Auftreten von Komplikationen im Nervensystem morphologisch nachweisbar.

Bei drei Männern (Todesalter 60 bis 74 Jahre) lagen frische *Hirninfarkte*, davon je einmal bei Karotis- und Basilaristhrombose, vor. Beim ältesten Patienten wurde die M.S. als autoptischer „Zufallsbefund" erhoben (s. o.).

Bei einer 49jährigen Frau mit Schubverlauf durch 21 Jahre fand sich neben typischen M.S. Plaques eine *vaskuläre Enzephalopathie* (und Myelopathie) mit disseminierten Mikronekrosen im Rahmen eines nephrogenen Hochdruckes. Auf komplizierende Zirkulationsstörungen bei „seniler" M.S. wies bereits TAGA (1929) hin. NUNES-VICENTE et al. (1962) sahen ältere Hirninfarkte bei zwei Fällen von chronischer M.S.

Umschriebene zerebrale *Gefäßmißbildungen* lagen bei drei Patienten vor, davon einmal ein klinisch stummes subkortikales Angioma racemosum venosum parietal und ein venöses racemöses Angiom in den Kleinhirnmeningen bei frischer Subarachnoidalblutung. Bei einer 65jährigen Frau, die durch 7 Jahre eine schubförmig-progrediente Hemiparese und Hemiballismus geboten hatte, fand sich neben disseminierten M.S.-Plaques ein verkalktes Angioma capillare mit umschriebener alter Herdnekrose und Blutungsresten in der Hirnstammhaube (Bindearm, mediale Schleife).

Eine 56jährige Frau mit „typischem" chronischem Schubverlauf durch 27 Jahre zeigte als autoptischen Nebenbefund eine *Kolloidzyste* des 3. Ventrikels mit schwerem Hydrocephalus internus.

Eine 72jährige Frau mit 20jähriger Krankheitsdauer bot fleckige Nigraverödung mit Lewy-Körperchen nach Art eines *degenerativen Parkinson-Syndroms*, das klinisch kaum hervorgetreten war.

Ein „Übergangsfall" mit gehäuften zerebralen Krampfanfällen wies laminäre Rindennekrosen und schwere diffuse Hirnatrophie auf.

Eine 66jährige Frau mit 15jährigem protrahiertem Verlauf, die seit dem 60. Lebensjahr Krampfanfälle geboten hatte, erlitt als Folge eines Sturzes im Anfall eine Schädelfraktur mit schweren Hirnkontusionen. Daneben lag eine schwere periphere *Neuropathie* im Rahmen eines Myxödems vor.

Ein 67jähriger Trinker mit unbekannter Dauer der M.S. sowie Leberzirrhose und Pachymeningiosis hämorrhagica interna bot eine schwere distale *Polyneuropathie* mit neurogenen Muskelatrophien vermutlich alkoholischer Genese. Über periphere Neuropathien vermutlich alimentär-metabolischer Genese bei chronischer M.S. berichteten unter anderen HASSON et al. (1958).

Ad 3. Auch im *Rückenmark* kann das „typische" Bild der M.S. durch verschiedene Läsionen modifiziert oder kompliziert sein. Selten findet sich — wie im Hirnstamm — eine umschriebene Massenzunahme durch *Plaque-„Schwellungsvorgänge"*, die sogar zu passageren spinalen Stopperscheinungen führen können (HERRMANN u. JACOB 1968). Sie beruhen nicht immer auf entzündlich-infiltrativen, perivasal-transsudativen Vorgängen oder ödematöser Gewebsschwellung (GLOWACKI 1965), sondern treten auch im Bereich alter Herdformationen mit Totalentmarkung und nur geringem Restabbau auf (Abb. 6A). Als Ursache läßt sich exzessive protoplasmatische Astrogliawucherung nachweisen (Abb. 6B), während HERRMANN u. JACOB (1968) auch Schwellung von Marklichtungsherden durch Proliferation der interfaszikulären Glia beobachteten.

In fortgeschrittenen Stadien der M.S. besteht oft schwere *Rückenmarksatrophie*, wobei neben Narbenplaques und sekundären Strangdegenerationen auch *Läsionen im Spinalgrau* vorliegen können. Außer Chromatolyse der Nervenzellen als Folgen axonaler Schädigung (Zellmann 1930; Ketelaer et al. 1966) sahen wir mit-

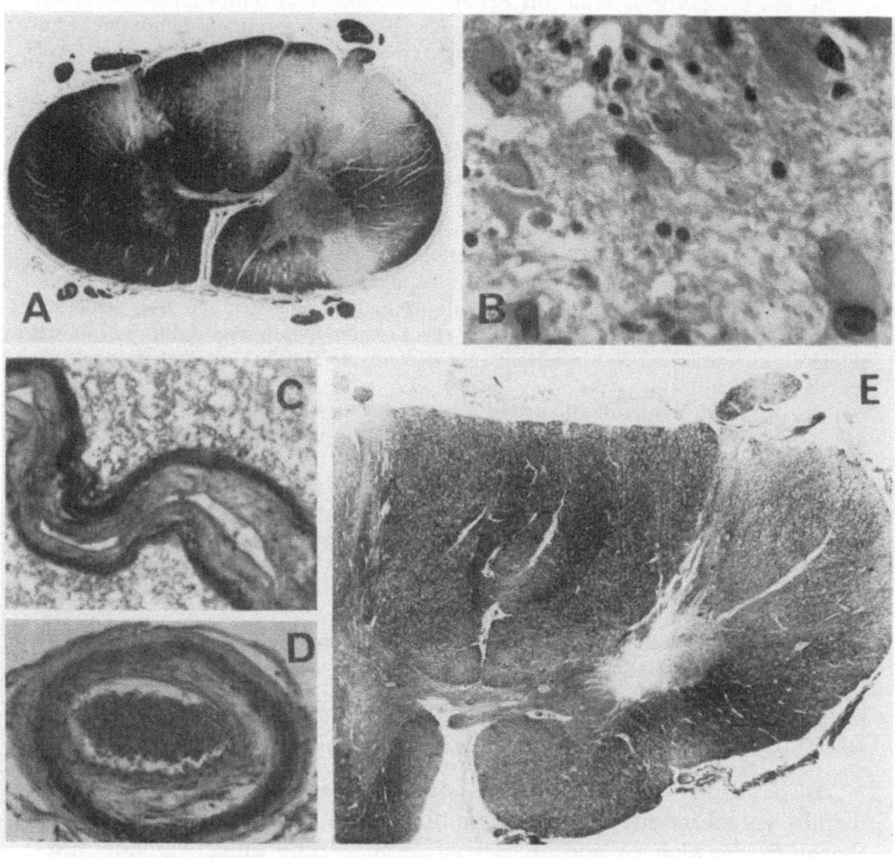

Abb. 6 A, B. Plaqueschwellung bei chronischer M.S. 63 a, weiblich. Chronisch-protrahiertes pseudotabisch-paraspastisches Syndrom (Dauer 10 a)

A Herdschwellung einer Seite im Halsmark C 7. Klüver-Barrera × 4

B Starke Astrogliahyperplasie und -wucherung im Herdbereich. H.-E. × 440

Abb. 6 C, D. Spinale Gefäßläsionen bei chronischer M.S. 61 a, weiblich. Schub-förmig-progressiver Verlauf (Dauer 31 a)

C Fibrose intramedullärer Venole im Halsmark. Van Gieson-Elastica × 250

D Stenosierende Intimafibrose der A. spin. post. lat. im mittleren Brustmark. Van Gieson-Elastica × 45

Abb. 6 E. Vaskuläre Myelopathie bei chronischer M.S. Zystische Vorderhorn-nekrose im Halsmark C 7. Partielle Pyramidenseitenstrangdegeneration. Heidenhain × 9

unter deutliche Rarefikation der Vorderhornneuronen, die klinisch mit oder ohne Muskelatrophien einhergingen. Bei mehreren Patienten, darunter drei Frauen (Alter 30 bis 63 Jahre), mit deutlichen Myatrophien an den oberen Extremitäten bei spastischer Paraparese und Kontrakturen der Beine lag eine spongiöse Auflockerung des im Herdbereich liegenden Spinalgraus beider Seiten mit starker Reduktion der Motoneuronen im Hals- und Brustmark vor. Die Genese dieser mehrfach als Substrat von Amyotrophien bei M.S. beschriebenen Vorderhornzellausfälle (vgl. GARCIN et al. 1962) ist unklar. Vereinzelt sind sie mit Atrophie und Entmarkung der Vorderwurzeln verbunden (GARCIN et al. 1962), doch konnten wir solche gleich BARNARD u. JELLINEK (1967), KETELAER et al. (1966) niemals nachweisen. Morphologische Befunde vom peripheren Nervensystem dieser Beobachtungen liegen jedoch nicht vor.

Bei sieben Patienten im Alter von 49 bis 68 Jahren bestanden spongiöse, oft herdunabhängige und einseitig akzentuierte „*Rarefikationsnekrosen*" im zentralen, für O_2-Mangel empfindlichen Grau des Hals- und rostralen Brustmarkes. Sie sind durch Auflockerung des Neuropils mit weitgehend areaktivem Ausfall der Nervenzellen bis zur Zystenbildung (Abb. 6E) ähnlich dem zerebralen „Status lacunaris" gekennzeichnet. Solche unsystematisch angeordneten Läsionen, die ein wesentliches Substrat der „vaskulären Myelopathie des höheren Lebensalters" (vgl. NEUMAYER 1967; JELLINGER 1967) darstellen, sind Folgen chronischer Ischämie im Rahmen der seltenen Arteriosklerose der Spinalgefäße sowie insbesondere extramedullär bedingter Zustromdrosselung. Ihr Auftreten in Spätstadien chronischer M. S. scheint nicht verwunderlich, da vereinzelt stenosierende Intimafibrose von Spinalarterien ohne Entzündungsresiduen vorliegen (Abb. 6D). Gleich der schweren Wand- und Adventitiafibrose intramedullärer Gefäßzweige in M. S.-Herden (Abb. 6C) sind sie unspezifische und auch im höheren Lebensalter häufige Veränderungen. Bei den chronischen „verwilderten" Spätformen spinaler M. S. ist eine Abgrenzung zwischen prozeßabhängigen Gefäßläsionen von senil-arteriosklerotischen Veränderungen als Ursache solcher „*myelopathischer*" Bilder oft nicht möglich. Die Auswirkung dieser vaskulären Sekundärschäden auf das klinische Verlaufsbild bedarf gleichfalls einer näheren Überprüfung.

Ausgeprägte vasale Spinalschäden neben typischer M.S. waren bei einer 49jährigen, an Urämie verstorbenen Frau mit nephrogenem Hochdruck in Verbindung mit vaskulärer Enzephalopathie sowie bei einer 66jährigen Frau mit chronischprotrahiertem paraspastischen Syndrom vorhanden, die schwere Aortensklerose und Arteriosklerose der A. spinalis ant. aufwies.

Ein Nebenbefund bei M. S., Myelitis necroticans und anderen chronischen destruierenden Spinalprozessen sind „*aberrante*" *Nervenfasern* vom peripheren Typ (HUGHES u. BROWNELL 1963; WOLMAN 1967; KOEPPEN et al. 1968). Die von Schwannzellen und Bindegewebe umgebenen Bündel markloser oder bemarkter Axonen liegen frei oder in der Adventitia kleiner Gefäße in der Fissura anterior oder im Vorderhorn (Abb. 7A, B). Sie treten herdfern, insbesondere im kaudalen Brustmark, sowie in Querschnittsläsionen und deren Residuen auf. Das narbig umgewandelte Rückenmark kann von dicht gelagerten, über mehrere Segmente verlaufende Bündel bemarkter Nervenfasern durchsetzt sein (Abb. 7C).

Typisches Beispiel ist das Spätstadium einer Myelitis necroticans im Thorakolumbosakralmark bei einer 27jährigen Frau mit einem über 4 Jahre verlaufenden Querschnittssyndrom ab D 10 (Abb. 7 C).

Es handelt sich um *nervöse Regenerat*bildungen, die von den Hinterwurzeln bzw. Spinalganglien (?) oder adventitiellen Gefäßnerven ausgehen und selten zur Bildung großer neuromartiger Knoten führen. Analoge Bildungen sind bei traumatischen und spondylogenen Myelopathien bekannt (vgl. WOLMAN 1967; KOEPPEN et al. 1968). Ihr Aufbau aus Axonen mit Myelin vom „peripheren" Typ spricht für die *peripher-nervöse* Abkunft der Regenerate (vgl. FEIGIN u. POPOFF 1966: LAMPERT u. CRESSMAN 1966; GILMORE u. DUNCAN 1968; HIRANO et al. 1969). Eine Regeneratbildung aus Vorderhornneuronen oder intraspinalen Fasern ist unwahrscheinlich. Kleine intramedulläre „Neurome" vom peripheren Typ sahen wir nicht nur bei vier Fällen von chronischer M. S., sondern auch bei rund 8% aller Menschen über dem 20. Lebensjahr ohne sichere Rückenmarksschädigung (JELLINGER u. NEUMAYER 1968).

Spinalwurzelläsionen sind bei M. S. selbst mit ausgedehntem und schwerem Rückenmarksbefall selten. Betroffen sind meist nur proximale, aus „zentralem" Myelin aufgebaute Wurzelabschnitte. Im allgemeinen bricht die Entmarkung abrupt an der Grenze zwischen zentralem und peripherem Anteil der Wurzel ab. Auch bei schweren Vorderhornzellausfällen konnten wir eindeutige Läsionen intraduraler Spinalwurzelabschnitte niemals nachweisen. Wurzelschädigung mit Bildung von „Zwiebelschalen"-Formationen bestand nur bei einem Fall von familiärer M. S.

Eine 30jährige Frau mit durch 15 Jahre schubförmigem ataktisch-paraspastischem Syndrom ohne klinische Hinweise auf periphere Neuropathie, deren Schwester an gesicherter M. S. litt, bot multiple Plaques mit erheblicher Hirnatrophie und schwerem Rückenmarksbefall. Daneben fanden sich im Halsmark bei C 3 bis 6 einseitig betonte Vorderwurzelläsionen ohne lokalen Zusammenhang mit spinalen Plaques: ein Teil der Wurzelbündel bot partiellen Markscheidenausfall (Abb. 8 A) neben starker Bindegewebswucherung und erheblicher Schwannzellproliferation

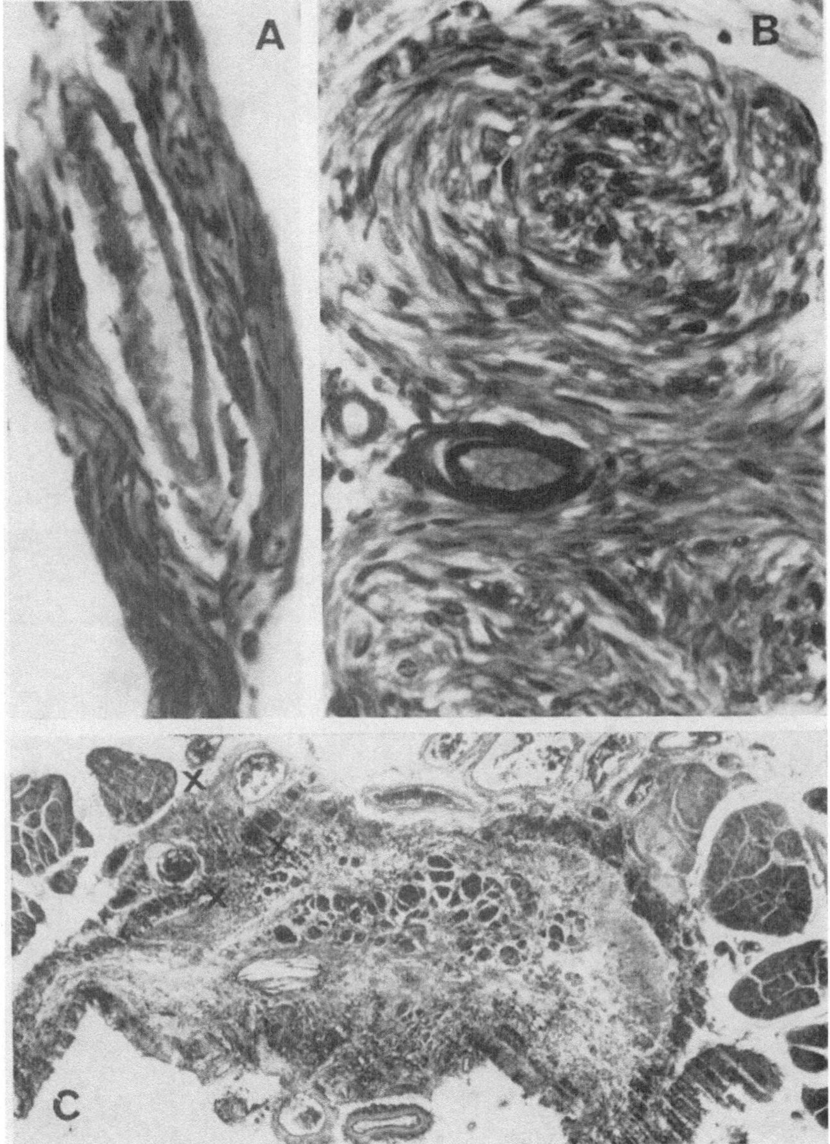

Abb. 7 A. B. Aberrante periphere „Neurome“ an Rückenmarksgefäßen

A Um A. spinalis anterior im Brustmark D 8. H.-E. × 350

B Intraspinales „Neurom“ um Gefäß im Vorderhorn. Van Gieson-Elastica × 440

Abb. 7 C. Narbenstadium einer Myelitis necroticans mit multiplen nervösen Regeneratbildungen im Querschnitt, ausgehend von den Hinterwurzeln (x). Lendenmark L 2/3. Heidenhain × 22

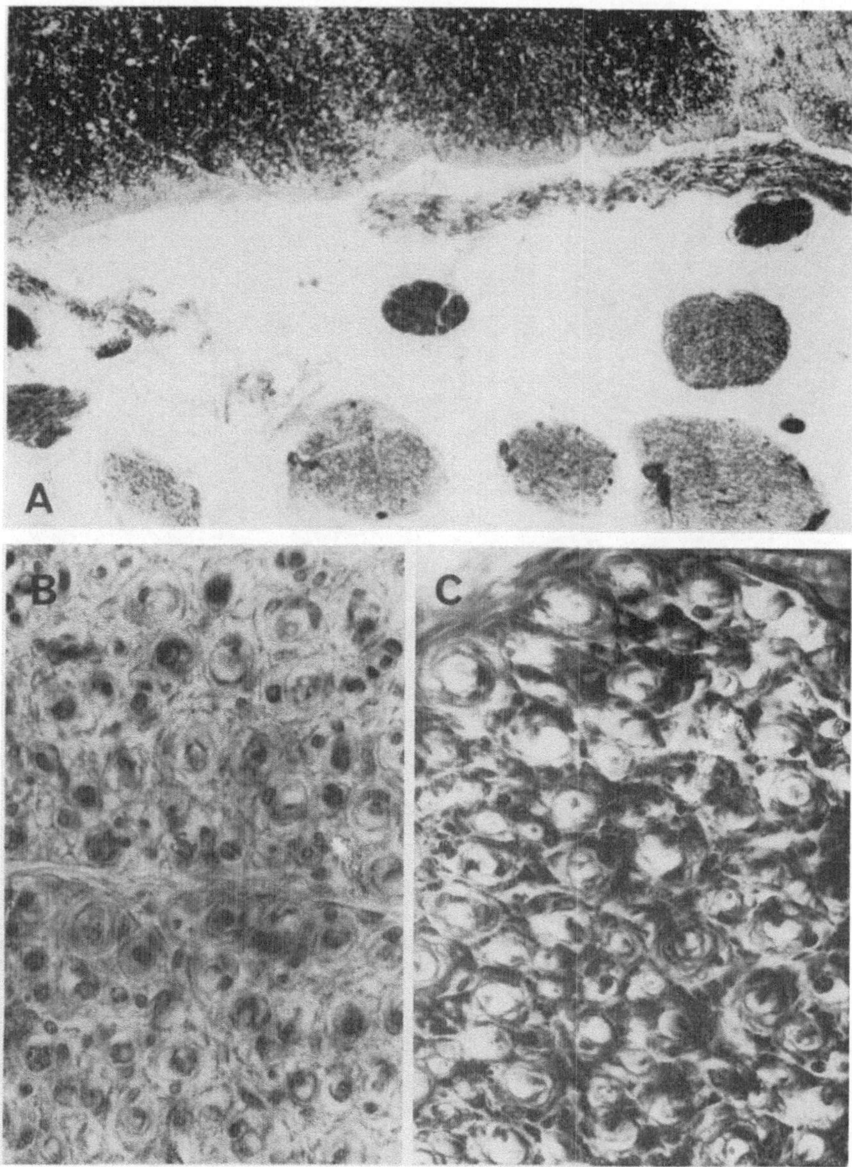

Abb. 8 A bis C. Vorderwurzelschädigung bei chronischer M.S.

A Partielle Entmarkung der Vorderwurzeln (intraduraler Abschnitt) in C 6/7. Klüver-Barrera × 44

B Konzentrische Lagerung von Schwannzellen um oft bemarkte Axone. Klüver-Barrera × 520

C „Zwiebelschalen"-Bildung um die Axone und reichlich interstitielle Kollagenwucherung in einer geschädigten Vorderwurzel. Van Gieson-Elastica × 480

mit Bildung konzentrischer „zwiebelschalenförmiger" Strukturen um intakte und teilweise zart bemarkte Axone (Abb. 8 B, C). Die Hinterwurzeln sowie die thorakolumbalen Wurzeln waren intakt; Entzündungsresiduen fehlten. Die Spinalganglien und peripheren Nerven lagen leider nicht zur histologischen Untersuchung vor.

Solche als „Wurzelfibromatose" (DINKLER 1904; SCHOB 1923) bzw. „*Neuritis hypertrophicans*" (KETELAER et al. 1966; NINFO et al. 1967) bei M. S. beschriebene Veränderungen dürften keine Zufallsbefunde im Sinne einer Koinzidenz zweier ätiologisch unabhängiger Leiden darstellen. Hatte KRÜCKE (1939) diese Läsionen auf eine seröse Entzündung und mukoide Degeneration zurückgeführt, so sprechen neuere elektronenoptische Befunde dafür, daß die „onion bulb"-Anordnung der Schwannzellen eine unspezifische Reaktion derselben in Verbindung mit chronischer segmentaler Entmarkung und abortiver Remyelinisation darstellt (WELLER 1967; THOMAS u. LASCELLES 1967; DE WEBSTER et al. 1968; ZACKS et al. 1968; DYCK u. GOMEZ 1968; BALLIN u. THOMAS 1968). Sie ist nicht nur auf die Gruppe der „hypertrophischen Neuritis" beschränkt, sondern tritt bei humanen und experimentellen peripheren Neuropathien mit segmentaler Entmarkung auf (vgl. BALLIN u. THOMAS 1968; WELLER u. DAS GUPTA 1968; LAMPERT u. SCHOCHET 1968). Die kausalen Beziehungen dieser Wurzelveränderungen zur M.S. sind bisher unbekannt, zumal morphologische Befunde am peripheren Nervensystem bei dieser Kombination bisher nur von NINFO et al. (1967) vorliegen. Sie sahen solche Läsionen auch an peripheren Nerven. Andererseits waren hypertrophische Wurzelschäden weder in unseren beiden Beobachtungen von peripherer Neuropathie noch bei anderen M. S.-Fällen mit einer als alimentär-metabolischen Zweitkrankheit interpretierten Polyneuropathie (HASSON et al. 1958) nachzuweisen. Das spricht gegen sekundäre Wurzelläsionen als Grundlage dieser Veränderungen, zumal Zwiebelschalenbildungen bei Nervenläsionen, die eine Wallersche Degeneration verursachen, fehlen (THOMAS 1968). Andererseits konnten SUZUKI et al. (1968) in bioptisch untersuchten zerebralen M.S.-Herden eine segmentale Entmarkung nachweisen. Im Hinblick auf die Problematik der Beteiligung des peripheren Nervensystems bei M.S. und anderen Entmarkungskrankheiten des ZNS gewinnt der bisher selten erhobene Befund der „Zwiebelschalen"-Bildung in geschädigten Spinalwurzeln ein spezielles Interesse.

Zusammenfassung

Bericht über neuropathologische Befunde an 85 Autopsiefällen humaner Entmarkungskrankheiten, darunter 70 Fälle von chronischer M.S. In drei Fällen wurde sie als autoptischer „Zufallsbefund" ohne frühere klinische Hinweise auf das Leiden erhoben. Chronisch-protrahierte Verlaufsformen (12,3% des Materials) zeigten Krankheitsbeginn um das 50. Lebensjahr und oft schweren Rückenmarksbefall. Klinisch-morphologische Korrelationen sind bei chronischer M.S. unter anderem wegen der häufigen partiellen Pyramidenbahndegeneration im Rückenmark schwer faßbar. Großhirnatrophie bestand fast in der Hälfte der chronischen M.S.-Fälle.

Neben disseminierten Herden auftretende diffuse Marklagerschäden entsprechen a) der „diffusen“ Form der chronischen M.S., einer klinisch von „typischen“ Verläufen nicht abgrenzbaren morphologischen Variante. Durch Herdkonfluenz, diffuse Begleitschäden der Marklager und überschießende Fasergliose imitiert sie das Bild des M. Schilder und wird daher oft (fälschlich) als „Übergangsform“ der diffusen Sklerose bezeichnet. Die Genese der diffusen Marklagerschäden ist unbekannt, doch ist eine ausgedehnte Wallersche Degeneration zu diskutieren. b) Davon abzugrenzen sind die „Mischformen“ von diffuser und multipler Sklerose, die meist als adulte Form des M. Schilder auftreten. c) Die M. S. kann ferner durch diffuse Ödemschäden nach Art einer unspezifischen „Enzephalopathie“ kompliziert sein. Auf die Kombination von M.S. mit anderen Prozessen und Zweitkrankheiten des Nervensystems wird hingewiesen. Spinale Verlaufsformen der M.S. gehen im höheren Lebensalter nicht selten mit „myelopathischen“ Bildern einher. Neben Vorderhornatrophien unklarer Genese finden sich mitunter herdunabhängige senil-vaskuläre Läsionen im Spinalgrau. Periphernervöse Regenerate können zu „aberranten“ intramedullären Neurombildungen führen. Das seltene Auftreten von Wurzelschäden mit „Zwiebelschalen“-Bildung nach Art der Neuritis hypertrophicans erscheint nicht als zufällige Koinzidenz mit der M.S., sondern stellt die Beteiligung des peripheren Nervensystems zur Diskussion.

Summary

Neuropathologic findings in 85 necropsy cases of human demyelinating diseases including 70 cases of chronic multiple sclerosis (M.S.) are reported. In 3 patients, M.S. was discovered at autopsy without preceding clinical evidence of the disease. Cases with chronically protracted course (12.3% of the material) had a late onset of the disease in their fifties. They showed severe involvement of the spinal cord. An adequate clinico-pathologic correlation was possible in but few cases because bilateral pyramidal-tract degeneration in the spinal cord is frequent and may account in part for the symptomatology. Considerable cerebral atrophy was noted in about half of the chronic cases.

In addition to disseminated plaques, diffuse damage of the hemispheric white matter can be seen. a) This may correspond to the "diffuse" form of chronic M.S. This form represents a morphologic variant of the disorder which clinically cannot be distinguished from "typical" cases. It is characterized by confluence of the lesions, diffuse damage of myelin in the centrum ovale, and fibrillary gliosis often exceeding the amount of demyelination. It thus imitates the picture of Schilder's disease and was therefore often—erroneously—referred to as "transitional form" of diffuse sclerosis. The pathogenesis of diffuse myelin lesions is obscure. Extensive Wallerian degeneration should be considered. b) This type is to be distinguished from "mixed" diffuse—disseminated sclerosis which is usually seen in the adult form of Schilder's disease. c) Chronic multiple sclerosis may be complicated by diffuse edematous and/or vascular damage of the cerebral white matter in unspecific "encephalopathies". The combination of M.S. with other processes and complications of the CNS is discussed.

In advanced age, spinal M.S. may be accompanied by "myelopathic" lesions. Besides the characteristic lesions of the disease proper, atrophy of the anterior horn-cells of unknown etiology and anoxic lesions in the spinal gray matter due to senile— arteriosclerotic lesions are occasionally observed. Nervous regeneration of the peripheral type may cause the formation of aberrant intramedullary nerve fibers. There may be occasional overgrowth with formation of "neuromata". Rare occurrence of radicular lesions with "onion bulb" formation as seen in hypertrophic neuritis is neither considered a coincidental finding in M.S. nor a secondary consequence of associated peripheral nerve lesions. The participation of the peripheral nerve system in demyelinating diseases of the CNS is discussed.

Literatur

Adams, C. W. M., M. Z. M. Ibrahim and S. Leibowitz: Demyelination. In: Neurohistochemistry. C. W. M. Adams edit., pp. 437—487. Amsterdam-London-New York: Elsevier 1965.

Arnetoli, G., A. Pazzagli, and L. Amaducci: Fatty acid and aldehyde changes in choline- and ethanolamine containing phospholipids in the white matter of multiple sclerosis brains. J. Neurochem. **16**, 461—463 (1969).

Ballin, R. H. M. and P. K. Thomas: Hypertrophic changes in diabetic neuropathy. Acta neuropath. (Berl.) **11**, 93—102 (1968).

Barnard, R. O. and E. H. Jellinek: Multiple sclerosis with amyotrophy complicated by oligodendroglioma. History of recurrent herpes zoster. J. neurol. Sci. **5**, 441—445 (1967).

Bergin, J. D.: Rapidly progressing dementia in disseminated sclerosis. J. Neurol. Neurosurg. Psychiat. **20**, 285—292 (1957).

Bischoff, A.: Die Entmarkungsencephalitiden beim Menschen. Bull. Schweiz. Akad. med. Wiss. **24**, 46–56 (1968).

Bogaert, L. van et J. de Busscher: Sur la sclérose inflammatoire de la substance blanche des hémisphères. Rev. neurol. **71**, 679–701 (1939).

Boudin, G., J. Barbizet et Mongermont: Renseignements fournis par l'encéphalographie gazeuse au cours de la sclérose en plaques. Sem. Hôp. Paris **31**, 15–18 (1955).

Bouteille, M., G. C. Guazzi, S. Masselin, R. Houdart et J. Delarue: Etude anatomoclinique et ultrastructurelle d'un cas d'encéphalite periaxiale diffuse de Schilder. Presse méd. **46**, 2353–2354 (1966).

Boyazis, R. M., L. Martin, M. Bouteille, G. C. Guazzi et A. Manacorda: Images histochimiques et ultrastructurales dans un cas de sclérose en plaques associée à un spongioblastome. Riv. Pat. nerv. ment. **88**, 1–20 (1967).

Bunge, M. B., R. P. Bunge and H. Ris: Ultrastructural study of remyelination in an experimental lesion in adult cat spinal cord. J. Biophys. Biochem. Cytol. **10**, 67–94 (1961).

Castaigne, P., R. Escourolle, D. Laplane et P. Augustin: Comas transitoires avec hyperthermie au cours de la sclérose en plaques. Encéphale **55**, 191–211 (1966).

Cumings, J. N. and H. Goodwin: Sphingolipids and phospholipids of myelin in multiple sclerosis. Lancet II, 664–665 (1968).

Davison, A. N. and M. Wajda: Cerebral lipids in multiple sclerosis. J. Neurochem. **9**, 427–432 (1962).

De Giacomo, P.: Istochimica enzimatica normale e patologica del sistema nervoso. XXIV Quaderno di Acta Neurol. (Napoli) 1966.

Dinkler, F.: Zur Kasuistik der multiplen Herdsklerose des Gehirns und Rückenmarks. Dtsch. Z. Nervenheilk. **26**, 233–247 (1904).

Dyck, P. J. and M. R. Gomez: Segmental demyelination in Déjérine-Sottas disease: light, phase contrast, and electron microscopic studies. Mayo Clin. Proc. **43**, 280–296 (1968).

Feigin, I. and N. Popoff: Regeneration of myelin in multiple sclerosis: the role of mesenchymal cells in such regeneration and in myelin formation in the peripheral nervous system. Neurology (Minn.) **16**, 364–372 (1966).

Garcin, R., J. Lapresle et M. Fardeau: Documents pour servir à l'étude des amyotrophies et des abolitions durables des réflexes tendineux observées dans la sclérose en plaques. A propos de trois observations anatomo-cliniques. Rev. neurol. **107**, 417–431 (1962).

Gehuchten, P. van et J. M. Brucher: La forme transitionelle de la sclérose diffuse de Schilder. Rev. neurol. **104**, 108–125 (1960).

Georgi, W.: Multiple Sklerose: Pathologisch-anatomische Befunde multipler Sklerose bei klinisch nicht diagnostizierten Krankheiten. Schweiz. med. Wschr. **91**, 605–607 (1961).

Gerstl, B., M. J. Kahnke, J. K. Smith, M. G. Tavaststjerna, and R. B. Hayman: Brain lipids in multiple sclerosis and other diseases. Brain **84**, 310–319 (1961).

Gerstl, B., M. G. Tavaststjerna, R. B. Hayman, L. F. Eng, and J. K. Smith: Alterations in myelin fatty acids and plasmalogens in multiple sclerosis. Ann. N. Y. Acad. Sci. **122**, 405–416 (1965).

Gilmore, S. A. and D. Duncan: On the presence of peripheral-like nervous and connective tissue within irradiated spinal cord. Anat. Rec. **160**, 675–690 (1968).

Glatzel, J. und E. Lungershausen: Klinisch-statistische Verlaufsuntersuchungen bei der Encephalomyelitis disseminata. Arch. Psychiat. Nervenkr. **211**, 109–117 (1968).

GLOWACKI, J.: La sclérose en plaques pseudotumorale. Etude clinique et histopathologique. Encéphale **54**, 189–203 (1965).

HALLERVORDEN, J.: Die zentralen Entmarkungskrankheiten. Dtsch. Z. Nervenheilk. **150**, 201–239 (1940).

HASSON, J., R. D. TERRY and H. M. ZIMMERMAN: Peripheral neuropathy in multiple sclerosis. Neurology (Minn.) **8**, 503–510 (1958).

HERRMANN, E. und H. JACOB: Multiple Sklerose mit pseudotumoralem Verlauf. Zur Klinik und Neuropathologie. J. neurol. Sci. **7**, 1–13 (1968).

HIRANO, A., H. M. ZIMMERMAN and S. LEVINE: Electron microscopic observations of peripheral myelin in a central nervous system lesion. Acta neuropath. (Berl.) **12**, 348–365 (1969).

HONEGGER, C. G. und R. WÜTHRICH: Über die Dünnschichtchromatographie zur Lipidanalyse bei Entmarkungskrankheiten. In: Demyelinisierende Encephalomyelitis. E. PETTE und H. J. BAUER hrsg. S. 159–162. Stuttgart: G. Fischer 1964.

HUGHES, J. T. and B. BROWNELL: Aberrant nerve fibers within the spinal cord. J. Neurol. Neurosurg. Psychiat. **26**, 528–534 (1963).

JACOB, H.: Dissociation glio-myélinique und Hämatoxylinaffinität von Gliafasern. Acta neuropath. (Berl.), suppl. IV, 158–164 (1968).

JELLINGER, K.: Spinal cord arteriosclerosis and progressive vascular myelopathy. J. Neurol. Neurosurg. Psychiat. **30**, 195–206 (1967).

— und E. NEUMAYER: Aberrante periphere Nervenfasern („Neurome") in Rückenmark und Oblongata des Menschen. Wiss. Tagg. Österr. A. G. f. Neuropath., Igls, 10. Juni 1968. Wien. Kl. Wschr. **81**, 438–439 (1969).

— und F. SEITELBERGER: Morphologische Frühveränderungen bei den Entmarkungskrankheiten. Symposium Pathology of Exp. and Human Allergic Diseases of the N. S., Tirgu Mures, 26.–27. Mai 1967. Rev. Roum. Neurol. **6**, 91–107 (1969).

— und K. SUMMER: Zusammentreffen von Neuromyelitis optica mit schweren progressiven Pseudokalk- und Kalkablagerungen im Gehirn. Schweiz. Arch. Neurol. **86**, 82–100 (1960).

KETELAER, C. J., A. LERUITTE et O. PÉRIER: Histopathologie de la mœlle lombosacrée et de la queue de cheval dans une série de cas vérifiés de sclérose en plaques. Acta neurol. scand. **42**, suppl. 20, 33–51 (1966).

KISHIMOTO, Y., N. S. RADIN, W. W. TOURTELOTTE, G. A. PARKER and H. H. ITABASHI: Gangliosides and glycerophospholipids in multiple sclerosis white matter. Arch. Neurol. (Chic.) **16**, 44–54 (1967).

KOEPPE, A. H., A. T. ORDINARIO and K. D. BARRON: Aberrant intramedullary peripheral nerve fibers. Arch. Neurol. (Chic.) **18**, 567–573 (1968).

KRÜCKE, W.: Die mucoide Degeneration der peripheren Nerven. Virchows Arch. path. Anat. **304**, 442–463 (1939).

LAMPERT, P. and M. C. CRESSMAN: Axonal regeneration in the dorsal columns of the spinal cord of adult rats: an electron microscopic study. Lab. Invest. **13**, 825–839 (1966).

LAMPERT, P. W. and S. S. SCHOCHET JR.: Demyelination and remyelination in lead neuropathy. Electron microscopic studies. J. Neuropath. exp. Neurol. **27**, 527–545 (1968).

LINDLAR, F., und F. LORENZ: Über die Abbaufettsäuren in encephalomalacischen Herden. Acta neuropath. (Berl.) **10**, 86–90 (1968).

MACKAY, R. P. and A. HIRANO: Forms of begin multiple sclerosis. Report of two "clinically silent" cases discovered at autopsy. Arch. Neurol. (Chic.) **17**, 588–600 (1967).

McAlpine, D., C. E. Lumsden and E. D. Acheson: Multiple Sclerosis. A Reappraisal. Edinburgh-London: E. & S. Livingstone 1965.

Neumayer, E.: Die vaskuläre Myelopathie. Wien-New York: Springer 1967.

Ninfo, V., N. Rizzuto e H. Terzian: Assoziazione anatomo-clinical di nevrite ipertrofica e sclerosi a placche. Acta Neurol. (Napoli) **22**, 228–237 (1967).

Orthner, H.: Persönl. Mitteilung (1968).

Périer, O. and A. Grégoire: Electron microscopic features of multiple sclerosis lesions. Brain **88**, 937–952 (1968).

Peters, G.: Multiple Sklerose. In: Hdb. spez. path. Anat. Histol., Bd. XIII/2A, S. 525–602. Berlin-Göttingen-Heidelberg: Springer 1957.

— Sklerosierende Entzündung des Hemisphärenmarks (Spielmeyer). (Entzündliche Form der diffusen Sklerose.) In: Hdb. spez. path. Anat. Histol. Bd. XIII/2A, S. 645–677. Berlin-Göttingen-Heidelberg: Springer 1957.

— Multiple sclerosis. In: Pathology of the Nervous System, J. Minckler, ed., Vol. I, pp. 821–943. New York-Toronto-Sydney-London: McGraw Hill Book Comp. 1968.

Petrescu, A.: Histochimia demielinizarii cu referire la dezintegrarea sudanofila a lipidelor mielinice. Reports IInd National Symposium Neuropath., p. 49–64. Bucuresti 1968.

Poser, C. M.: Diffuse-disseminated sclerosis in the adult. J. Neuropath. exp. Neurol. **16**, 61–78 (1957).

— Disease of the myelin sheath. In: Pathology of the Nervous System. J. Minckler, ed., Vol. I, p. 767–821. New York-Toronto-Sydney-London: McGraw Hill Book Comp. 1968.

Rossiter, R. J.: The chemistry of Wallerian degeneration. In: Chemical Pathology of the Nervous System. pp. 207–227. Folch-Pi, J. (edit.). Oxford-New York-London-Paris: Pergamon Press 1961.

Schob, F.: Über Wurzelfibromatose bei multipler Sklerose. Zsch. ges. Neurol. **83**, 481–496 (1923).

Seitelberger, F.: Histochemie und Klassifikation der Pelizaeus-Merzbacherschen Krankheit. Wien. Z. Nervenheilk. **14**, 74–83 (1957).

— Histochemistry of demyelinating diseases proper including allergic encephalomyelitis and Pelizaeus-Merzbacher's disease. In: Modern Scientific Aspects of Neurology. J. H. Cumings, edit., p. 146–187. London: E. Arnold Ltd. 1960.

— und K. Jellinger: Eigenartige subakute konzentrische Entmarkungsencephalitis. Wien. Z. Nervenheilk. **20**, 188–205 (1962).

Suzuki, K., J. M. Andrews and J. M. Waltz: Ultrastructural studies on multiple sclerosis. Abstr. 44th. Meet. Amer. Ass. Neuropath., June 13–16, 1968, Washington, D.C.

Taga, Ken: Zur Kenntnis der senilen multiplen Sklerose. Arb. Neurol. Inst. Wien. Univ. **31**, 163–172 (1929).

Thomas, P. K.: Personal Communication (1968).

— and R. G. Lascelles: Hypertrophic neuropathy. Quart. J. Med. (N. S.) **36**, 223–237 (1967).

Ule, G., W. Laux und H. J. Lehmann: Anoetischer Symptomenkomplex und apallisches Syndrom bei der diffusen Form der multiplen Sklerose. Akt. Fragen Psychiat. Neurol. **2**, 168–174 (1965).

Webster, H. de F., J. M. Schröder, A. K. Ashbury and R. D. Adams: The role of Schwann cells in the formation of "onion bulbs" found in chronic neuropathies. J. Neuropath. exp. Neurol. **26**, 276–299 (1967).

Weller, R. O.: An electron microscopic study of hypertrophic neuropathy of Déjérine and Sottas. J. Neurol. Neurosurg. Psychiat. **30**, 111–125 (1967).

WELLER, R. O. and T. K. DAS GUPTA: Experimental hypertrophic neuropathy: an electron microscopic study. J. Neurol. Neurosurg. Psychiat. **31**, 34–42 (1968).

WENDER, M. and M. KOZIK: Contribution to the histoenzymatic changes in multiple sclerosis. Acta neuropath. (Berl.) **13**, 143–148 (1969).

WOLMAN, L.: Post-traumatic regeneration of nerve fibres in the human spinal cord and its relation to intramedullary neuroma. J. Path. Bact. **94**, 123–129 (1967).

YANAGIHARA, T. and J. N. CUMINGS: Alterations of phospholipids, particularly plasmalogens, in the demyelination of multiple sclerosis as compared with that of cerebral oedema. Brain **92**, 59–70 (1969).

ZACKS, S. I., H. LIPSHUTZ and F. ELLIOTT: Histochemical and electron microscopic observations on "onion bulb" formations in a case of hypertrophic neuritis of 25 years duration with onset in childhood. Acta neuropath. (Berl.) **11**, 157–173 (1968).

ZELLMANN, M.: Zur Pathologie der Ganglienzellen bei multipler Sklerose. Arb. neurol. Inst. Wien Univ. **32**, 121–127 (1930).

Wien. Z. Nervenheilk./Suppl. II, 38—52 (1969)

From the Institute of Neurology, Department of Neuropathology, of the Academy of the Socialist Republic of Romania, Bucharest

Histochemistry of Lipids in Multiple Sclerosis

By

A. Petrescu

With 12 Figures

Disintegration of the myelin sheath induces an "outbreak" of myelin disintegration products of lipid nature, on account of the rich lipid contents of the sheath. Microscopically, the disintegration process is hard to recognize and elucidate on account of the polymorphism which characterizes the myelin disintegration products during their various stages of alteration.

Most of the histochemical studies dealing with lipids in various M. S. type demyelinating diseases, have shown the presence of variable quantities of hydrophilic and hydrophobic (sudanophilic) lipids differing in microscopical aspect: ROIZIN (1949); for Schilder's disease and other leukoencephalitides see WOLMAN (1964).

Although the hydrophobic lipids, owing to their tinctorial properties to Sudan red staining can rightly be considered neutral fat as mentioned in all the classical treaties, the term is too general to fit the substance produced during the disintegration.

DRAGANESCU and PETRESCU (1956) described in 5 cases of M.S. with different clinical course, the presence of esterified cholesterol identified through Schultz's reaction and in polarized light (Fig. 12). SEITELBERGER (1960) in an extended study distinguished and analysed from the neuropathologic and histochemical points of view, the various microscopic formations found in these diseases. ADAMS (1965) showed in a figure of his study that acicular interstitial formations stained black to OTAN (Marchi modified reaction). In the same figure, round formations also black stained were clearly discernible, which may be considered as granular bodies containing hydrophobic lipids. ADAMS (1958, 1960, 1966) demonstrated that

OTAN black staining is due to unsaturated hydrophobic lipids, among which esterified cholesterol only was found by him in demyelinating lesions.

The purpose of this paper ist to present a synthesis of data derived from an investigation carried out on 8 cases of disease of a M.S. type.

Methods

Necropsic fragments were fixed in 10% formalin, gelatin-embedded and cut with the ice microtome for the study of lipids. A comparison was made with celloidin portions stained with the Spielmeyer. Nissl. Luxol-fast-blue methods.

The histochemical methods for lipids were the following:

1. General stainings: Sudan black (staining any kind of lipids).

2. For hydrophilic lipids (i. e. for myelin in this research): a) Feyrter (metachromasia); b) Okamoto (4 variants); c) Smith-Dietrich; d) Baker (both for phospholipids, the latter being a modified method from the former).

3. For hydrophobic lipids: a) Schultz (light green for free cholesterol. i. e. myelin in the white matter and dark green for esterified cholesterol); b) PAN (for free and esterified cholesterol; ADAMS, 1961; see ADAMS, 1965); c) reaction of triglyceride esters: ADAMS et al. (1966).

4. To make visible both categories of lipids (hydrophilic and hydrophobic):

a) Nile blue (the blue colour for hydrophilic or acidic lipids, the red colour for hydrophobic or neutral ones).

b) Sudan red (Scharlach; the rosy staining might be for hydrophilic lipids or for free cholesterol).

c) OTAN (Marchi's modified; ADAMS, 1959): the hydrophilic lipids i. e. myelin appear brown stained; the hydrophobic lipids appear black stained due to the esterified cholesterol in *demyelinating lesions* of the mature nervous system.

d) OTAN after bromination (blocking of hydrophobic lipid black staining).

e) Examination under fluorescence (staining with 3–4 benzpyrene which gives an intense colour to the hydrophobic lipids and a pale one to the hydrophilic).

5. Other methods: a) PAS (stains the myelin); b) PAS + acetylation; c) examination in polarized light; d) lipid extractions with organic solvents (acetone, ether, chloroform, alcohol, benzol) followed by the application of some methods (Sudan red, Schultz, OTAN, Polarized light).

Material

The microscopic picture of the first case only, quite characteristic, is presented. Some of the histochemically studied cases have been published: cases 1 and 2 by DRAGANESCU et al. (1961); cases 3 and 4 by PETRESCU (1966); cases 5 to 7 will be published by PETRESCU et al. (1969).

Case 1. Ophthalmoneuromyelitis (Devic's disease), a 50 years old man; 9 month course.

At the dorsal level of the spinal cord, a total demyelination was observed bilaterally on the anterolateral columns. This demyelinating area was covered by intensely sudanophilic macrophages with a homogeneous cytoplasm consisting of esterified cholesterol. The polarized light examination revealed the presence of a high amount of acicular crystals, of the same nature.

But in the posterior columns, another demyelinating focus was found consisting of macrophages of mixed granular aspects, i. e. sudanophilic and myelinic.

These two kinds of microscopic aspects have been coordinated and corroborated with clinical data. The lesion in the anterolateral colums was the oldest one and that in the posterior ones, utterly recent. It was concluded hence, that the two kinds of lipomacrophages are of different age, some old and others recent, and may represent two different stages in the course of the demyelinating process. The presence of the two kinds of macrophages revealed in the same case and on the same histological preparation was the starting point for studying the course of the demyelinating processes.

Case 2. Van Bogaert's type, subacute sclerosant leukoencephalitis, a 7 years old girl, 2 year course.

Case 3. M.S., a 20 years old woman, 15 month course.

Case 4. Schilder's disease.

Case 5. M.S., a 23 years old woman, 7 year course.

Case 6. Leukoneuraxitis, a 39 years old man, some month acute course.

Case 7. Necrosant leukoencephalitis, a 16 years old woman, 1 month course.

Case 8. M.S., woman, 7 year course.

Results

There exists a microscopic polymorphism of the "myelinic disintegration products". One category of these products consists (as proved through histochemical methods for hydrophilic lipids) of granules considered to be of myelinic nature at the level of white matter of CNS, different from the myelinic bubbles; they are found almost *exclusively* in the cytoplasm of macrophages.

The second category consists of "sudanophilic products" which, as proved by the positive results of Schultz's (dark green) and of OTAN (black) reactions, are esterified cholesterol. In all cases studied, the same microscopic picture was obtained through the above two methods, through the intensely positive reaction to Sudan red as well as through other methods revealing hydrophobic lipids.

These pictures were always negative with the histochemical triglyceride reaction, the supposition that another unsaturated hydrophobic lipid would be present and give the positive OTAN reaction (the black colour) being thus eliminated. The same conclusion was drawn from the thin layer histochromatography study, performed on cases 3 and 8 (in collaboration with Cotutiu and Stan). *Consequently, the sudanophilia in the demyelinating lesions must be considered as due to esterified cholesterol.*

The morphology of these products can fall into the following categories:

1. Myelinic bubbles located at the limits of the demyelination plaques.

2. Lipomacrophages of various aspects and contents:

a) only with myelinic granules (homogeneous contents) (Fig. 1—3);

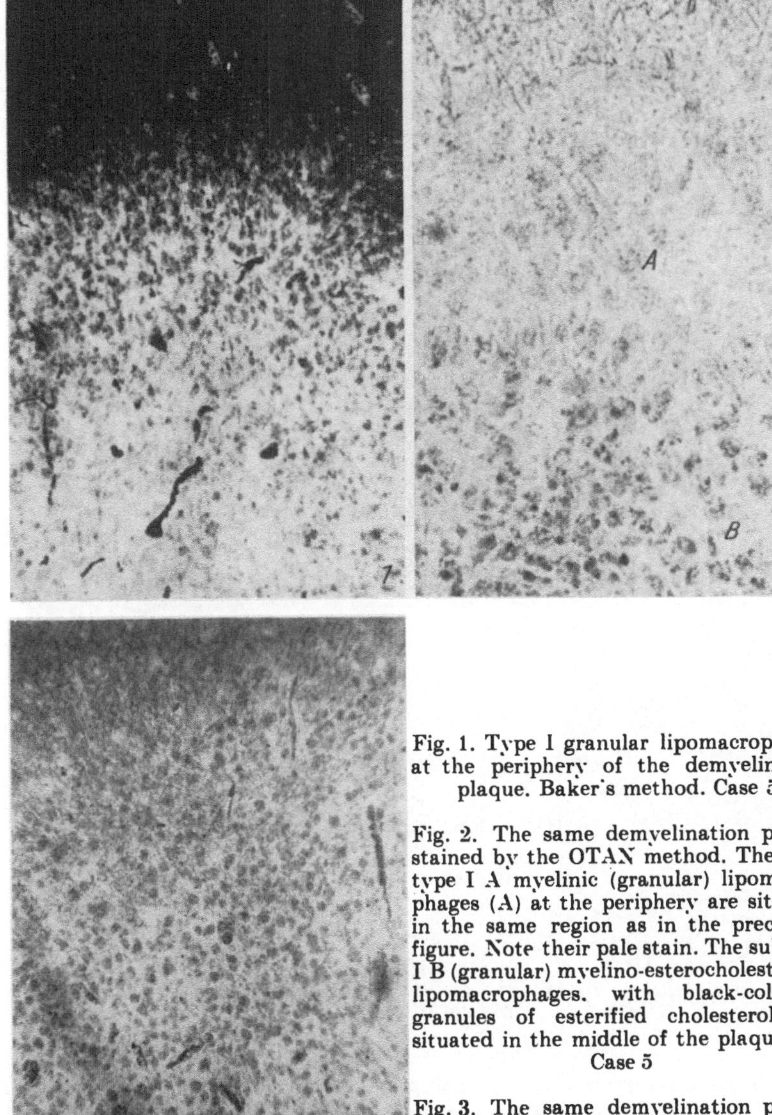

Fig. 1. Type I granular lipomacrophages at the periphery of the demyelination plaque. Baker's method. Case 5

Fig. 2. The same demyelination plaque stained by the OTAN method. The subtype I A myelinic (granular) lipomacrophages (A) at the periphery are situated in the same region as in the preceding figure. Note their pale stain. The subtype I B (granular) myelino-esterocholesterolic lipomacrophages, with black-coloured granules of esterified cholesterol, are situated in the middle of the plaque (B). Case 5

Fig. 3. The same demyelination plaque stained with PAS method. Only the subtype I A myelinic (granular) lipomacrophages are stained, with the same topographic distribution, as in the preceding figures. Case 5

b) with myelinic and sudanophilic granules (esterified cholesterol), both variable in size (mixed contents) (Fig. 2, 4 and 5);

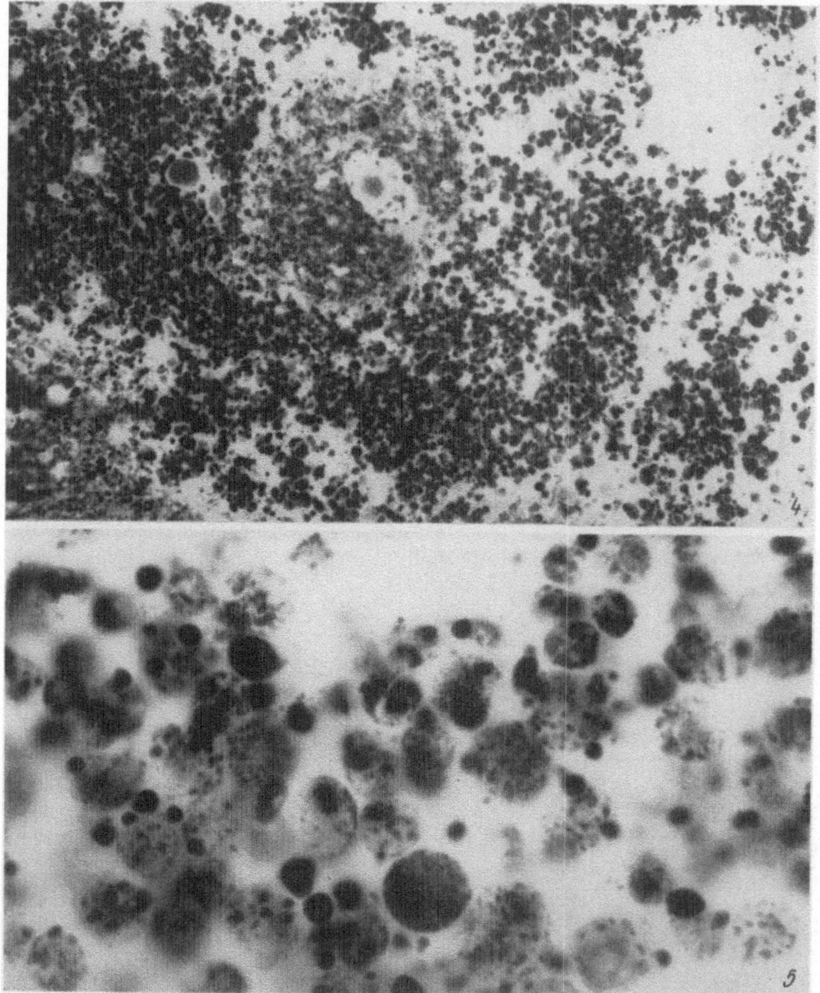

Fig. 4. Demyelination focus wherein subtype I B (granular) myelino-esterocholesterolic lipomacrophages predominate. In the middle of the figure a ring-shaped portion of normal white matter paler-coloured. OTAN method. Case 7

Fig. 5. Detail of the preceding figure. The subtype I B lipomacrophages containing black-coloured esterified cholesterol granules of varying size and paler myelin granules. OTAN method. Case 7

c) only with sudanophilic contents having either a homogeneous cytoplasm or filled with „grits" and sudanophilic crystals, i. e. esterified cholesterol (homogeneous contents) (Fig. 6-10).

3. Sudanophilic interstitial granules and crystals, of the same nature, among the macrophages or within the cicatricial tissue (Fig. 11—12).

All the perivascularly agglomerated macrophages are exclusively or almost exclusively of esterified cholesterol contents, devoid of myelin traces.

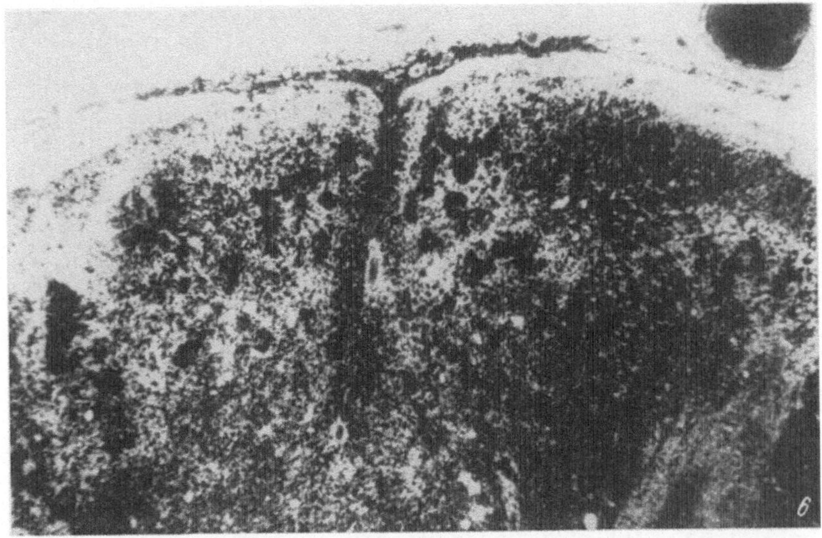

Fig. 6. Demyelination plaque in dorsal columns of spinal cord. Massive perivascular clusters of type II estero-cholesterolic lipomacrophages and disseminate ones. The same type of lipomacrophages and esterified cholesterol crystals appear in the meninges. OTAN method. Case 3

Examination in the polarized light also reveals (through birefrigence) the above mentioned esterified cholesterol granules and crystals: small in the lipomacrophages of mixed contents, bigger in those of exclusively sudanophilic: interstitial crystals are always bigger. Heating of the histologic preparations within certain limits, turns the acicular crystals into Malta cross spherical crystals which is a physical characteristic of the esterified cholesterol: Lison (1960) (Fig. 12).

Conclusions of Results

These polymorphous aspects of various lesions of multiple sclerosis are difficult to interpret if we consider them separately, because they represent different steps in the course of the demyelinating process. Nevertheless, *comparing* the aspects of lesions in multiple sclerosis to those in human cerebral softening: Petrescu

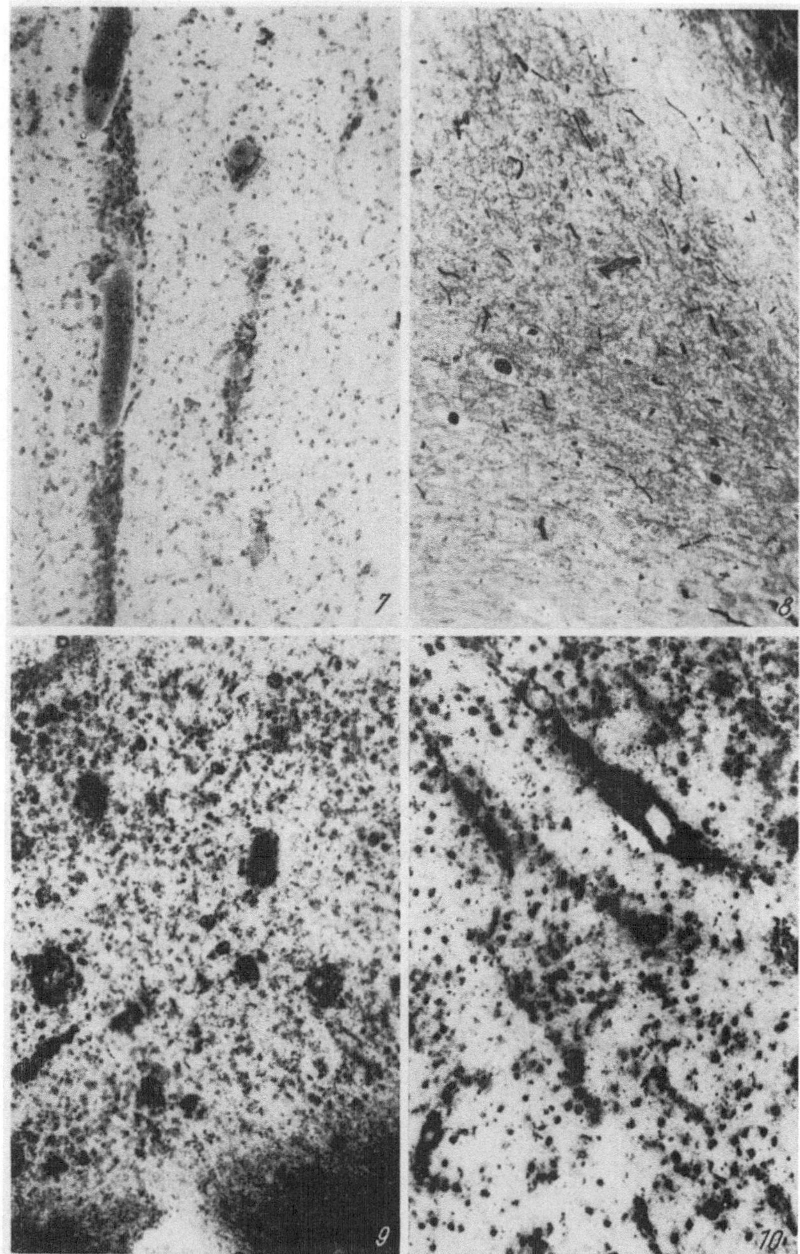

Fig. 7. Another demyelination plaque from the case 5; a more advanced stage of demyelination as in fig. 1—3; type II estero-cholesterolic lipomacrophages clustering almost exclusively around the vessels and scarcely disseminated. OTAN method. Case 5

(1961, 1963), and to those induced experimentally in dogs under various demyelinating conditions in CNS, we succeeded to interpret the human lesions according the demyelinating process steps estab-

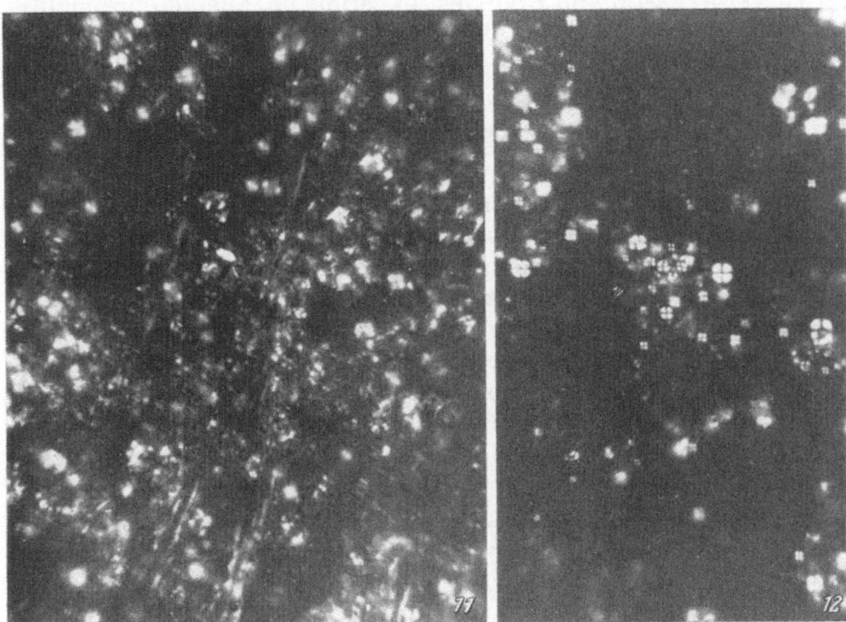

Fig. 11. Esterified cholesterol crystals in an almost completely demyelinated plaque. Some of the crystals may be found in the cytoplasm of type II lipomacrophages, while others interstitially. Some myelin fibres are still discernible by lineal birefringence. Polarized light. Case 3

Fig. 12. Esterified cholesterol crystals turned into spherocrystals with Malta-cross following heating of the histological preparation within certain limits. (After DRAGANESCU and PETRESCU, 1956)

lished under experimental conditions (optic nerve degeneration) in collaboration with ANGHELESCU and VOINESCU; cerebral softening induced by sylvian artery clamping, in collaboration with VOINESCU

Fig. 8. The same demyelination plaque. With Baker's method the lipomacrophages with an almost exclusively estero-cholesterolic content, are not stained. Case 5

Fig. 9. Type II estero-cholesterolic lipomacrophages clustering around the vessels and also disseminated. Schultz's method. Case 8

Fig. 10. The same plaque showing identical aspects with PAN method. Case 8

and Anghelescu: multiple embolic softenings produced by carotidally injected micro-autoclots through Nereantiu and Hornet's method, in collaboration with Nereantiu; mixed softening of white and grey matter produced in cat by electrolysis, in collaboration with Anghelescu and Rogozea; experimental allergic encephalitis: Petrescu et al. (1968). This demonstrates *the uniformity of the myelinic disintegration process in primary lesions:* Petrescu (1968), and likely in the secondary.

The new data concerning the development of myelinic disintegration are as follows:

1. Disintegration of myelinic lipids (the main myelin component) occurs within the cytoplasm of macrophages, after the myelin phagocytosis. The latter occurs after the stage of "physical disintegration of myelin": Rossiter (1955, 1961), and after the primary aggressive action of unknown agents on the nervous fibres. The first sudanophilic granules never appear outside the macrophages containing myelinic granules, but only inside them. It follows that as the disintegration of the myelinic granules begins and as they decrease, the esterified cholesterol granules (sudanophilic) appear, then gradually form crystals of the same nature.

2. Disintegration of myelin lipids yields esterified cholesterol, the only remaining hydrophobic lipid. The so-called "products of lipid or myelin disintegration" or "degenerated myelin" are but microscopically differing forms of esterified cholesterol. Esterified cholesterol is responsible for the sudanophilia and for other histochemical reactions typical for hydrophobic lipids, including the black colour of the positive OTAN (modified Marchi's) reaction.

3. According to the stages of myelin lipid disintegration taking place in the cytoplasm of macrophages at the same time as the formation and accumulation of esterified cholesterol, two types of lipomacrophages were identified: type I granular (= Körnchenzellen, Gitterzellen) with two subtypes recognizable by the nature of their granules (subtype I A myelinic and subtype I B myelino-esterocholesterolic) (Fig. 1—3); and type II esterocholesterolic with also two subtypes recognizable from the aspect assumed by esterified cholesterol in the cytoplasm (subtype II A grits and subtype II B vesicular) (Fig. 2, 4—10). Myelin granules of type I lipomacrophages are detected through the histological methods applied for myelin: Spielmeyer etc., and by the hystochemical ones for hydrophilic lipids: Baker etc., while the esterified cholesterol of subtype I B and type II lipomacrophages is revealed by the histochemical methods for hydrophobic lipids (Sudan red, black colour of OTAN,

SCHULTZ etc.). These types of macrophages have been enumerated under *Results* (here above).

4. By assessment of these features it has been possible to establish "the stages of lipidic myelin disintegration process" (demyelination) and to confirm and complete 1955, 1961 ROSSITER's data: PETRESCU (1967).

The microscopical aspects of these lipomacrophages coloured by Sudan red as well as the presence of myelin granules in macrophages cytoplasm are described in the literature. The new contribution on the matter consists of: (i) the demonstration of mixed composition of subtype I B granular lipomacrophage (= Körnchenzellen, Gitterzellen) in hydrophilic (myelinic) and hydrophobic (esterified cholesterol) lipids, (ii) the presence of esterified cholesterol in lipomacrophages and demonstration of the intracytoplasmic seat of esterified cholesterol genesis, (iii) the explanation for the filiation between the various kinds of lipomacrophages which have thus been designated under unitary terms, (iv) the integration of these data in a whole explaining the "myelin disintegration stages".

Discussion

The new data of this paper may be considered as a transposition in the histochemical field of the biochemical data concerning the demyelinating lesions, the diminution up to disappearance of the myelin normal lipid fractions and the appearance of *esterified cholesterol*, that must be regarded as a *pathologic lipid* for the white substance of the mature nervous system. The first research revealing these data have been performed by BRANTE (1949), JOHNSON et al. (1949, 1950), CUMINGS (1953, 1955), WENDER (1961) among others. CUMINGS (1953, 1968), GERSTL et al. (1965) have noted a slight diminution of some myelinic lipid fractions within the apparently normal zones of the white substance in the cases of M.S. If these data were interpreted as proving the existence of a disintegration process of myelinic lipids (while the myelin still preserves its morphologic integrity), this would represent another modality, not yet known, of myelinic disintegration.

The purely descriptive histochemical data of lipid, given by various authors concerning the demyelinating processes studied, should be interpreted in the light of the data shown in the present paper. According to these data, there is an identity of the chemical nature of Marchi's bodies and of the "myelinic disintegration products", both being different forms of the pathologic lipid, esterified cholesterol, which appears subsequently to the myelinic degenerative process, irrespective of its etiology and pathogeny. These conclusions corroborate those previously drawn by ADAMS (1958, 1960) and are supported by former data (solubility of Marchi's bodies in organic solvents: HURST (1925) cited after ADAMS (1965), WOLFGRAM and ROSE (1958).

After ROSSITER (1955), ADAMS (1965), esterified cholesterol is set up by esterification of simple cholesterol—myelinic normal constituant—with fatty acids from the disintegration of the other myelinic lipid (phosphatides, cerebrosides etc.).

The resemblance of the so-called "myelinic disintegration sudanophilic products" appearing under various demyelinating conditions has been long ago pointed out.

Thus ROIZIN (1949) has noted the resemblance of the disintegration products in the late stages of experimental allergic encephalitis to those found in human demyelination. ASHBEL et al. (1953) studying the histochemistry of carbonyl groups, also noted the similitude of myelin degradation phenomena in multiple sclerosis and those observed in wallerian degeneration. SEITELBERGER et al. (cited by SEITELBERGER 1960) have drawn the attention to the resemblance of the microscopic aspects in a patient with a postvaccinorabic stroke to those seen in M.S. ADAMS and RICHARDSON (1961) have shown that the disintegration products resulting from various destructive processes (infarction, trauma, inflammation) do not seem to differ from one another. DIEZEL (1961) has assumed that myelin disintegrates in all primary demyelinating processes in an identical manner until the neutral lipid stage is reached. ADAMS and TUQAN (1961) have pointed out the resemblance of the myelinic disintegration products in wallerian degeneration to those of the primary demyelinating diseases.

The data of the present paper may be correlated to those in the literature. FRIEDE (1961, 1964), IBRAHIM and ADAMS (1963) noted various enzymatic activities in the M.S. plaques, classifying them from this point of view: progressive and stationary plaques according to FRIEDE; old (active or inactive) and recent—according to IBRAHIM and ADAMS. The authors correlated the enzymatic activity in macrophages with their lipid loading state. These data may be very broadly correlated with the new data of this paper as concerns the differentiation of several kinds of lipomacrophages according to their enzymological activity.

Investigations performed on experimental allergic encephalitis: PETRESCU et al. (1968), have shown the presence of the same aspects of the myelinic disintegration, but with the particularity that the disintegration process stagnates i.e. after longer course periods, abundant type I A lipomacrophages are found, containing only myelinic granules, no granules of esterified cholesterol being present.

In electronic microscopy investigations, DORIE et al. (1968) observed only in demyelinating diseases the intracytoplasmic presence of particles whose lamellar structure resembled myelin: these structures were found in the cytoplasm of astrocytes in a patient with subacute sclerotic leukoencephalitis. The alterations noted in the myelin sheaths have also been described by these authors and by LAMPERT and KIES in experimental allergic encephalitis (1967), where intracytoplasmatic formations of myelinic origin were likewise noted. Other research of GONATAS et al. (1965) concerning myelin phagocytosis in an experimental leukoencephalopathy provide a more accurate confirmation of this pathological phenomenon than the above mentioned ones. The macrophages described in these investigations may be assimilated with type I lipomacrophages mentioned in this paper.

Among hydrophobic lipids, the free fatty acids were not investigated due to the lack of an appropriate method for fixed material. Their absence or presence in small amounts were pointed out in the above mentioned thin layer histochromatography study.

Summary

Synthesis data are reported from an 8 case study on myelin lipid disintegration in demyelinating lesions of M.S. type diseases. The polymorphism of the so-called myelin disintegration (break-down) products was interpreted comparatively to the data of experimental studies on CNS demyelination whose full course was studied: the uniformity of this myelin disintegration process occurring under any demyelination conditions in the cytoplasm of macrophages was noted. In M.S. too, the two main lipomacrophage types (granular and estero-cholesterolic, with 2 subtypes each) were identified. These correspond to the morphologic aspects of granular bodies and macrophages in neuropathology. The new data in this paper refer to the structure of lipids in lipomacrophages (mixed structure: hydrophilic lipid i.e. myelin and hydrophobic i.e. sudanophilic: homogeneous structure: either hydrophilic or hydrophobic lipids only) as well as to their unitary classification according to their structure. Following disintegration of myelin lipids, the only remaining product is esterified cholesterol, a hydrophobic lipid (mentioned in biochemical investigations) which forms the structure of the so-called myelin disintegration sudanophilic products.

Zusammenfassung

Es wird ein zusammenfassender Bericht über den Abbau der Markscheidenlipide bei Krankheiten vom Typus der M.S. an Hand der Befunde von acht Fällen gegeben.

Die Interpretation des Polymorphismus der sogenannten sudanophilen Abbauprodukte des Myelins wurde mit den Resultaten der experimentellen Demyelinisierung im ZNS verglichen; in diesen letzteren konnte man die ganze Evolution des demyelinisierenden Prozesses verfolgen. Man beobachtete die Einheit des desintegrativen Prozesses bei den Entmarkungsvorgängen verschiedener Ätiologie, der sich innerhalb des Zytoplasmas der Makrophagen abspielt. Auch bei der M.S. wurden diese zwei Haupttypen von Lipomakrophagen nachgewiesen — körnige und cholesterinesterhaltige — jeder in zwei Subtypen unterteilt. Diese zwei Haupttypen stimmen außerdem mit den bekannten Formen der Körnchenzellen und Makrophagen der Neuropathologie überein. Die neuen Befunde dieser Arbeit besprechen die Struktur der Lipide in diesen Lipomakrophagen (gemischter Aufbau aus hydrophilen — das heißt Myelin — und hydrophoben sudanophilen Lipiden oder einförmige Zusammensetzung nur aus hydrophilen oder hydrophoben Lipiden) und ihre Einteilung nach einer einheitlichen Klassifikation nach ihrer Zusammensetzung. Nach dem Abbau der Markscheidenlipide besteht nur ein einziges hydrophobes lipidhaltiges Endprodukt, Cholesterinester, welches das eigentliche Stoffsubstrat der sogenannten sudanophilen Abbauprodukte des Myelins darstellt.

References

ADAMS, C. W. M.: Histochemical mechanisms of the Marchi reaction for degenerating myelin. J. Neurochem. 2, 178–186 (1958).

— A histochemical method for the simultaneous demonstration of normal and degenerating myelin. J. Path. Bact. 77, 648–650 (1959).

— Osmium tetroxide and the Marchi method: reactions with polar and non-polar lipids, protein and polysaccharide. J. Histochem. Cytochem. 8, 262–267 (1960).

— Morphology, histochemistry and biochemistry of demyelination. In: Neurohistochemistry (ed. by C. W. M. ADAMS), 441–444. Amsterdam: Elsevier. 1965).

— Y. H. ABDULLA, O. B. BAYLISS and R. O. WELLER: Histochemical detection of triglyceride esters with specific lipases and a calcium-lead sulphide technique. J. Histochem. Cytochem. 14, 385–395 (1966).

— and N. A. TUQAN: Histochemistry of myelin, II. J. Neurochem. 6, 334–341 (1961).

ADAMS, R. D. and E. P. RICHARDSON: The demyelinative diseases of the human nervous system. In: Chemical Pathology of the Nervous System (Proc. of the Third Int. Neurochem. Symp.. Strasbourg 1958), 162–194. London: Pergamon Press, 1961.

ASHBEL, R., L. ALEXANDER and N. RASKIN: Histochemical studies of active carbonyl groups (proteolipids) in brain with multiple sclerosis. J. Neuropath. Exp. Neurol. **12**, 293–301 (1953).

BRANTE, G.: Studies on lipids in the nervous system with special reference to quantitative chemical determination and topical distribution. Acta Physiol. Scand., suppl. 63, **18**, 1–189 (1949).

CUMINGS, J. N.: The cerebral lipids in disseminated sclerosis and in amaurotic family idiotv. Brain **76**, 551–563 (1953).

– Lipid chemistry of the brain in demyelinating diseases. Brain **78**, 554–564 (1955).

– The lipid composition of pure myelin in some demyelinating disorders (abstract) (Int. Symp. "Biochem. and Histochem. of Myelin and Demyelination", Poznan 1968 – Abstracts of communications). 28. Poznan: 1968.

DIEZEL, P. B.: Histochemical findings in demyelination in relation to the normal myelin sheath. In: Chemical Pathology of the Nervous System (Proc. of the Third Int. Neurochem. Symp., Strasbourg 1958). 249–252. London: Pergamon Press. 1961.

DORIE, P., L. MARTIN, M. BONTEILLE, G. C. GUAZZI and A. MANACORDA: Les différentes formes des inclusions nucléaires et cytoplasmiques de la leucoencéphalite sclérosante subaiguë en microscopie ultrastructurale. Acta Neuropath. **10**, 189–201 (1968).

DRAGANESCU, ST. and A. PETRESCU: Cercetări histochimice asupra produșilor de dezintegrare lipidică din leziunile de scleroză în plăci. Comunicările Acad. R. P. R. (Bucharest) **6**. 1267–1274 (1956).

– – and N. ANGHELESCU: Histochemical investigations on lipid phagocytes in demyelinating lesions. (Proc. VIIth Int. Congr. Neurology. Rome 1961). IInd vol., 780–790. Rome: SO. GRA. RO., 1964.

FRIEDE, R. L.: Enzyme histochemical studies in multiple sclerosis. Arch. Neurol. **5**, 433–443 (1961).

GERSTL, B., M. G. TAVASTSTJERNA, R. B. HAYMAN, L. F. ENG and J. K. SMITH: Alterations in myelin fatty acid and plasmalogens in multiple sclerosis. Ann. N. Y. Acad. Sci. **122**, 405–416 (1965).

GONATAS, N. K., S. LEVINE and R. SHOULSON: Electron microscopic investigation of phagocytes of myelin in an experimental leukoencephalopathy. Ann. N. Y. Acad. Sci. **122**, 6–14 (1965).

IBRAHIM, M. Z. M. and C. W. M. ADAMS: The relationship between enzyme activity and neuroglia in plaques of multiple sclerosis. J. Neurol. Neurosurg. Psychiat. **26**, 101–110 (1963).

JOHNSON, A. C., A. R. MCNABB and R. J. ROSSITER: Chemical studies of peripheral nerve during wallerian degeneration. Biochem. J. **45**, 500–508 (1949).

JOHNSON, A., A. MCNABB and R. ROSSITER: Chemistry of wallerian degeneration. Arch. Neurol. and Psychiat. **64**, 105–121 (1950).

LAMPERT, P. W. and M. W. KIES: Mechanism of demyelination in allergic encephalomyelitis of guinea pigs. Electron microscopic study. Exp. Neurol. **18**, 210–223 (1967).

LISON, L.: Histochimie et Cytochimie Animales, 2 vol., 3rd ed., 492–494. Paris: Gauthier-Villars, 1960.

PETRESCU, A.: Histochemical investigations of cerebral softening. (Proc. IVth Int. Congr. Neuropathol., München 1961), 238–241. Stuttgart: G. Thieme, 1962.

– Cercetări histochimice asupra dezintegrării lipidice în hemoragia cerebrală. Stud. Cercet. Neurol. (Bucharest) **8**, 259–270 (1963).

– Contributions histochimiques à l'étude des lipides dans les lésions demyélinisantes. Ann. Histochim. **11**, 237–252 (1966).

Petrescu, A.: Les étapes du processus de demyélinisation. Données histochimiques concernant la désintégration soudanophile des lipides myéliniques (résumé). Rev. Neurol. **117**, 415–416 (1967).

— The histochemistry of demyelination, with special reference to sudanophilic disintegration of myelin lipids. Report. (The IInd Nat. Symp. Neuropathol., Bucharest 1968), 139–151. Bucharest: Intr. Poligr. „13 Sept. 1918", 1968.

— J. Kelemen and T. Becuş: Histochemical aspects of lipids in diseases of multiple sclerosis type. (In preparation) 1969.

— T. Maros, Mirela Becuş-Laurentiu, L. Lázár and J. Kelemen: Cercetări histochimice asupra dezintegrării lipidelor mielinice în encefalita alergică experimentală la cîine. In: Cercetări Medicale (ed. by A. Kreindler and M. Gündisch). 81–88. Bucharest: Edit. Acad. R. S. R., 1968.

Roizin, L.: Histopathologic and histometabolic correlations in some demyelinating diseases. J. Neuropath. Exp. Neurol. **8**, 381–399 (1949).

Rossiter, R. J.: The biochemistry of demyelination. In: Neurochemistry, 696–715. Springfield, Illinois: Ch. C. Thomas Publ., 1955.

— The chemistry of wallerian degeneration. In: Chemical Pathology of the Nervous System (Proc. of the Third Int. Neurochem. Symp., Strasbourg 1958). 207–227. London: Pergamon Press, 1961.

Seitelberger, F.: Histochemistry of demyelinating diseases proper including allergic encephalomyelitis and Pelizaeus-Merzbacher's disease. In: Modern Scientific Aspects of Neurology, 146–187. London: Arnold Publ. (Ltd.). 1960.

Wender, M.: Contributions to the study of subacute sclerosing leucoencephalitis with particular regard to the problem of lipid chemistry in the brain. Psychiat. Neurol. **141**, 381–392 (1961).

Wolfgram, F. and A. S. Rose: Chemical basis of the Marchi method for degenerating myelin. Neurology **8**, 839–841 (1958).

Wolman, M.: Histochemistry of Lipids in Pathology (vol. V, part 2) in: Handbuch der Histochemie, 494–496. Stuttgart: G. Fischer, 1964.

Wien. Z. Nervenheilk./Suppl. II, 53—56 (1969)

Aus dem Neurologischen Institut der Universität Wien
(Vorstand Prof. Dr. F. Seitelberger)

Beitrag zur Enzymhistochemie der Läsionen bei der Multiplen Sklerose des Menschen

Von

G. Lassmann

Mit 1 Abbildung

Im Zuge eines neurochirurgischen Eingriffes am Kleinhirn einer an M.S. erkrankten 32jährigen ergab sich die seltene Möglichkeit, histologische, histochemische und elektronenoptische Untersuchungen an einem bioptisch gewonnenen Material bei dieser Erkrankung auszuführen. Untersuchungen an Biopsien gestatten den Einsatz einer Reihe von Methoden, die am Autopsiematerial nicht mehr verwendet werden können, wodurch sich neue Einblicke in den zeitlichen Ablauf der pathologischen Veränderungen ergeben.

Neben normalem Hirngewebe waren in dem untersuchten Material eine kleinere und eine etwas größere M.S.-Plaque enthalten.

Die histologische Untersuchung (Doz. Dr. Jellinger) ergab folgenden Befund: Relativ frischer Totalentmarkungsherd mit floriden Abbau- und perivasalen Entzündungsvorgängen sowie schmaler Demarkationszone mit partieller Markschädigung und gliöser Zellreaktion. Der Entmarkungsherd ist im tiefen Marklager der linken Kleinhirnhemisphäre, nahe dem Zahnkern gelegen, ohne diesen auf den untersuchten Präparaten zu erreichen. Daneben einzelne frische – präterminale bzw. operativ bedingte – Markblutungen sowie akuteste ischämische Purkinjezellschäden.

Für die an Kryostatschnitten ausgeführten Untersuchungen wurden folgende Enzymnachweismethoden angewendet: Sukzinodehydrogenase (SDH), Ca- und Mg-ATP-ase, saure und alkalische Phosphatase.

Im einzelnen ließen sich folgende Veränderungen feststellen:

SDH: In den normalen Gehirnanteilen findet sich eine ausgeprägte Aktivität im Zytoplasma der Purkinjeschen Zellen und eine mehr diffuse feinkörnige in der Körnerschichte, während die Molekularschichte keine Aktivität aufweist. Dadurch ist die Grenze zwischen beiden Schichten scharf markiert. In den Plaques ist diese scharfe Grenze zwischen beiden Schichten verwischt, da nunmehr besonders in den Randpartien der Molekularschicht stärker als in den zentralen Partien eine erhöhte Aktivität in den dort vermehrten Gliazellen vorliegt. Die Aktivität in den Purkinje-

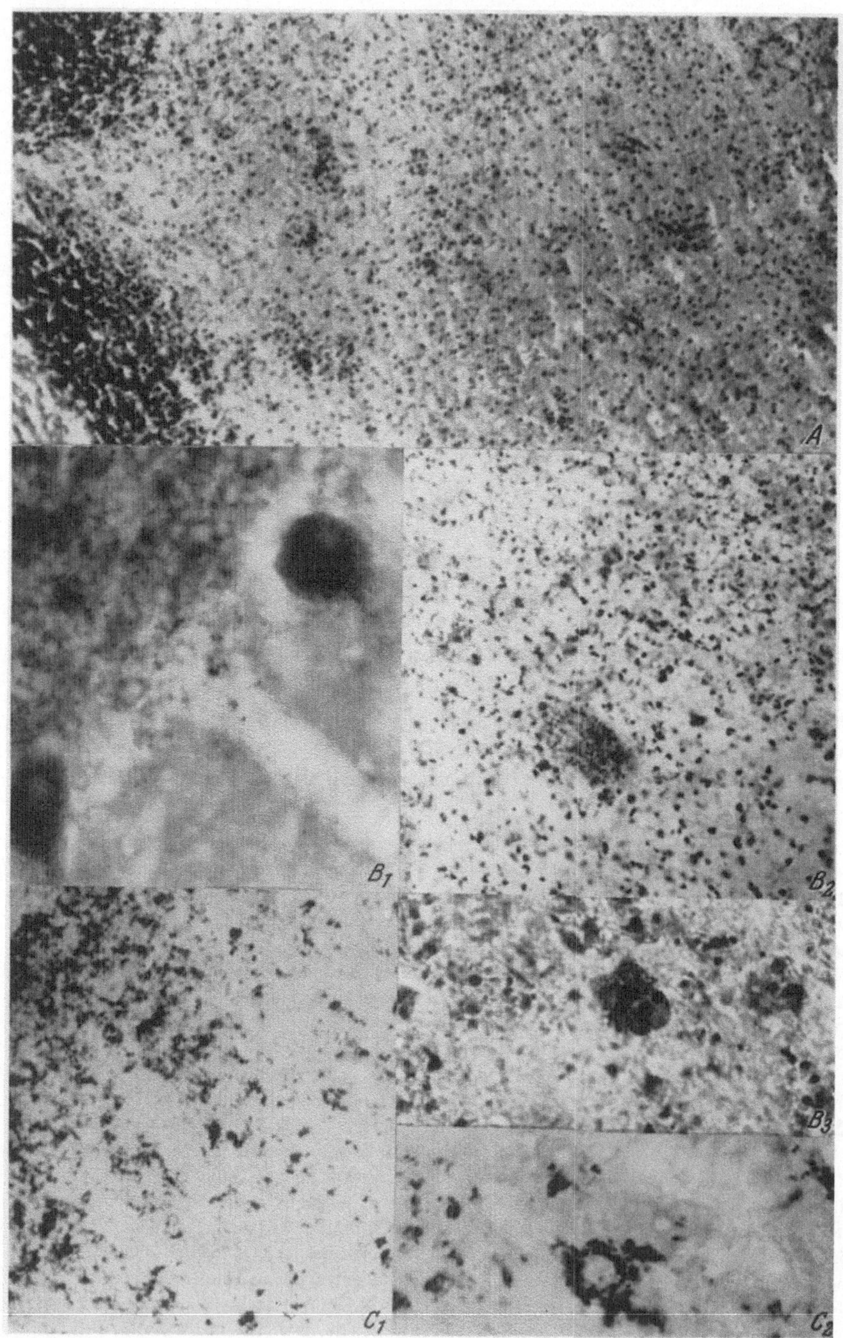
A
B1
B2
B3
C1
C2

schen Zellen ist hingegen vermindert. Einzelne große, auch im H.-E.-Schnitt feststellbare Zellen in den zentral gelegenen Partien der Plaques (vermutlich Makrophagen) besitzen eine starke Aktivität (Abb. 1, B 1, B 2, B 3).

Ca-ATP: Es findet sich eine ausgeprägte Aktivität in den Purkinjeschen Zellen und in den Zellen der Körnerschicht. In den Herdanteilen ist eine Abnahme der Aktivität in diesen Zellen, eine vermehrte Aktivität vor allem in zelligen Elementen des Herdes festzustellen.

Mg-ATP: Im normalen Hirngewebe findet sich eine Aktivität in den Purkinjeschen Zellen und den Gefäßen sowie eine zarte diffuse Aktivität in der Molekularschicht. Hingegen keine Aktivität in der Körnerschicht. In den Plaques ist die Aktivität in den Purkinjeschen Zellen und den Gefäßen vermindert; die Aktivität in den Randpartien in der Molekularschicht deutlich erhöht.

Saure Phosphatase: Ausgeprägte Aktivität in der Randzone der Plaques und in einzelnen größeren Zellen der zentralen Partien (Astroglia). (Abb. 1, C 1 und C 2.)

Alkalische Phosphatase: Die Aktivität an den Gefäßen zeigt nur geringfügige Unterschiede zwischen normalem und pathologisch verändertem Hirngewebe.

Soweit uns bekannt wurde, liegen bisher histochemische Untersuchungen nur an autoptisch gewonnenem Material vor (IBRAHIM und ADAMS, DE CRAECOMA). Ebenso wie in unserem bioptisch gewonnenen Material fand sich eine, der Vermehrung der Oligodendrogliazellen in den Randpartien der Herde entsprechende, Aktivitätssteigerung oxydativer Enzyme in den Randpartien der Plaques. Diese wurde von den Autoren vornehmlich in Herden gefunden, die ihrer Meinung nach noch als aktiv anzusprechen sind, nicht hingegen in alten Herden. In unserem Fall konnte zusätzlich eine Verminderung der SDH- und ATP-Aktivität in den Purkinjeschen Zellen der Herdgebiete festgestellt werden.

Die Aktivitätssteigerung der sauren Phosphatase in den pathologisch veränderten Gliazellen entspricht dem bereits bekannten Verhalten dieser Zellen im Rahmen pathologischer Veränderungen. Eine auffallende Verminderung der Aktivität der alkalischen Phosphatase an den Gefäßen, wie diese bei anderen pathologischen Veränderungen (COLMANT) beobachtet wurde, war in der untersuchten Biopsie nicht festzustellen.

Abb. 1

A: Kryostatschnitt aus den Randpartien einer Plaque. H.-E.-Färbung

B 1: SDH normales Hirngewebe. Scharfe Begrenzung zwischen der Molekular- und Körnerschicht, starke Aktivität im Zytoplasma der Purkinjeschen Zellen

B 2: SDH Randzone einer Plaque. Die Grenze zwischen Molekular- und Körnerschicht verwischt, die Aktivität in den Purkinjeschen Zellen vermindert, erhöhte Aktivität in den Zellen der Molekularschicht

B 3: Darunter: starke Aktivität in großen, vornehmlich in zentralen Anteilen des Herdes gelegenen Zellen (Makrophagen?)

C: Saure Phosphatase: erhöhte Aktivität in den Randpartien des Herdes (C 1) und in einzelnen großen Zellen in den tieferen Lagen (Astrozyten) (C 2)

Literatur

Colmant, H. J.: Ergebnisse der Enzymhistochemie am zentralen und peripheren Nervensystem. Fortschr. Neurol.-Psychiat. **29**, 61–124, (1961).

Ibrahim, M. Z. M. and G. W. M. Adams: The relationship between enzyme activity and neuroglia in plaques of multiple sclerosis. J. Neurol. Neurosurg. Psychiat. **26**/2, 101–110 (1963).

Ibrahim, M. Z. M.: Neuroglia and demyelination. In: Neurohistochemistry, G. W. M. Adams edit., pp. 454–464. Amsterdam-London-New York: Elsevier, 1965.

Schiffer, D., A. Fabiani and G. F. Monzicane: Acid phosphatase and non-specific esterase in normal and reactive glia of human nervous tissue. Acta Neuropathol. **9**, 316–327 (1967).

Wien. Z. Nervenheilk./Suppl. II, 57—58 (1969)

From the Laboratory of Pathological Anatomy of the Free University of Brussels

Ultrastructural Demyelination Features of Spontaneous Demyelinating Diseases

By

O. Périer

Kurzreferat

Während bei zwei Formen von Entmarkungsprozessen des menschlichen ZNS, der multifokalen Leukoenzephalopathie und der subakuten sklerosierenden Leukoenzephalitis, durch neuere ultrastrukturelle Befunde eine virale Ätiologie nachgewiesen werden konnte, ergaben eigene Untersuchungen an Biopsiematerial eines Falles von diffuser Sklerose Typ Schilder sowie an fünf Autopsiefällen von M. S. keine elektronenoptischen Hinweise auf ein Virus oder auf virusartige Strukturen. Bei multipler wie diffuser Sklerose fand sich im Zentrum der Läsion eine komplette Entmarkung. Im M. S.-Herd treten nackte Axonen hervor, die von einem dichten Netzwerk von Astrogliafortsätzen umgeben sind. Oligodendroglia ist im Herdgebiet nicht nachweisbar. Sämtliche Zellen lassen sich als fibrilläre Astrozyten identifizieren. Da im Läsionszentrum nur wenige Makrophagen nachweisbar sind, handelt es sich um alte, ruhende M. S.-Herde. In der Randzone endet die normale Markscheide im allgemeinen an einem Ranvier-Knoten: außerhalb des M. S.-Herdes zeigen die Markscheiden eine regelrechte Ultrastruktur. Bei M. Schilder waren in zentralen Läsionsabschnitten keine intakten Axone nachweisbar: in der Herdperipherie lagen Axonläsionen vor, die bei M. S. nur selten angetroffen wurden. Im Läsionsbereich bestand ein starker Reichtum an „gemästeten" Astrozyten mit nur geringer Gliafaserbildung. In der Randzone der Läsion waren oft Markreste und Myelinbruchstücke vorhanden. Bei diffuser und multipler Sklerose waren keine spezifischen Läsionen an den Markscheiden und Nervenfasern faßbar. Bei beiden Prozessen fand sich eine Separation der Myelinlamellen im Bereich der intraperiod line. Bei M. S. war sie an einer oder zwei intraperiod lines nachweisbar: bei M. Schilder lagen analoge Markscheidenschädigungen mit Ruptur im Bereich jeder intraperiod line vor. Die bei M. Schilder angetroffenen runden bzw. elliptoiden, doppelkonturierten Körperchen, die von anderer Seite als virusverdächtig aufgefaßt wurden, weisen die gleiche Periodik wie die Marklamellen auf und entsprechen damit offensichtlich Myelinbruchstücken. Bei experimenteller Entmarkung mittels Lysolecithin kommt es zu einem formal andersartigen Zerfall von Markscheiden und Axonen, als er bei den spontanen humanen Entmarkungskrankheiten vorliegt. Abschließend wird nochmals die Unspezifität der ultrastrukturellen Läsionen an Markscheiden und Nervenfasern bei den untersuchten Entmarkungskrankheiten betont.

Literatur

Périer, O. and A. Grégoire: Electron microscopic features of multiple sclerosis lesions. Brain **88**, 937–952 (1965).

Wien. Z. Nervenheilk./Suppl. II. 59—69 (1969)

Aus dem Neurologischen Institut der Universität Wien
(Vorstand: Prof. Dr. F. Seitelberger)

Beitrag zur Feinstruktur der Läsionen bei der Multiplen Sklerose des Menschen

Von
Elfriede Sluga

Mit 8 Abbildungen

Über die Feinstruktur der pathologischen Veränderungen bei den primären Entmarkungserkrankungen des Menschen liegen bisher nur wenige Untersuchungen vor. Die experimentelle allergische Enzephalitis (EAE) wurde schon mehrfach elektronenoptisch untersucht (Luse und McDougal 1960: Bubis und Luse 1964: Lampert und Carpenter 1965; Lampert 1967). Bei der menschlichen M.S. konnten bisher in herdfernen Regionen vesikuläre Erweiterungen des perinukleären Raumes der Oligodendroglia von Field und Raine 1964 beobachtet werden. Erst Périer und Grégoire gelang es 1965, an Autopsiematerial die Feinstruktur von Plaques zu untersuchen. Es handelt sich durchwegs um nicht aktive Herde, die aus einem Geflecht von nackten Axonen, fibrillären Astrozyten und deren Fortsätzen bestehen. Der extrazelluläre Raum wurde stark erweitert gefunden.

Die *eigenen Untersuchungen* wurden an operativ gewonnenem Kleinhirngewebe einer 32jährigen Patientin mit den typischen Symptomen einer M.S. durchgeführt. Eine starke zerebellare Ataxie stand im Vordergrund der neurologischen Symptomatik. Der operative Eingriff erfolgte aus therapeutischer Indikation. Elektronenmikroskopische Untersuchungen wurden bisher aus jenem Markanteil der Kleinhirnhemisphäre durchgeführt, in dem eine Plaque am semidünnen Schnitt lichtmikroskopisch identifiziert werden konnte. Es handelt sich um ein Stadium der Plaquesbildung, in dem nahezu alle Nervenfasern bereits entmarkt angetroffen wurden und Markabbauprodukte aller Abbaustufen noch vorhanden waren. Erhebliche entzündliche Infiltrate waren nicht zu sehen, aber einzelne Rundzellen waren an wenigen Gefäßen anzutreffen.

Die *Feinstrukturuntersuchungen* ließen den entmarkten Herd wie bei PÉRIER als ein dichtes Geflecht von Fortsätzen erkennen (Abb. 1). In unserem Material aber war der extrazelluläre Raum

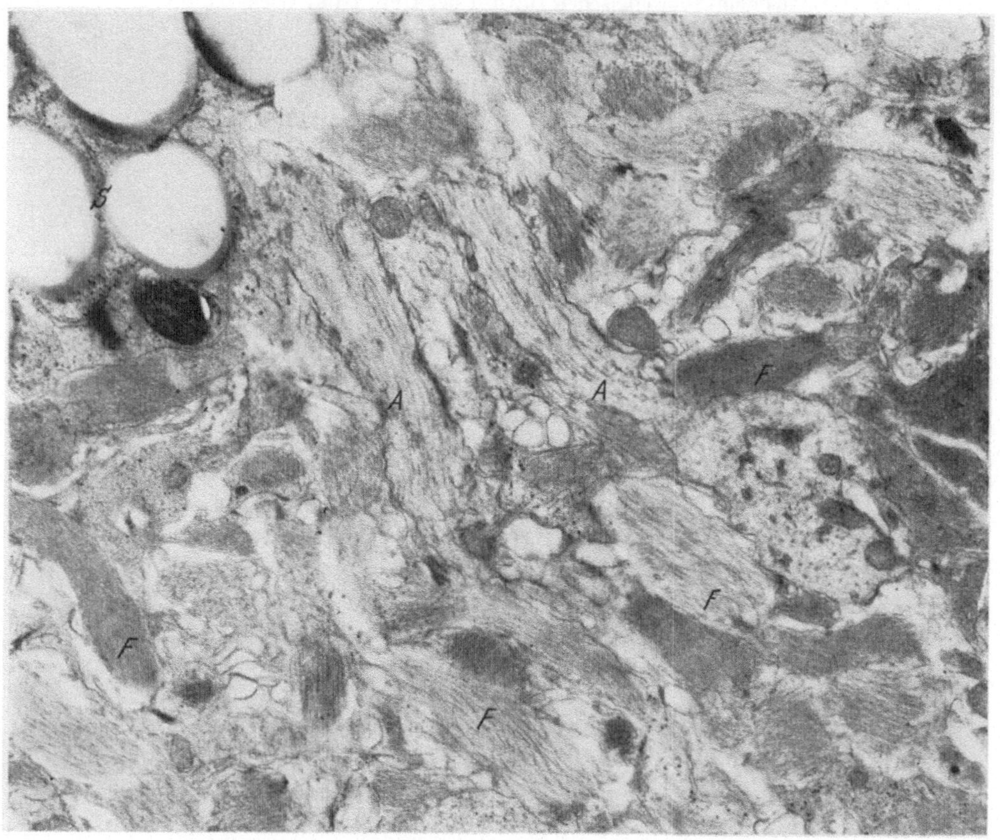

Abb. 1. Entmarkungsherd. Vergr. 18.000
A Axonen F fibrilläre Astrozytenfortsätze
S Anteil einer Schaumzelle

überwiegend nicht erweitert. Das Fortsatzgeflecht bestand zu einem großen Anteil aus fibrillären Astrozytenprozessen; mehrere Fortsätze protoplasmatischer Astrogliazellen konnten gefunden werden (Abb. 1). Einzelne helle Astrozytenfortsätze enthielten reichlich Glykogen. Zwischen den Gliafortsätzen traten in disseminierter

Verteilung „nackte“ Axonen in Erscheinung, die meist an den tubulären Strukturen der Neurofilamente zu identifizieren waren (Abb. 1). Strukturell erschienen die meisten dieser Axonen intakt. Vereinzelte Axondegenerationen wurden besonders am Herdrand angetroffen.

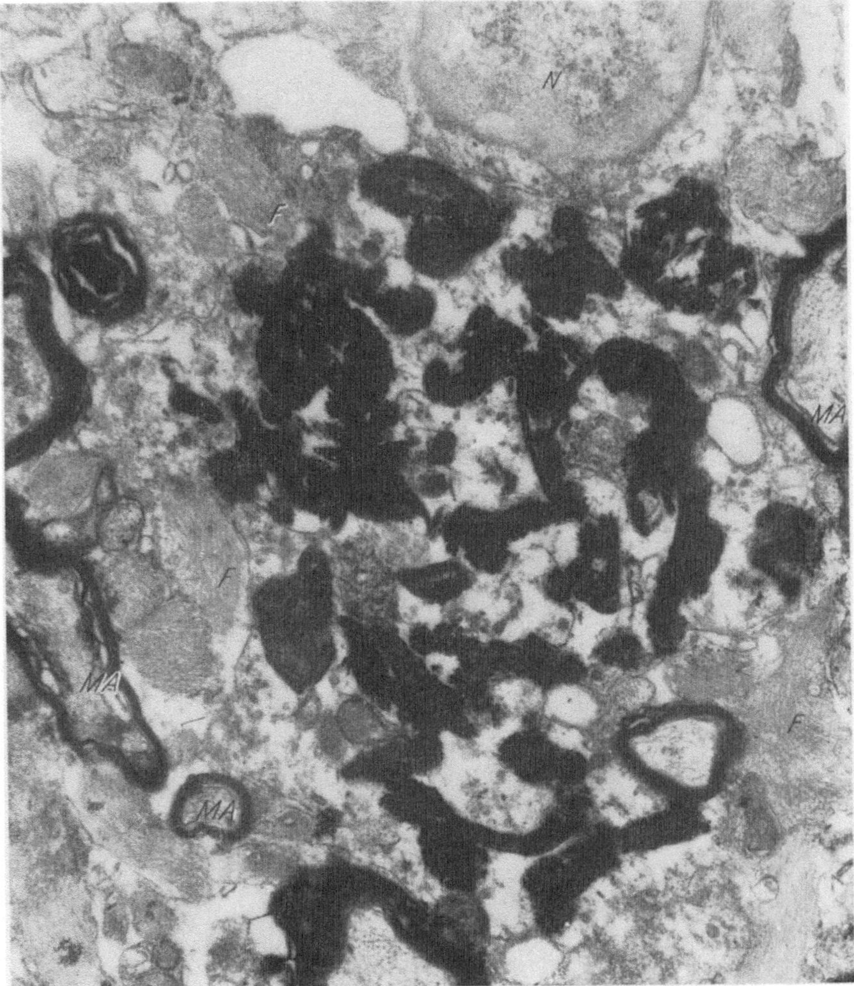

Abb. 2. Markabbauprodukte am Rande des Entmarkungsherdes. Stark osmiophile. teilweise membranöse Gebilde. Vergr. 12.000

N Kern der Makrophagenzelle MA bemarkte Axone
F fibrilläre Astrozytenfortsätze

Eingestreut zwischen diesen Fortsätzen waren einige Zellen. Von Gliazellen waren nur Astrozyten vom fibrillären oder seltener vom protoplasmatischen Typ anzutreffen. Oligodendrogliazellen konnten im Herdbereich nicht identifiziert werden. Zahlreich waren im Herdbereich Makrophagenzellen mit Markabbauprodukten zu finden. Vom Herdrand gegen die Herdmitte zu waren verschiedene

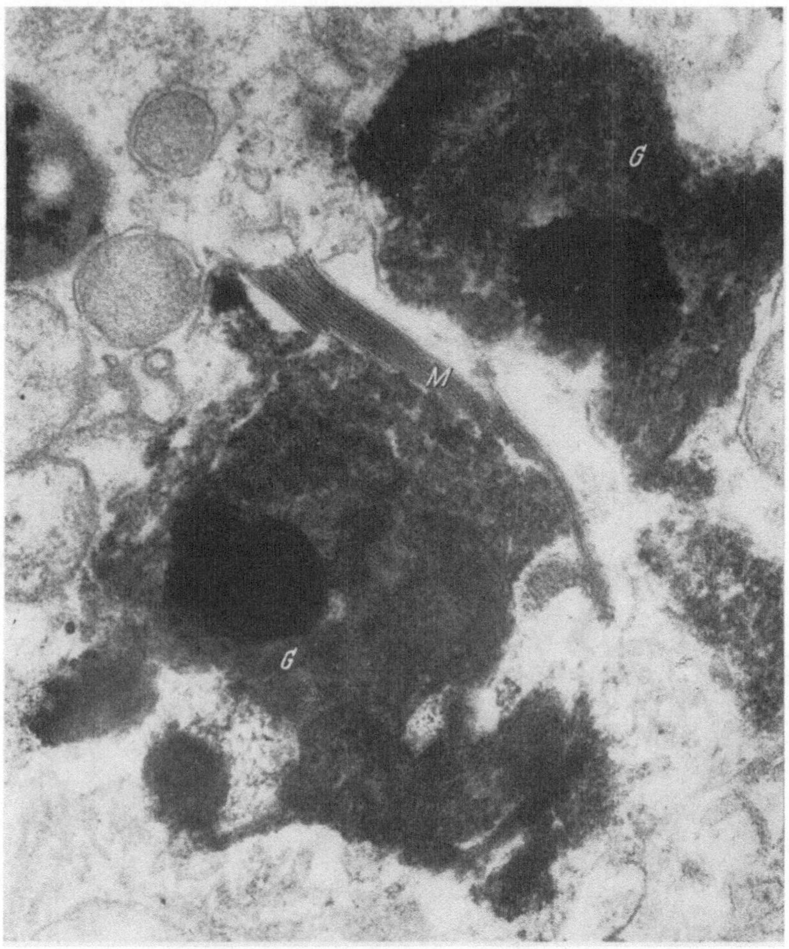

Abb. 3. Stark osmiophile Markabbauprodukte. Vergr. 30.000
M Bündel geordneter kompakter Myelinlamellen
G granuläre Deposite

Strukturen der Markabbauprodukte zu verfolgen. In einzelnen Zellen nahe dem Herdrand waren große, stark osmiophile Markballen zu finden (Abb. 2), die teilweise noch aus geschichteten Membranen, teilweise schon aus granulär umgewandeltem, stark osmiophilem Material bestanden (Abb. 3). Weiter gegen die Herdmitte zu traten immer mehr Schaumzellen auf, die nur mehr vereinzelt stark osmiophile granuläre Produkte enthielten, jedoch zahl-

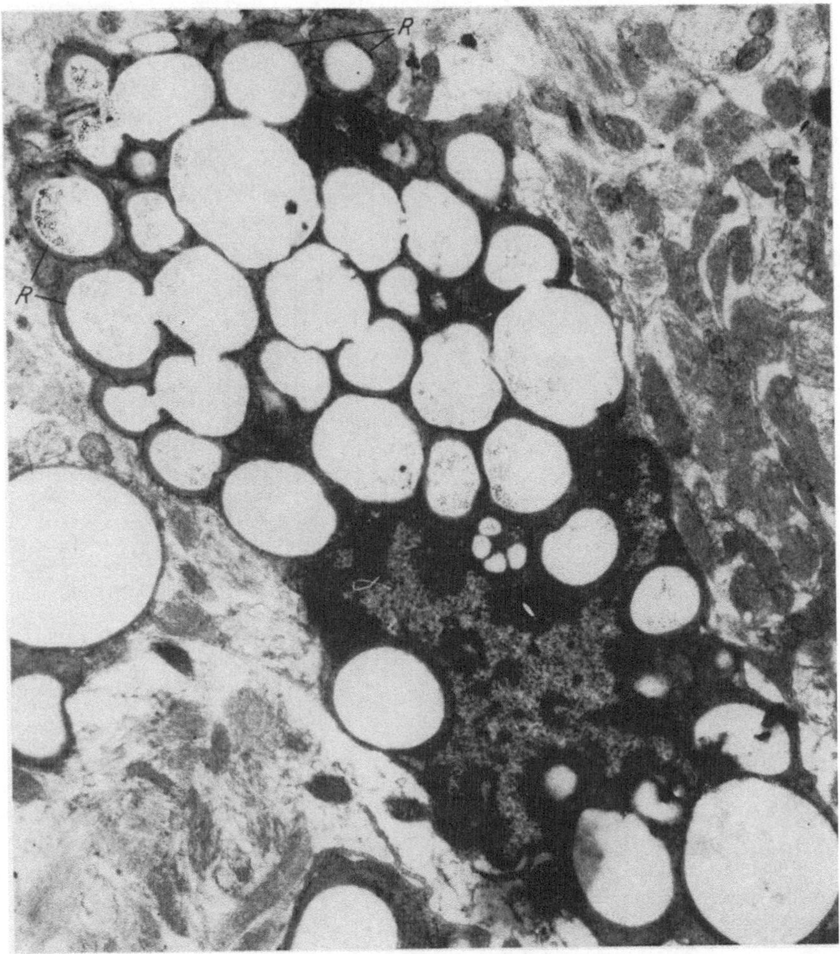

Abb. 4. Schaumzellen im Entmarkungsherd. Viele Vakuolen mit überwiegend gelöstem Material. Vergr. 12.000
R randständig noch Zonen des osmiophoben Materials

reiche Vakuolen, deren Inhalt überwiegend gelöst erschien: oft war nur randständig osmiophobes Material zu erkennen (Abb. 4). Solche Abbauprodukte konnten auch in den Adventitiazellen kleiner Gefäße gefunden werden.

Vereinzelt traten im untersuchten Herd Zellen in Erscheinung, die keinen bekannten ortsständigen neurogenen Zellelementen entsprachen. Sie haben einen polymorphen Kern und mäßig reichlich

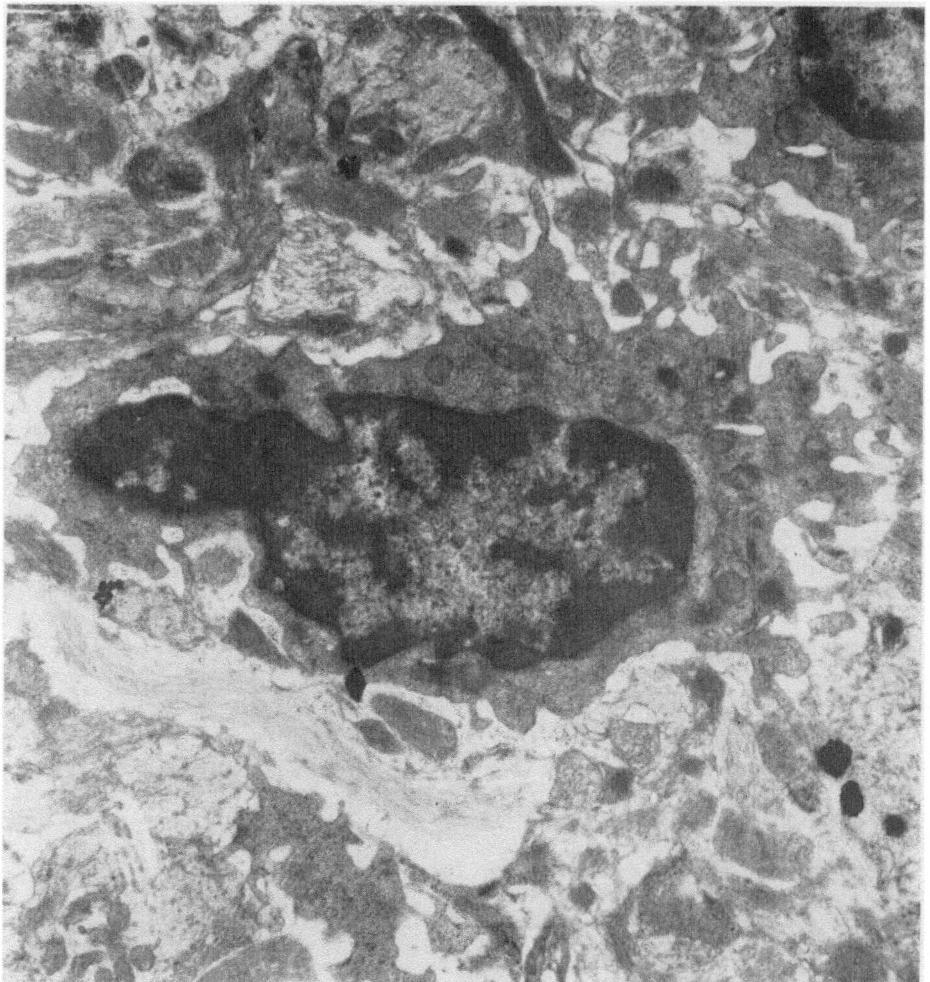

Abb. 5 a. Mononukleäre Zelle im Entmarkungsherd. Vergr. 12.000

Zytoplasma, das einige abgehende Fortsätze erkennen läßt. Es enthält viele freie Ribosomen, einige Mitochondrien und nur vereinzelt Membranen des E. R. (Abb. 5). Zellen dieser Art waren im Bereich des Entmarkungsherdes vereinzelt disseminiert anzutreffen. Sie konnten auch in der Grenzzone gefunden werden. Die Identifizierung dieser ortsfremden Zellen wurde dadurch erleichtert, daß sie auch an Gefäßen subendothelial und perivaskulär anzutreffen waren (Abb. 6). Lokalisation, Verteilung und Struktur stimmen mit den von LAMPERT und anderen beschriebenen mononukleären Zellen überein.

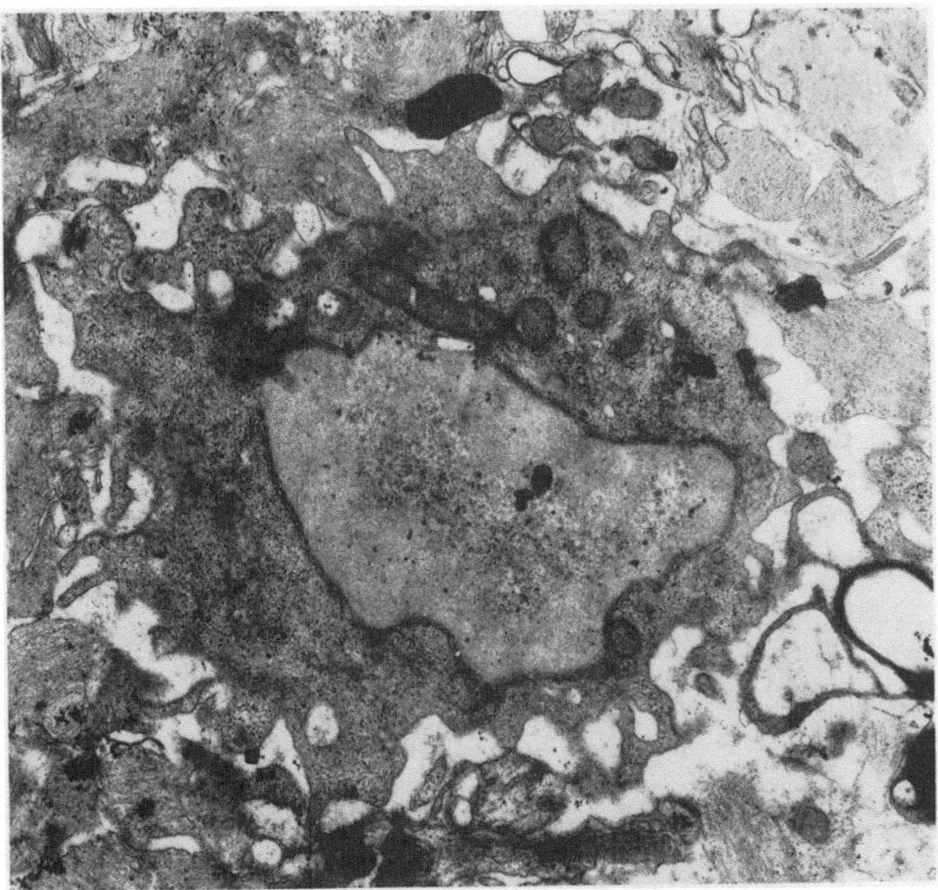

Abb. 5 b. Mononukleäre Zelle im Entmarkungsherd. Vergr. 16.800

Außer diesen monozytären Zellelementen waren angrenzend vereinzelt noch andere ortsfremde Zellen vorwiegend perivaskulär (Abb. 7) anzutreffen. Es sind dies Zellen mit reichlich Zytoplasma, das durch ein dicht angeordnetes ribosomenbesetztes E. R. charakterisiert ist. Diese Zellen entsprechen Plasmazellen.

Diskussion

Die eigenen Untersuchungen über die Feinstruktur der pathologischen Veränderungen im Entmarkungsherd der menschlichen M.S. konnten einerseits Befunde der Erstbeobachtungen von PÉRIER bestätigen, andererseits jedoch verschiedene neue Aspekte bieten.

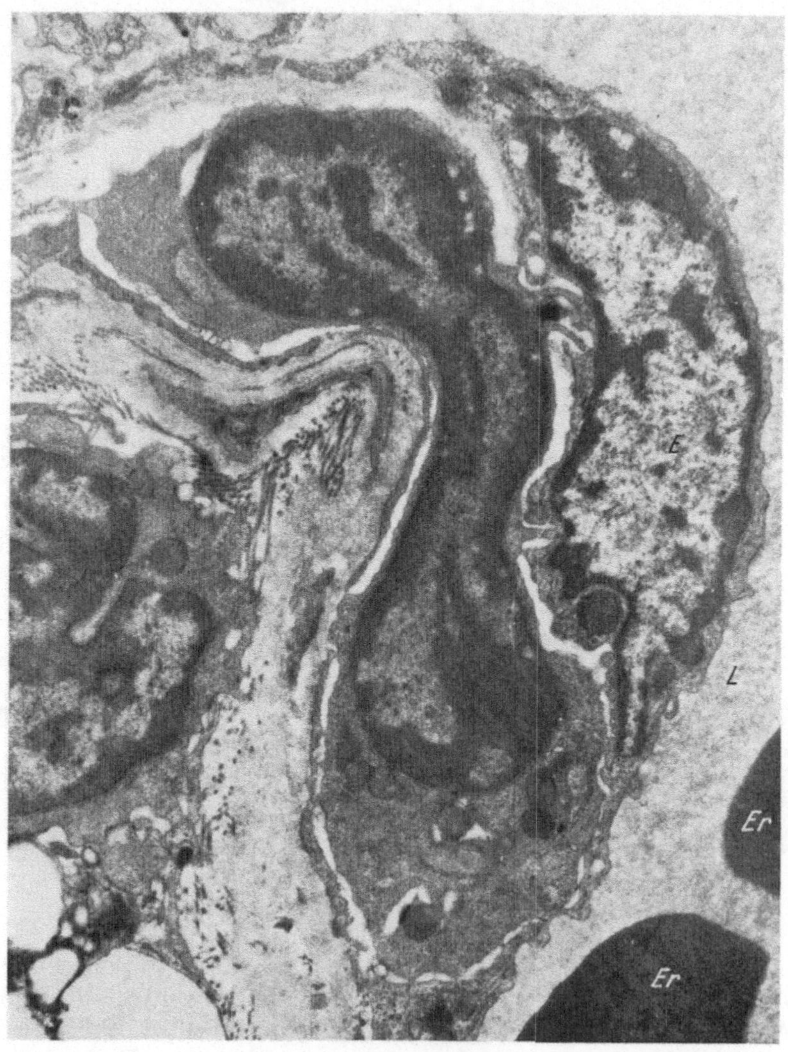

Abb. 6. Mononukleäre Zellen subendothelial. Vergr. 18.000
E Endothelzelle L Lumen des Gefäßes Er Erythrozyten

Hinsichtlich des *Aufbaues der ausgebildeten Plaque* lassen auch unsere Untersuchungen erkennen, daß sie aus zahlreichen gliösen und axonalen Fortsätzen konstituiert ist. Wir konnten jedoch feststellen, daß überwiegend keine Veränderungen, vor allem keine

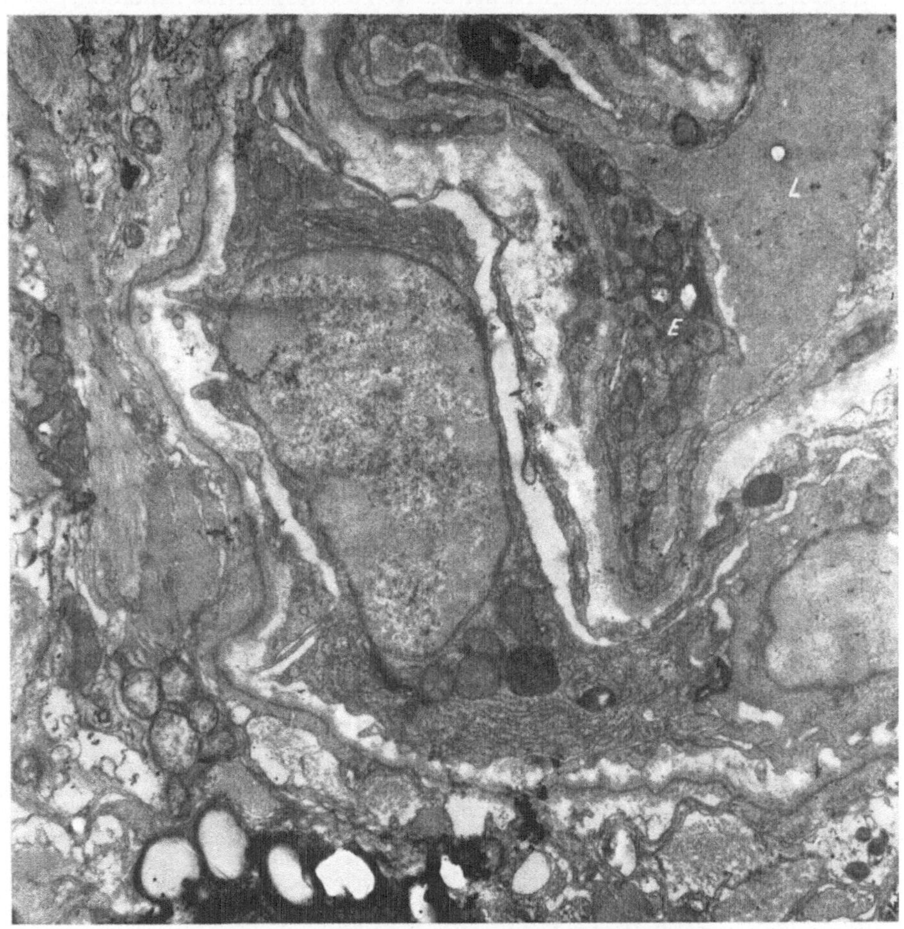

Abb. 7. Plasmazelle perivaskulär. Vergr. 12.000
L Lumen des Gefäßes E Endothelzelle

Erweiterung des extrazellulären Raumes, in Erscheinung treten. Das dichte Fasernetz, vor allem fibröse Astrozytenfortsätze, füllen den Raum zwischen den nackten Axonen und verschiedenen zelligen Elementen weitgehend aus.

Hinsichtlich des *Entmarkungsmodus* konnten aus dem Material dieses Stadiums keine Daten gewonnen werden.

Hinsichtlich des *Markabbaues* aber kamen verschiedene Stufen zur Darstellung. Es zeigt sich, daß die Markabbauprodukte von kompakten Myelinlamellengruppen über deren granulären Zerfall bis zu homogenen osmiophoben Lipidtröpfchen reichen, wobei letztere der Abbaustufe in Neutralfette zu entsprechen scheinen.

Die Abwesenheit von *Oligodendrogliazellen* im Herd konnte bestätigt werden.

Erstmalig konnte am untersuchten Material in feinstruktureller Darstellung die Anwesenheit von *mononukleären Zellen* auch im Entmarkungsherd der menschlichen M. S. nachgewiesen werden. Waksman und Adams sowie vor allem Lampert haben die Bedeutung mononukleärer Zellelemente bei der EAE untersucht und ihnen eine pathogenetische Funktion zugewiesen. Waksman und Adams konnten nachweisen, daß die Monozytenvermehrung im Gewebe bei der EAE vor den ersten Zeichen der Entmarkung auftritt, während Plasmazellen, häufig perivaskulär angeordnet, erst der Entmarkung nachfolgen. Lampert hat an elektronenmikroskopischen Untersuchungen der EAE gezeigt, daß die Monozyten in die Markscheiden invadieren und die Myelinlamellen absplittern. Die Monozyten würden damit direkt am Entmarkungsprozeß beteiligt sein.

Welche formalpathogenetischen Funktionen den monozytären Zellelementen bei der menschlichen M. S. zukommen, konnten die Untersuchungen aus der schon entmarkten Plaque nicht ergeben. Offen bleibt auch die Frage nach der speziellen Bedeutung der vorwiegend perivaskulär vorhandenen *Plasmazellen*. Der Nachweis aber, vor allem von mononukleären Zellelementen und auch von Plasmazellen in den Herden menschlicher M. S. schien einer eigenen Dokumentation wert, da die Anwesenheit solcher als Immunzellen determinierten Strukturen ein weiterer Hinweis auf die immunpathologische Genese dieser Krankheit ist.

Literatur

Bubis, J. J. and S. A. Luse: An electron microscopic study of experimental allergic encephalomyelitis in the rat. Amer. J. Path. **44**, 299–317 (1964).

Field, E. J. and C. S. Raine: Examination of multiple sclerosis biopsy speciments. 3d europ. reg. Conf. Fl. Mi. Prag 1964. Vol. B, p. 289.

Lampert, P. W. and S. Carpenter: Electron microscopic studies on the vascular permeability and the mechanism of demyelination in experimental allergic encephalomyelitis. J. Neuropath. exp. Neurol. **24**, 11–24 (1965).

— Demyelination and remyelination in experimental allergic encephalomyelitis. Further electron microscopic observations. J. Neuropath. exp. Neurol. **24**, 371–384 (1965).

— Further electron microscopic observations on the mechanism of demyelination in experimental allergic encephalomyelitis. J. Neuropath. exp. Neurol. **25**, 162–163 (1966).

LAMPERT, P. W.: Electron microscopic studies on experimental allergic encephalomyelitis. Acta neuropath. (Berl.) **9**. 99–126 (1967).

LUSE, S. A. and D. B. MCDOUGAL: Electron microscopic observations on allergic encephalomyelitis in the rabbit. J. exp. Med. **112**. 735–742 (1960).

PÉRIER, O. and A. GRÉGOIRE: Electron microscopic features of multiple sclerosis lesions. Brain **88**. 937–952 (1965).

WAKSMAN, B. H. and R. D. ADAMS: A histologic study of the early lesions in experimental allergic encephalomyelitis in the guinea pig and rabbit. Amer. J. Path. **41**. 135–162 (1962).

Wien. Z. Nervenheilk./Suppl. II, 70—82 (1969)

From the "D. Danielopolu" Institute of Normal and Pathological Physiology of the Academy of the Socialist Republic of Romania, Bucharest
(Director: GR. BENETATO, M. D.)

Contributions to the Histoenzymology of the Demyelination Process

By

Elena Gabrielescu

Demyelination, as a morphologic lesion, appears in a late stage and is the consequence of a chain of physico-chemical and functional changes that begin at molecular level. According to ROSSITER (1955) the demyelination process evolves in two phases: a physical and a chemical one, the former being characterized by disorganization of the myelin macromolecular structure, the latter corresponding to chemical disintegration of the components, with involvement of the mesenchymatous elements and development of the known histopathologic picture.

In experimental allergic encephalomyelitis (EAE), demyelination was described by H. PETTE (1928) as the third stage in the evolution of the disease, following upon the first two stages: congestion-oedema and perivascular inflammatory infiltration. It is, however, likely that the onset of myelinolysis coincides with the onset of the experimental disease. SEITELBERGER (1966) reports in EAE on "a phase of formal decomposition of the myelin sheaths," whose pathology is still obscure and which corresponds to the initial, physical phase of ROSSITER.

Demonstration of the autoimmunologic reaction as the determinant pathogenic mechanism of EAE supports the autoimmunologic theory of demyelination (E. PETTE et al. 1965; WAKSMANN 1962; PATERSON 1960; RAUCH and RAFFEL 1965). In EAE demyelination appears as the effect of a delayed cellular hypersensitivity reaction, generated by the lymphoreticular cells, sensitized peripherally to the encephalitogenic antigenic complex and migrating through the hematoencephalic barrier into the perivascular nervous tissue (PATERSON 1960).

Assuming that the antigen-antibody conflict takes place within the nervous tissue itself as unanimously admitted for EAE, there exists between the autoimmunologic phenomenon, realized by the delayed hypersensitivity reaction and up to the genesis of the characteristic lesions of this disease—demyelination—a chain of as yet unelucidated reactions, representing the response of the nervous tissue in the phase preceding the disintegration of lipids and the intervention of mesenchymatous elements.

The mechanisms that stand at the basis of this response have formed the subject of a small number of works that have not made clear the pathogenic mechanism of EAE. The histoenzymology of EAE is but slightly developed and unspecific enzymatic alterations alone have been reported especially in the perivascular inflammatory tissue and glial elements. Thus, ROIZIN et al. (1959) reports on an increased oxidase and peroxidase, alkaline and acid phosphatase activity. HORNET et al. (1959, 1967) draw attention to a negative alkaline phosphatase reaction in the demyelination foci and intensification of this reaction in part of the neuroglia. The oligodendroglia responds in general by intensification of the enzymatic reactions, a phenomenon considered as non-specific for the pathogeny of EAE by WENDER and KOZIK (1966). According to NEUBECKER et al. (1956) aliesterase and lipase give negative histochemical reactions. The enzymatic theory of myelinolysis, based especially upon LUMSDEN's theory (1968) regarding the primordial role of enzymatic imbalance in the oligodendroglia, opens up a wide field of investigation for histoenzymology that is far from being exhausted.

In this connection, our investigations have had in view, since 1964, the histochemistry of proteases, enzymes widely spread in the nervous system, especially in the myelin, and involved in the metabolism of proteins and lipoprotein complexes (BENETATO et al. 1964—1965; E. GABRIELESCU 1966; E. GABRIELESCU et al. 1967; E. GABRIELESCU 1968).

Already in 1959, BENETATO et al. demonstrated the existence in EAE of protein alterations in the nervous tissue, with the accentuation of protein catabolism and diminution of soluble proteins. These biochemical investigations were continued and confirmed histochemically by BENETATO, GABRIELESCU et al. between 1960 and 1964, drawing attention to the alteration of protein metabolism with the predominance of proteolysis, prior to the alteration of lipid metabolism.

During this period (1959—1963), a number of workers (KIES and ALFORD 1965: KIES and SCHWIMMER 1962; ROBOZ-EINSTEIN et al. 1962; LUMSDEN et al. 1963) were able to isolate from the nervous tissue encephalitogenic antigens identifying their protein origin, i.e. basic proteins of low molecular weight, polypeptides that form part of the lipoprotein macromolecules in the nervous tissue and especially in the myelin. Both the tendency to proteolysis in the course of EAE and the unmasking of antigenic polypeptides in the macromolecular structures raised the question of the intervention of an enzymatic mechanism, of the endopeptidase protease type.

On the other hand, investigations on the peripheral nerve carried out by Kies and Schwimmer (1942), Porcellati et al. (1960, 1961) drew attention to the increase in protease activity in the course of wallerian degeneration. In these conditions according to Adams et al. (1961—1965) demyelination is due to activation of the proteases in the nerve, that breaks down the phosphatidyl-amine bonds between proteins and lipids, dissociating the myelin structural complex.

Tuqan and Adams (1957) demonstrated *in vitro* the demyelinating action of trypsin on the central nervous system.

Neuroproteases were reported in this system by Abderhalden and Caesar (1939), Kies and Schwimmer (1942), and Ansell and Richter (1954), who found them in both the grey and the white matter. Fractional ultracentrifugation of the subcellular nervous components in a density gradient (Marks and Lajtha 1963) showed that neuroproteases are located in the neuronal and neuroglial lysosomes with a predominant protease content at an optimal acid pH, and in the fraction containing myelinic membranes and synaptic vesicles, the prevalent site of neutral protease. From the chemical viewpoint, neuroproteases of the central nervous system were identified as cathepsins, intracellular proteases, endopeptidases and exopeptidases of the D, B and C cathepsin type (Lajtha 1963). The same as all lysosomal hydrolases, proteases are enzymes with a structural latency, their activation depending upon the permeability of the membranes to which they are bound (De Duve 1959). Thus, the activity of neuroproteases is integrated in the lysosomal and myelinic membraneous structures, alteration of these structures favouring the release of the enzyme and initiation of the autolytic lesions (De Duve 1959 and 1963).

Consequently, in order to study the role of neuroproteases in the pathogeny of demyelination in EAE, we proposed to study the histochemistry of endopeptidases in connection with the permeability of the membranous systems in which they are integrated. The study on lysosomal permeability was based on Bitensky's lysosomal lability test (Bitensky 1963), i.e. application of Gomori's histochemical method for acid phosphatase to the fresh tissue which, processed in the cryostat, maintains its biologic reactivity. The lysosomal lability test gives indications on the degree of permeability of the organelle membrane in terms of the degree of penetration of the beta-glycerophosphate substrate into the lysosomes (1st grade permeability) or extralysosomal diffusion (2nd grade permeability). Bearing in mind the finding of De Duve (1959 and 1963) concerning the action of permeabilization, which lengthening of the incubation time at 37° C and an acid pH has on the lysosomal membranes *in vitro*, we followed up the histochemical reaction of acid phosphatase at increasing intervals, from the minimal incubation time necessary for the appearance of a positive reaction visible under the microscope and up to the optimal time necessary for revealing the maximum reaction and the onset of the diffusion phenomenon at which alteration of the lysosomal membrane takes place *in vitro*, favouring diffusion of the enzymatic reaction. Thus, the incubation time becomes an evolutive testing factor of the functional state of the lysosomal membrane, the minimal time and the diffusion time being the smaller the greater is lysosomal permeability. The time curve of the acid phosphatase histochemical reaction, called by us the chronohistoenzymogram (Gabrielescu and Bordeianu 1967; Gabrielescu 1968) gives information on the relationship between the intensity of the reaction, the incubation time and lysosomal permeability.

The histochemical acid phosphatase reaction reveals the intralysosomal-bound enzymes, whereas the protease histochemical procedure an argentic gelatin film according to the modified Adams and Tuqan method used by us, obligately implies release of the enzyme from its intralysosomal site and an obvious proteolytic action on the underlying gelatin. Incubation at 37° C and especially at an acid pH of the fresh unfixed sections, prepared in the cryotome, favours the liberation of proteases from their structural site in terms of the incubation time and of the permeability of the membranes to which they are bound. Hence, the intensity of the protease reaction expresses the activity of the enzyme released from the neuronal and neuroglial lysosomes or from the myelin lipoprotein membranous system. Variation in the incubation time from the threshold at which a minimal positive reaction appears and up to the optimal time necessary for a maximum reaction produced by release of the entire amount of enzyme in the tissue, i.e. the protease chronohistoenzymogram, represents, the same as the Bitensky lysosomal fragility test, a functional method testing the degree of permeability of the lysosomal and myelinic membranes upon which liberation of the enzymes depends and makes it possible to establish the ratio of the released enzyme to the total enzyme.

In order to investigate at cellular level the histochemical changes induced by EAE in the central nervous system we studied in the present work the functional histoenzymology of acid phosphatase and endopeptidase proteases in connection with lysosomal and myelinic membrane permeability changes, on the basis of the chrono-histoenzymogram.

Material and Method

The experiments were carried out on 72 guinea pigs, weighing in the average 350 g, controls and with experimental allergic encephalomyelitis, induced by the Kabat, Wolff and Bezer method modified by intradermal injection of the encephalitogenic complex. The animals were sacrified 1 to 40 days after inoculation. The histopathologic diagnosis was established following examination of the spinal cord and brain fragments processed according to the classical techniques, including hematoxylin-eosin and cresyl-violet staining for Nissl bodies, the Spielmeyer method for myelin, the Niculescu-Hornet method for the neuroglia. Sudan black and Sudan III for fats. The presence of proteins was demonstrated by the histochemical method of Danielli with coupled tetrazonium and the nucleoproteins by the Einarson method. For study of the functional histochemistry of acid phosphatase and proteases, the brain fragments were frozen in a Slee apparatus immediately after being collected and then processed in the cryotome without being fixed. For the lysosomal permeability test fresh frozen sections were processed according to the Gomori technique for acid phosphatase (after Bitensky), using fresh reagents and three incubation intervals of 15, 30 and 60 minutes at 37°, pH 5. The Gomori technique was concomitantly applied to a material fixed for 24 hours in Baker's solution. For control, the sections were incubated omitting the substrate or using sodium floride as inhibitor. The background staining was obtained by rapid immersion in hemalum. The Adams and Tuqan method, modified by us, was used on fresh cryotome cut sections mounted on slides and covered with an argentic gelatin film, for the determination of endopeptidase proteases. The slides were incubated at 37°, pH 5.4 and 7.6, for 10 and then 30 minutes. The slides with the argentic gelatin film were developed and fixed after incubation.

The lymph node and nervous tissue homogenates (from both the control guinea pigs and those with EAE) were prepared in a Potter apparatus, using a 0.25 M sucrose solution containing 100 mg tissue/ml Incubation of the nervous tissue sections was done with 0.01 ml homogenate, for 10 minutes, at 37° C.

Results

The evolution of the histoenzymologic reaction was studied in terms of the stage of the histopathologic lesions, the first ten days of the evolution of the disease corresponding in general to the phenomena of congestion and oedema, the 2nd decade to inflammatory perivascular infiltrations, the 3rd and 4th decades to demyelination lesions. The histochemistry of acid phosphatase revealed, in comparison to the controls, changes in the intensity and topography of the reaction and the number and aspect of the granules. The chronohistoenzymogram supplied evidence of a marked decrease of the minimal intervall necessary for obtaining a positive reaction corresponding to increased permeability of the lysosomal membranes in EAE, as well as a decrease of the diffusion time corresponding to the alteration of these membranes.

Intensity variations were expressed by the symbols — to $+++$, representing the values of the quantitative relationships verified by counting the neuronal phosphatase granules.

$$- = 0 \quad \mp = 5 \quad \pm = 10 \quad + = 20 \quad ++ = 30 \quad +++ = 40$$

In the controls the acid phosphatase reaction after the threshold incubation time gave an extremely reduced number of granules (2—4), located in the perikaryons of a small number of cortical neurons and in few neuroglia and endothelia (—, $\mp$), demonstrating the relative stability of lysosomes. The optimal time test gave a reaction of the $\mp$ and $\pm$ order in most of the neurons, in rare neuroglia and endothelia. In the oligodendroglia of the subcortical white matter the reaction remained negative.

Significant alterations, varying in terms of the evolutive moment of the disease, appeared in the inoculated animals, in comparison to the controls. Within the first ten days after inoculation, period in which the animals exhibited neither clinical symptoms nor histologic infiltrative lesions, intensification of the threshold time reaction was noted, starting 48 hours after incubation and involving most of the neurons (reaction of medium intensity $\pm = 10$) and endothelia. The optimal time ranged between $\pm$ and $++$ with an average 15 in the neurons and vascular endothelia and positive reaction in the oligodendroglia. The diffusion time was not modified.

In the second and third 10 day period the clinical symptoms appeared in most of the cases (convulsions, paresis, apathy, etc.) concomitant to histopathologic perivascular infiltrative lesions in the brain, cerebellum and spinal cord, involving the grey and especially the white periventricular matter. The acid phosphatase reaction at threshold time was considerably increased in the cortical neurons, glia, endothelia, and constantly positive in the oligodendroglia. The intensity of the reaction was of the order of 20 ($++$) demonstrating accentuated permeability of the lysosomal membranes in the nervous elements. At optimal time the intensity of the granular reaction had considerably increased in comparison to the controls ($++ = 22$), but did not differ much in intensity from the reaction given by the same group after incubation at threshold time, drawing attention to intensification of the enzymatic reaction following permeabilization to the substrate, which accompanied quantitative increase of the intralysosomal enzyme. On the other hand, the reaction obtained at optimal time presented a tendency to diffusion, staining the cytoplasm and neuronal processes homogenously. Approach of the diffusion to the optimal time indicated alteration of the lysosomal membrane allowing the enzymatic macromolecule to diffuse intracytoplasmatically and along the neuronal processes. A positive phosphatase reaction in the processes is a phenomenon frequently encountered in the brain of animals with encephalitis, recalling the neurons of the brain of guinea pigs subjected to stress (GABRIELESCU and BORDEIANU 1967, GABRIELESCU 1968).

The most intense enzymatic diffusion reaction was encountered in the perivascular infiltrative areas, where the lysosomal fragility test indicated maximum alteration of the membranes, involving the endothelium, inflammatory infiltrative cells and glial cells. Similarly, worthy of note was the response of the oligodendroglia and the presence of granules along some of the myelin fibrillary bundles in the white subcortical matter.

During the fourth 10 day period of the disease reduced demyelination or simple infiltrative lesions appeared, the intensity of the Gomori-Bitensky reaction being high in comparison to the controls, both at threshold time and at optimal time, but manifesting a tendency to decrease as compared to the 10 to 30 day period, especially at threshold time, indicating a tendency to recovery of lysosomal permeability in the cases without manifest lesions. The diffusion reactions appeared in connection with the site of the infiltrative and degenerative lesions.

In the control guinea pig cortex the acid (pH 5.4) and neutral (pH 7.6) protease reaction is negative ($- = 0$) after 10 minutes incubation, and varies from $\mp$ to $\pm$ after 30 minutes incubation.

Within the first 10 days of the disease in the experimental group the protease reaction became positive in the cortex after 10 minutes incubation varying from $\pm$ to $++$, attaining an intensity index of 16.6 for acid protease at pH 5.4 and of 3.3 for neutral protease at pH 7.6. Incubation prolonged for 30 minutes gave an acid protease response of equal intensity to that produced after 10 minutes, indicating total release of the enzyme at the threshold time, and intense lysosomal permeability. Acid protease activity remained at the same high values in the cortex during the 10 to 40 day period. The neutral protease reaction was more intense (11.5) from the 10th to the 30th day and decreased in the following ten days to

7.5. In the white matter protease activity linked to the axon and glial lysosomes and especially to the myelin membranes exhibited a remarkable activation in comparison to the controls. From an average 17, characteristic of the acid protease reaction in the subcortical white matter in the control after 10 minutes incubation, enzymatic activity increased to 28.3 within the first ten days of the experimental disease, to 31 between the 10th and 30th day, and 22.7 between the 30th and 40th day, the ++ and +++ reactions being very frequent. In contrast to the control group in which marked differences existed in terms of the incubation time, in encephalomyelitis the values were equal, the total enzyme being released at minimum time, due to the accentuated fragility of the membranes. In comparison to index 10 of the neutral protease activity in the white matter of the controls, values 16.6 in the first 10 days, 20 in the following 20 days and 16.6 between the 30th and 40th day, indicated intensification of enzymatic activation in the group of animals with encephalomyelitis, drawing attention to the increased release of proteases bound to the myelin lipoprotein complexes.

Discussion

Among the earliest changes encountered in experimental allergic encephalomyelitis the lysosomal and myelinic membrane permeability alterations made evident by the present results form a starting point and a structural support for the chain of pathologic reactions, among which is the modified activity of the hydrolytic enzymes they contain. The lysosomes, organelles with a very accentuated functional lability under inadequate stimulation conditions, modify their permeability up to irreversible alteration of their membrane, favouring the sudden release, in unusual amounts, of the lytic enzymes that favour the cytopathic effects. Thus, immunologic sensitization and the antigen-antibody conflict (Bitensky 1963), hypoxia (De Duve 1959), the action of certain viruses (Allison and Malucci 1965) are only some of the factors known to exercise an action on the lysosomal membrane. All these factors may be found in the etiopathogeny of encephalomyelitis, interfering in turn or summing up their effect, so that the pathologic consequences of their action mediated by the lysosomes is felt in the relationship between the hydrolytic enzymes and the specific intracytoplasmatic substrates.

The early onset of lysosomal alterations, within the first decade of the disease when the histopathologic lesions are not yet detectable, when mesenchymal infiltration is still absent, stresses the importance of the neuroepithelial alterations as incipient reactive substrates in the chain of pathologic reactions, the mesenchymal element interfering later on the development and maintenance of the pathologic imbalance.

Thus, the permeability of the lysosomal and myelin membranes manifested in the incipient phase favours activation of certain hydrolase enzymes of the neuroprotease type capable of rendering labile the proteolipid bonds within the myelin macromolecular complex, unmasking the basic polypeptides with an antigenic action and without which the autoimmunologic mechanism of demyelinating encephalomyelitis cannot be conceived today. On the other hand the immunologic conflict favoured by the presence around the cerebral vessels of lymphoreticular elements sensitized to this antigen predominantly included in the myelin structure, accentuates the alteration of the neural and neuroglial and especially myelin and lysosomal membranes as occurs in the second and third decades of the disease, inducing a sudden and massive release of neuroprotease which, under these conditions, interfere in hydrolysis of the trypsin-digestible protein and in the break-down of the bonds between the lipid components and protein tertiary amino-groups in the myelin complex, changes that appear to correspond to the physical phase of demyelination described by Rossiter (1955). Subsequently, consequent to the structural alterations, chemical changes develop with intervention of the mesenchymal infiltrative elements (of the macrophage and microglial type characteristic of the late chemical phase of demyelination), since their lytic and phagocytic action cannot be exercised on structures with an intact membrane. As demonstrated by our experiments *in vitro*, incubation of the cerebral tissue with a lymphnode homogenate sensitized to the encephalitogenic antigen, but which does not present "per se" a detectable protease activity, is able to trigger a dramatic activation of the proteases, resulting in proteolysis of the nervous structures and the disorganization of myelin *in vitro* (Gabrielescu and Bordeianu 1967, Gabrielescu 1968).

The implication of proteases in autoaggressive cytopathic reactions that lead to demyelination is demonstrated experimentally by the action in vitro of brain and spinal cord homogenates containing neuroproteases liberated from their own structures and which, incubated with homologous nervous tissue sections are able to produce, together with intense activation of the protease reactions on the section, disorganization of the protein structures and demyelination (Gabrielescu 1966—1968). This phenomenon of protease autocatalysis recalls the activation of proteases obtained by the action of small trypsin or streptolysin doses upon lysosomal membranes.

Thus, the increased reactivity of proteases represents a histochemical reactive background that appears early in the evolution of EAE, interfering at characteristic pathogenic moments and maintaining the chain of pathologic reactions which in turn stimulate enzymatic autocatalysis unspecifically giving rise to a vicious cercle capable of transforming the immunologic defence reactions into auto-aggressive reactions.

The sensitivity of the lysosomes to various factors that exercise a secondary effect in the course of the disease, such as hypoxia due to the frequent circulatory disturbances occuring in this disease, change in osmotic pressure and ionic concentration due to oedema, release under the influence of allergic reactions of certain tensioactive or lytic substances (lysolecithin) (MARPLES at al. 1959) or even the action of proteolytic enzymes released in excess (BENETATO and GABRIELESCU 1964), explain summation of the unspecific noxious effects and automaintenance of the pathologic imbalance of maximum intensity in the perivascular infiltration foci. The immediate consequence of the change in membrane permeability is a change in the degree of activation of the hydrolases, influencing the rhythm and amount of enzymes released, their diffusion in the humoral extracellular and cellular compartments and the relationship with intracytoplasmatic enzymatic inhibitors.

Viewed from the angle of the correlation between the permeability changes that take place in the lysosomal and myelin structural membranes and intensification of the protease reaction demonstrated in EAE, the intervention of nervous protease activity disorders, i.e. powerful and selfmaintained activation, appears to represent an important link both in the autoimmunity process and in the autoaggressive one, favouring a demyelinating process of the autolytic type.

Summary

Histochemical changes of lysosomal and myelinic hydrolases (proteases and acid phosphatase) are investigated in relation with damage of structural membranes, in brains of guinea pigs, during the evolution of experimental allergic encephalomyelitis (EAE).

Chrono-histoenzymogram based on the lysosomal lability test, disclosed an increased histochemical acid phosphatase activation, with modifications in enzyme latency time and diffusion time, in the topography and kinetic of the reaction, which indicated a rise in lysosomal permeability and damage of the membranes.

In relation to this process, activation of neuroproteases is described, along with their interference in the genesis of polypeptide antigens, which are brought forth from lipoprotein macromolecular complexes of the nervous structures, promoting the autoimmunologic reaction. The activated neuroproteases are implied in the autolytic effect set up by the delayed sensitivity reaction, carrying out the break-down of the proteinic component and lipoproteinic linkages of myelin structures, which characterize the early phase of the demyelination. The enzymatic participation of different kind of nervous structures: neurons, glia, vascular endothelium and mesenchymal infiltrative elements, is analysed in correlation to the evolutive stages of EAE. The role of abnormally activated neuroproteases, by damage of lysosomal and myelin membranes is pointed out as an important pathogenic factor involved in EAE.

Zusammenfassung

Histochemische Veränderungen von lysosomalen und Markscheidenhydrolasen (Proteasen und saure Phosphatase) wurden während der Entwicklung der experimentellen allergischen Enzephalomyelitis (EAE) in Beziehung zur Schädigung der Membranstrukturen im Gehirn von Meerschweinchen untersucht.

Chronohistoenzymogramme auf der Grundlage des Lysosomenlabilitätstests ergaben eine gesteigerte histochemische Aktivierung der sauren Phosphatase mit Modifikationen in der Enzymlatenzzeit und Diffusionszeit, in der Topographie und Kinetik der Reaktion. Das weist auf einen Anstieg der lysosomalen Permeabilität und auf eine Membranschädigung hin.

In Beziehung zu diesem Vorgang wird eine Aktivierung der Neuroproteasen beschrieben. Diese interferieren mit der Genese der Polypeptidantigene, die aus makromolekularen Lipoproteidkomplexen der nervösen Strukturen stammen und die Autoimmunreaktion fördern. Die aktivierten Neuroproteasen spielen eine Rolle im Autolyseeffekt, der durch die verzögerte Überempfindlichkeitsreaktion ausgelöst ist, und führen zum Zusammenbruch der Proteinkomponenten und Lipoproteinverbindungen der Markstrukturen, welche die Frühphase der Entmarkung kennzeichnen. Die enzymatische Beteiligung verschiedener nervöser Strukturen, der Glia, des Gefäßendothels und mesenchymaler Infiltratelemente, wird in bezug auf die Entwicklungsstadien der EAE analysiert. Die Bedeutung abnorm aktivierter Neuroproteasen durch Schädigung der lysosomalen und Myelinmembranen wird als ein wichtiger pathogenetischer Faktor im Rahmen der EAE angesprochen.

References

Adams, C. W. M.: Neurohistochemistry. Amsterdam: Elsevier, 1965.
— A. N. Davison and N. A. Gregson: J. Neurochem. **10**, 383–395 (1963).
— and N. A. Tuqan: J. Neurochem. **6**, 334–341 (1961).
— — J. Histochem. Cytochem. **9**, 469–472 (1961).
Allison, A. C. and L. Mallucci: J. Experim. Med. **121**, 463–474 (1965).
Ansell, G. B. and D. Richter: Bioch. Biophys. Acta **13**, 87 (1954).
Benetato, Gr., St. Secăreanu, E. Neumann, V. Vasilescu and G. Schmidt: Stud. Cercet. Med. Cluj **10**, 17–33 (1959).
— E. Gabrielescu, L. Parteni, I. Boroș and A. Bordeianu: Stud. Cercet. Fiziol. **5**, 9–27 (1960).
— — — A. Bordeianu and I. Boroș: Fiziologia **2**, 73–91 (1961).
— — and A. Bordeianu: Stud. Cercet. Fiziol. **6**, 9–18 (1961).
— — L. Parteni, A. Bordeianu and I. Boroș: Fiziol. Eksp. Ter. **6**, 3–10 (1963).
— — — — — Fed. Proc. Trans., suppl., **23**, 6, part IIa, 1343–1353 (1964).
— — and I. Boros: Stud. Cercet. Fiziol. **9**, 1, 87–92 (1964).
— — Ann. Histochim. **9**, 295 (1964).
— — Stud. Cercet. Fiziol. **9**, 4, 339–344 (1964).
— — and I. Boroș: Rev. Roum. Physiol. **2**, 4, 379 (1965).
— — L. Stoenescu and A. Bordeianu: Rev. Roum. Physiol. **2**, 1, 13–22 (1965).
Bitensky, L.: In vol.: "Lysosomes", pp. 362–375. Ed. by A. V. S. Reuck and M. P. Cameron. London: J. A. Churchill, 1963.
— Brit. Med. Bull. **19**, 3, 241–244 (1963).
De Duve, Ch.: Lysosomes a new group of cytoplasmic particles. In vol.: "Subcellular particles", pp. 128–158. Ed. by Hayoshi. New York: T. Ronald Press, 1959.
— The Lysosome Concept. In vol.: "Lysosomes", pp. 1–31. Ed. by A. V. S. Reuck and M. P. Cameron. London: J. A. Churchill, 1963.
Gabrielescu, E., L. Stoenescu and A. Bordeianu: Stud. Cercet. Fiziol. **11**, 3, 257–264 (1966).
— — — Ann. Histochim. **11**, 289–301 (1966).
— Morfol. norm. și pat. **11**, 3, 211–228 (1966).
— Fiziol. norm. și pat. **12**, 6, 495–504 (1966).
— and A. Bordeianu: Fiziol. norm. și pat. **13**, 319–330 (1967).
— — Morfol. norm. pat. **12**, 477–489 (1967).
— Ann. Histochim. **13**, 51–62 (Paris 1968).
— Morfol. norm. și pat. **14**, 43–55 (1969).
Hornet, Th., C. Constantinescu and E. Appel: Stud. Cercet. Neurol. **4**, 201 (1959).
— — — Vol. resum. Symp. Pathol. (Allergic a. experim. a. human. diseases of the centr. nerv. system.) Tg. Mureș 1967, p. 14.
Kabat, E. A., A. Wolff and A. E. Bezer: J. Exp. Med. **85**, 117 (1947).
Kies, M. W. and E. Alvord: In vol.: "Allergic Encephalomyelitis". Springfield: Ch. Thomas, 1959.
— E. B. Thomson and E. C. Alvord: Ann. N. Y. Sci. **122**, 148 (1965).
— and S. J. Schwimmer: J. Bio-Chem. **145**, 685 (1942).
Lajtha, A.: Int. Rev. Neurobiol. **6**, 1 (1964).
Lumsden, C. E., D. M. Robertson and R. Blight: Biochem. J. **88**, 15 (1963).
Marks, N. and A. Lajtha: Biochem. J. **89**, 438 (1963).
Marples, E. A., R. H. S. Thompson and G. R. Webster: J. Neurochem. **4**, 62 (1959).
Neubecker, R. D.: Lab. Invest. **5**, 441 (1956).

PATERSON, P. Y.: J. Exp. Med. **111**, 119 (1960).
PETTE, H.: Dtsch. Z. Neurol. **102**, 7613 (1928).
— K. MANNWEILER, O. PALACIOS and B. MÜTZE: Ann. N. Y. Acad. Sci. **122**. 417 (1965).
PORCELLATI, G. and B. CURTI: J. Neurochem. **5**, 277 (1960).
— A. MILLO and I. MANOCCHIO: J. Neurochem. **7**, 317 (1961).
RAUCH, H. and S. RAFFEL: Ann. N. Y. Acad. Sci. **122**, 297 (1965).
ROBOZ-EINSTEIN, E., D. M. ROBERTSON, J. M. DI CAPRIO and W. MOORE: J. Neurochem. **9**, 353 (1962).
ROIZIN, L. and L. KOLB: In vol.: "Allergic Encephalomyelitis". Springfield: Ch. Thomas, 1959.
ROSSITER, R. J.: In vol.: "Neurochemistry". Ed. by K. A. C. ELLIOTT and I. H. PAGE. Springfield: I. Quastel, 1955.
SEITELBERGER, F.: In vol.: I. Congr. Europ. Soc. Path.. p. 39. Warsaw 1966.
TUQAN, N. A. and C. W. M. ADAMS: J. Gen. Physiol. **40**, 635 (1957).
WAKSMANN. B. H.: Amer. J. Med. **41**. **93** (1962).
WENDER, M. and M. KOZIK: In vol.: I. Congr. Europ. Soc. Path., p. 65. Warsaw 1966.

Wien. Z. Nervenheilk./Suppl. II, 83—94 (1969)

Aus dem Heinrich-Pette-Institut für experimentelle Virologie und Immunologie an der Universität Hamburg

Elektronen- und lichtmikroskopische Untersuchungen bei der Immunzytolyse masernvirusinfizierter Kulturzellen und deren Bedeutung für die Pathogenese viralbedingter Entmarkungskrankheiten

Von

Kl. Mannweiler

Mit 4 Abbildungen

Der Versuch einer vorwiegend morphologischen Betrachtung und Analyse des Prozeßgeschehens, das zu viralbedingten Entmarkungsvorgängen führen könnte, zwingt uns, sich zunächst einmal vom Organ zu lösen, um auf rein zellulärer Ebene zu versuchen, die verschiedenen biologischen Faktoren und die Möglichkeiten zu erfassen, welche *in vitro* zu Veränderungen einer einzelnen Zelle unter möglichst exakten und gut reproduzierbaren Bedingungen führen, um diese dann darzustellen, zu verfolgen und bis in ihren feinsten zytologisch-ultrastrukturellen Bereich kennenzulernen. Erst von hier, von dieser *zellulären* Ebene aus, kann dann, nach Kenntnis rein zellulärer Veränderungen, deren Ursachen und Reaktionsmechanismen, zu den Organreaktionen und den Veränderungen im Individuum zurückgegangen werden, welche ja das Produkt eines weitaus komplexeren Geschehens darstellen.

Bei der Betrachtung der Möglichkeiten, die eine in vitro gehaltene Zelle, abgesehen von rein toxischen Einflüssen, sonst noch zerstören können, müssen zwei Reaktionsmechanismen besondere Beachtung finden. So kann einerseits eine Kulturzelle innerhalb von kurzer Zeit durch den Befall von Viren mit vorwiegend zytozidalen Eigenschaften, wie sie zum Beispiel den Poliomyelitisviren eigen sind, vollständig zerstört werden. Hierbei kommt es durch den akut nach der Infektion einsetzenden Zusammenbruch von zellulärer RNS- und Proteinsynthese und den gleichzeitigen Beginn der

Neusynthese von Virusprotein zur Lyse und zur vollständigen Zerstörung der Wirtszelle, die mit der Virusfreisetzung gekoppelt ist.

Andererseits kann sich aber auch die Zerstörung einer Kulturzelle auf rein immunologischem Wege vollziehen. Wirken zum Beispiel auf eine in vitro gehaltene Zelle spezifisch gegen sie gerichtete Antikörper ein, so kommt es bei Zugabe des Gesamtkomplementkomplexes über ultrastrukturell-morphologisch gut erfaßbare Veränderungen an der Zelloberfläche (Mannweiler 1962) zu irreparablen Veränderungen der Zellmembranen (Borsos, Dourmashkin und Humphrey 1964), zu einem Hydrops der Zelle und zur Zellyse sowie Zellzerstörung. Diese in der Literatur schon lange als Hämolyse bzw. Immunzytolyse bezeichneten und bekannten Vorgänge wurden besonders ausführlich an Aszites-Tumorzellen von der Arbeitsgruppe um Goldberg und Green (1959) sowie von Easton, Goldberg und Green (1962) untersucht und die dabei auftretenden morphologischen Veränderungen licht- und elektronenmikroskopisch eingehend dargestellt.

Die Tatsache, daß bei der Immunzytolyse einerseits die Antigene, deren Antikörper bei Anwesenheit des Komplementsystems zur Lyse dieser in vitro gehaltenen Zellen führen, sich vorwiegend von den Membransystemen der Zelle ableiten sollen und andererseits, daß sich das Masernvirus — ein sich in seiner Wirkung auf die Wirtszelle nicht ausgesprochen zytozid verhaltendes Virus — bei seiner morphologischen Reifung und Ausschleusung aus der Zelle mit Membrankomponenten der Wirtszelle umhüllt (Mannweiler 1965; Matsumoto 1966; Mannweiler und Palacios 1969), führten zu dem Versuch, ähnliche immunzytolytische Reaktionen auch an masernvirusinfizierten Kulturzellen durch Inkubation mit masernvirusspezifischen Immunseren und Komplementzusätzen zu erzeugen.

Mannweiler und Smerdel konnten so in kombinierten und vergleichenden phasenkontrast- und immunofluoreszenzmikroskopischen Untersuchungen zeigen, daß sich an masernvirusinfizierten He-La-Zellen von dem Zeitpunkt der Infektion an, an dem genügend masernvirusspezifische Antigene an der Zelloberfläche nachgewiesen werden können, auch immunzytolytische Reaktionen durch Einwirkung von humanem aktivem Antimasernserum und Komplementzusatz erzeugen lassen. Hierbei kommt es ebenfalls zu einem massiven Hydrops der Wirtszelle mit anschließender Zellzerstörung, genauso wie nach Einwirkung von aktivem spezifischem Anti-He-La-Immunserum. Nach Einwirkung von menschlichem Antimasern-Immunserum und Komplement auf nichtinfizierte He-La-Kontrollzellen konnten hingegen keinerlei morphologisch erfaßbare Veränderungen beobachtet werden (Mannweiler 1969; Mannweiler und Smerdel 1968; Mannweiler und Smerdel 1969).

Elektronenmikroskopisch findet man zu diesem Zeitpunkt zahlreiche Abgänge von rund/ovalen spezifischen Körperchen von den Oberflächen der infizierten Zellen (Abb. 1a und 2a). Die diese

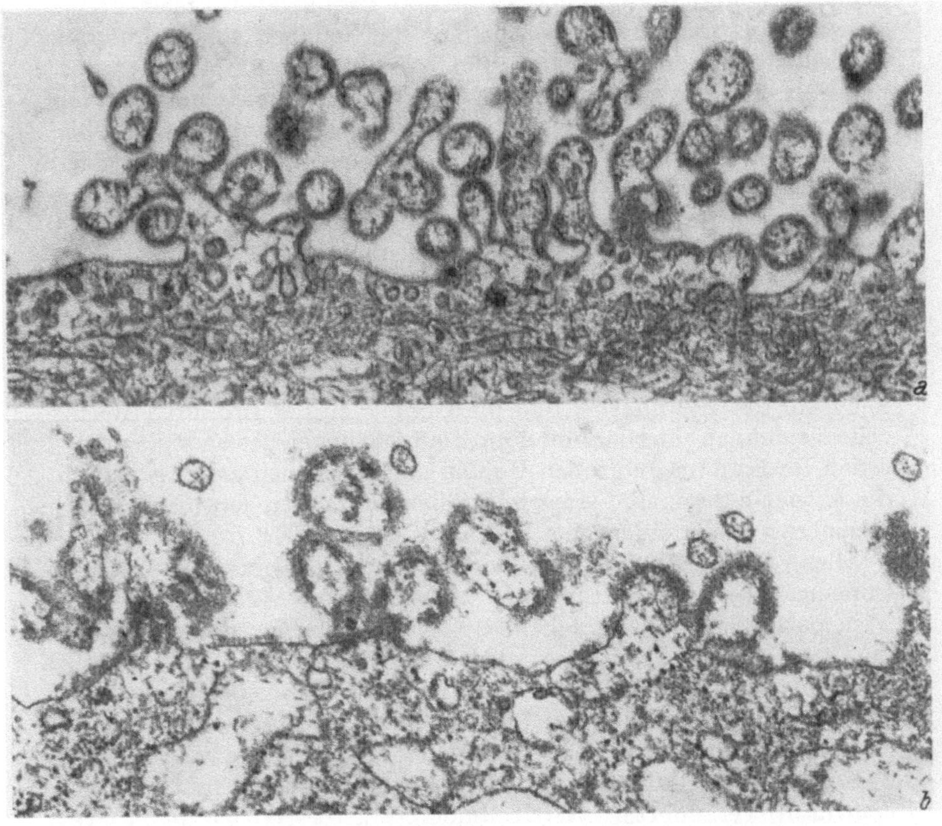

Abb. 1

a) Ausschnitt einer Oberfläche einer He-La-Zelle nach Infektion mit Masernvirus
b) Ausschnitt einer Oberfläche einer Zelle der gleichen Kultur wie in Abb. a). 30 min nach Inkubation mit aktivem Antimasern-Serum + Komplementzusatz. Vergr. 30.000fach

Partikelchen und Körper umhüllende Doppelmembran stellt sich im Schnittbild als eine etwas breitere und elektronenoptisch auch etwas dichtere Struktureinheit dar als die übrige Plasmamembran der Zelloberfläche, mit der sie teilweise noch in Verbindung steht. Die Innenstruktur dieser Partikelchen besteht aus locker angeordneten körnig-fädigen, zum Teil auch tubulären bzw. im Schnitt ringförmigen Strukturprofilen. Abb. 1.

Nach Inkubation dieser Zellen mit hitzeinaktiviertem (30 min bei 60° C) humanem Antimasern-Serum war lediglich eine Ablagerung von körnig-fädigem, elektronenoptisch dichtem Material an der Außenfläche der isoliert gelegenen bzw. an der von der Zelloberfläche sich abschnürenden spezifischen Partikelchen, gelegentlich aber auch an umschriebenen Bezirken der Zelloberflächenmembran zu beobachten (Mannweiler und Smerdel 1968; Mannweiler und Smerdel 1969), nicht dagegen an den Membranen von quer bzw. tangential getroffenen mikrovillösen Ausstülpungen der Zelle. Die Größe und der strukturelle Aufbau der spezifischen Partikelchen selbst sowie auch der Zelle und ihrer Organellen bleiben morphologisch noch unverändert. Nach Inkubation dieser infizierten Zellen mit *aktivem* humanem Antimasern-Serum und Zusatz von Meerschweinchenkomplement kommt es hingegen nicht nur unter Vergrößerung und deutlicher Aufhellung sowie Strukturlichtung zur „Lyse" der spezifischen Partikelchen (Abb. 1b), sondern man kann darüber hinaus beobachten, daß sich diese lytischen Veränderungen auch auf das Zytoplasma und die Organellen der gesamten Wirtszelle ausdehnen; hierbei sind dann die Lichtungen des endoplasmatischen Retikulums zu großen Höhlen und Zysternen erweitert, auch die Mitochondrien sind stark vergrößert und gequollen bzw. weisen degenerative Veränderungen auf (Abb. 2b). Abb. 2.

Diese Bilder demonstrieren neben einem der möglichen Reaktionsmechanismen zwischen virusspezifischen Antikörpern und Viruspartikelchen, bei welchem es über immunzytolytische Prozesse zu einer Lyse und zur Destruktion der spezifischen Partikelchen kommt, vor allem, daß bestimmte Zellalterationen bei In-vivo-Infektionen mit diesen Viren nicht so sehr auf der Auseinandersetzung zwischen *Virus-Wirtszelle* als vielmehr auf der Auseinandersetzung zwischen virusspezifischen Antikörpern und antigenmäßig virusspezifisch veränderter Wirtszellmembran, besser gesagt *Virus-Zellmembran-Komplex*, beruhen. Hierbei spielt die Aktivität des gesamten Komplementkomplexes die entscheidende Rolle, denn nur bei Anwesenheit des gesamten Komplementkomplexes in aktiver Form erfolgt die zu den massiven Zellveränderungen führende zytolytische Reaktion.

Auf Grund ihrer Größe und ihres ultrastrukturellen Aufbaues kann schon angenommen werden, daß es sich bei diesen, sich von der Zelloberfläche abschnürenden Partikelchen nicht immer um komplette, das heißt biologisch infektiöse Viruspartikelchen handelt, sondern auch um inkomplette Virusformen und um Zelloberflächen-anteile, die nur einige masernviruscharakteristische Antigene tragen; denn um als infektiöse Partikelchen zu gelten, wären sie zum Teil entschieden zu groß und auch viel zu wenig dicht in ihrem ultrastrukturellen Aufbau. Dafür, daß sie aber über masernviruscharakteristische Eigenschaften verfügen, spricht einmal immunologisch die dichte und feste Adsorption von Rhesusaffenerythrozyten an diese Partikelchen (MANNWEILER 1965; PETTE, MANNWEILER,

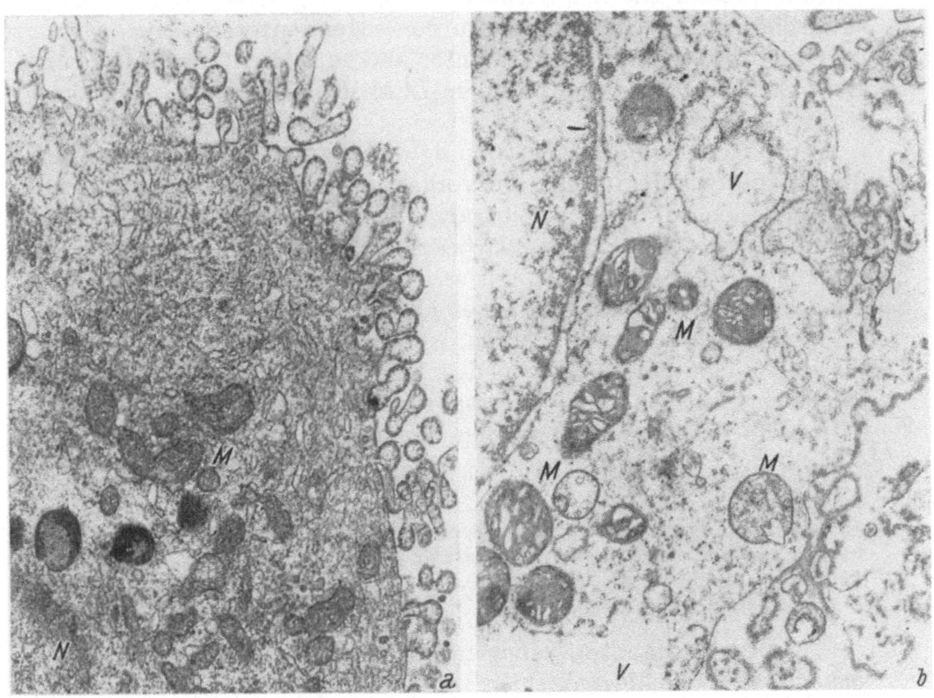

Abb. 2
a) He-La-Zelle nach Infektion mit Masernvirus
b) Zelle der gleichen Kultur wie in Abb. a), 30 min nach Inkubation mit aktivem Antimasern-Serum + Komplementzusatz. N = Nucleus, M = Mitochondrien. V = Vakuolen. Vergr. 14.000fach

PALACIOS und MÜTZE 1965), zum anderen morphologisch das Auftreten von *spikes* an der Außenseite der Zelloberflächenausstülpungen bei „negative staining"-Präparationen (MANNWEILER und PALACIOS 1969), welche für die Oberflächenstrukturierung von Masern- bzw. von Myxoviren ganz allgemein charakteristisch sind.

Die Bedeutung derartiger Reaktionsmechanismen zwischen virusspezifischen Antikörpern und antigenmäßig virusspezifisch veränderter Wirtszellmembran für die Pathogenese bestimmter

Alterationen bei In-vivo-Infektionen, besonders für jene bei *chronischen* Virusinfektionen, wird noch deutlicher, wenn man einerseits weiß, daß sich derartige ultrastrukturell erfaßbare Zelloberflächenveränderungen auch an Masernvirus-Carrier-Zellen (Norrby 1967) nach nur einmal erfolgter Virusinfektion der Zellen bis zu ihrer 134. Passage immer wieder elektronenmikroskopisch finden lassen (Mannweiler und Palacios 1969) und andererseits weiß, daß bei bestimmten chronischen Virusinfektionen es gerade die Antikörper sind, die zu den Alterationen, zu den sogenannten Spätreaktionen im Organismus führen, wie es unter anderem Hotchin (1965) zum Beispiel bei der Infektion mit dem LCM-Virus bei der Maus demonstrieren konnte.

Beim Versuch einer Übertragung der eben in vitro dargestellten immunzytolytischen Reaktionsvorgänge an masernvirusinfizierten He-La-Zellen auf ähnliche Vorgänge bei *In-vivo*-Infektion mit dem Masernvirus, der zwar nur sehr bedingt und mit vielen Vorbehalten erlaubt ist, hier aber nicht nur sehr verlockend, sondern zum Teil auch angebracht erscheint, ist es also die Auseinandersetzung des in Gang gesetzten Abwehrmechanismus des Körpers mit dem Virus, die sich hier nicht nur gegen das Virus selbst, sondern nun auch gegen die antigenmäßig virusspezifisch veränderte körpereigene Wirtszelle richtet und so zu den Veränderungen führt.

Wie neueste elektronenmikroskopische Untersuchungen zeigten, werden Anteile der Zelloberflächenmembran antigenmäßig virusspezifisch nicht nur während des Ausschleusungsvorganges von neugebildetem Virus aus der Zelle, sondern bereits auch schon während des Infektionsvorganges beim Eintritt von Virus in die Zelle. zum Beispiel bei Infektion mit Vertretern der Herpes- und Myxovirusgruppe, verändert (C. M. Morgan 1968).

Auf diese Betrachtungsebenen gekommen, ist es auch sehr verlockend, ähnliche Mechanismen am Kapillarendothel für die Pathogenese des Masernexanthems mit verantwortlich zu machen, von dem wir wissen, daß es erst am Ende des Infektionsgeschehens zu einem Zeitpunkt auftritt, zu dem auch die ersten virusspezifischen Antikörper im Blut nachweisbar sind. Es war v. Pirquet, der bereits 1913 für die Pathogenese des Masernexanthems allergisch-hyperergische Reaktionsmechanismen diskutierte. Unklar blieb jedoch für ihn, gegen welches Agens sie gerichtet waren. Heute könnte man annehmen, gegen spezifische Virusantigene an der Zelloberfläche, gegen den Virus-Zellmembran-Komplex.

Ähnliche Vorgänge an Gliazellen im ZNS würden unter Umständen die vielen EEG-Befunde bei oder nach Maserninfektion erklären (Pampiglione 1964; Gibbs, Gibbs, Carpenter und Spies 1959; Gibbs und Rosenthal 1962) sowie auch die im Zuge para-

bzw. postinfektiöser Komplikationen auftretenden Entmarkungen, zumal dann, wenn man sich vergegenwärtigt, daß die Markscheide morphogenetisch das Produkt der um das Axon auf- und eingerollten Gliaoberflächenmembran darstellt (s. Abb. 3 und Literatur bei MANNWEILER 1962) und sich somit jede selektive Gliazellveränderung auch gleichzeitig immer auf die Markscheide zwangsläufig mit auswirken muß (Abb. 3 u. 4).

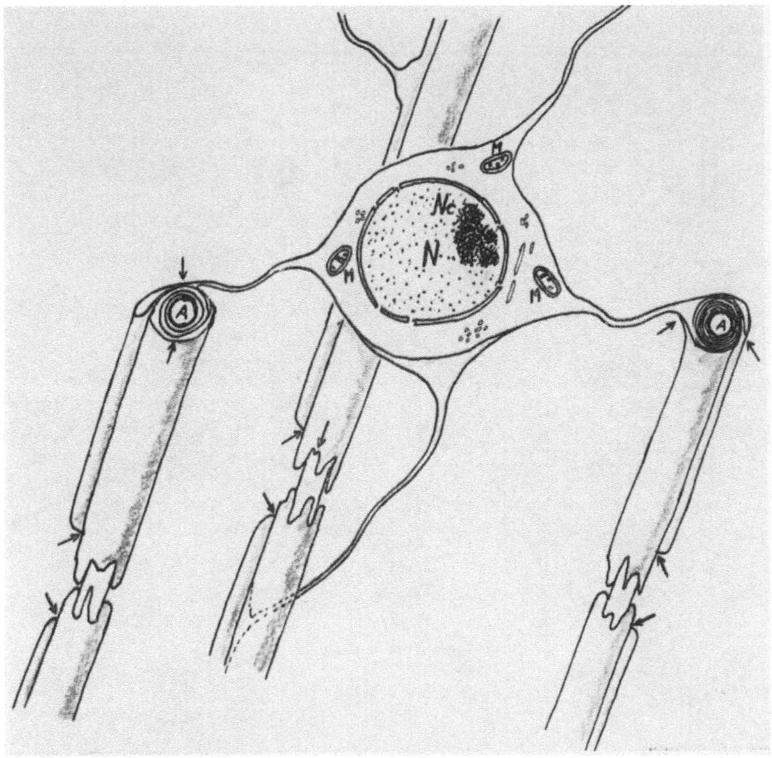

Abb. 3. A = Achsenzylinder. M = Mitochondrien. N = Nukleus. Nc = Nukleolus, V = Vakuole

Selektive Gliazellveränderungen könnten nun durch drei verschiedene zelluläre Reaktionsmechanismen entstehen. Einmal als primär viral bedingte Veränderungen infolge eines Virusbefalls der Gliazelle (im Sektor *I* der Abb. 4 dargestellt; bei *1* Strukturen der Herpesviren und bei *2* Strukturen des Masernvirus [Myxoviren]). Zum anderen wäre eine Veränderung der Gliazelle auch durch rein immunologische Mechanismen vorstellbar, wie zum Beispiel bei der experimentellen allergischen Enzephalitis (EAE), bei der es durch parenterale Applikation von Myelinantigenen auf dem Boden immunologischer Reaktionsvorgänge zum Hydrops und zur Zerstörung der Gliazelle und nachfolgender Markscheidenveränderung kommt (im Sektor *II* der Abb. 4 dargestellt). Hierbei sind die Antikörper gegen die *gesamte* Zelloberfläche der die Markscheide bildenden Zelle gerichtet. Es könnte aber auch zu einer selektiven Gliazellveränderung mit nachfolgender Markscheidenzerstörung

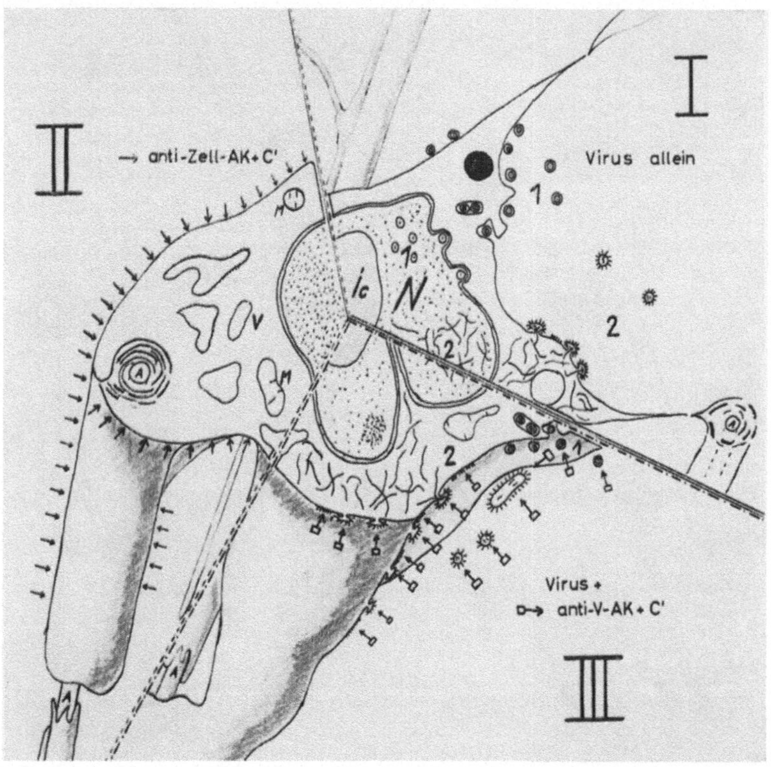

Abb. 4

durch eine Kombination der beiden eben dargestellten Mechanismen kommen. Hierbei würden sich dann — wie oben an den mit Masernvirus infizierten He-La-Zellen in vitro demonstriert — die virusspezifischen Antikörper zwar nur gegen die antigenmäßig virusspezifisch veränderten *Teile* der Zelloberfläche richten, in ihrer Wirkung würden sie sich jedoch dann bei Anwesenheit des gesamten Komplementkomplexes durch den in Gang gesetzten immunzytolytischen Prozeß auch auf die gesamte Wirtszelle erstrecken und so zu einer Veränderung und Zerstörung der gesamten Zelle führen (im Sektor *III* der Abb. 4 dargestellt).

Auf dieser rein *zellulären Ebene* wäre also der Mechanismus einer immunologischen Abwehrreaktion gegen eine Virusinfektion und der Mechanismus einer Autoimmunreaktion nicht mehr scharf voneinander zu trennen und somit nur noch eine Frage der Interpretation und der pathogenetischen Betrachtung. Auf einer solchen zellulären Betrachtungsebene (s. Sektor *III* der Abb. 4) könnten aber auch die beiden zum Teil konträr erscheinenden Vorstellungen über die Pathogenese der Entmarkungskrankheiten, vielleicht auch die der M.S. zur Deckung gebracht werden; nämlich einmal die Vorstellung einer rein immunologischen Genese, die auf Grund der Befunde bei der experimentell allergischen Enzephalitis die Veränderungen auf rein allergische Reaktionsmechanismen zurückführen möchte, wobei allerdings die hierfür notwendige perenterale Applikation von Myelinantigen nie zufriedenstellend erklärt werden konnte, und zum anderenmal die Vorstellung einer rein viralen Genese, für die jedoch der Beweis eines exakten biologischen und serologischen Virusnachweises bisher noch nicht zufriedenstellend erbracht wurde.

Zum Punkt *Virusnachweis* sei noch bemerkt, daß es, wenn man sich die elektronenmikroskopischen Bilder der masernvirusinfizierten He-La-Zellen, vor allem aber jener der Masernvirus-Carrier-Zellen (Mannweiler und Palacios 1969) vor Augen führt, verständlich wird, daß zwar von den Zellen zahlreiche antigenmäßig virusspezifische Partikeln abgesondert werden können und auch über zahlreiche Zellgenerationen hinweg virusspezifische Antigene in den Zellen auftreten können, somit auch virusspezifische Informationen weitergegeben werden, *ohne* daß jedoch dabei *infektiöses* Virus biologisch einwandfrei nachweisbar zu sein braucht. Ähnliches ist ja schon lange aus der Tumorvirologie bekannt. So müssen wir bei unseren Betrachtungen und Diskussionen einer fraglichen Virusätiologie bzw. einer Mitbeteiligung von Virus bei der Pathogenese chronischer Alterationen im Nervensystem einschließlich der Pathogenese der Entmarkungskrankheiten dann auch lernen zu verstehen, daß bei einer chronischen Virusinfektion wohl über eine lange Zeit virusspezifische Informationen in den Zellen und damit auch im Individuum beherbergt und weitergegeben werden können, die wohl zu einer Veränderung und Dysfunktion der Zellen führen können, und die sich im Auftreten von virusspezifischen Antigenen und Strukturen in den Zellen und an ihren Oberflächen bemerkbar machen, ohne daß dabei aber biologisch *infektiöses* Virus in den Zellen und damit auch im Organismus vorhanden zu sein braucht.

Ein Nachweis derartig vorkommender viruscharakteristischer Antigene und Strukturen in den Zellen kann dann aber auch nur immunologisch (morphologisch-fluoreszenzmikroskopisch) oder elektronenmikroskopisch erfolgen. Auf biologischer Ebene kann er wohl kaum erwartet oder gar gefordert werden.

Zusammenfassung

In kombinierten und vergleichenden phasenkontrast-, immunofluoreszenz- und elektronenmikroskopischen Untersuchungen konnte gezeigt werden, daß sich an masernvirusinfizierten He-La-Zellen von dem Zeitpunkt nach der Infektion an, an dem genügend masernvirusspezifische Antigene an den Zelloberflächen nachgewiesen werden können, immunzytolytische Reaktionen durch Einwirkung von humanem aktivem Antimasern-Serum und Komplementzusatz erzeugen lassen. Es kommt zu einem massiven Hydrops der Zelle mit Zellzerstörung, ähnlich wie nach Einwirkung von spezifischem Anti-He-La-Serum und Komplementzusatz. Elektronenmikroskopisch kann man neben einer Volumzunahme, Strukturlichtung und Lyse der virusspezifischen Partikelchen an der Zelloberfläche auch eine Lyse und degenerative Transformation der gesamten Wirtszelle und ihrer Organellen beobachten. Die Bedeutung derartiger immunzytolytischer Vorgänge an masernvirusinfizierten Kulturzellen für die Pathogenese bestimmter Veränderungen bei In-vivo-Infektionen mit diesem Virus, insbesondere jener, die im Gefolge post- bzw. parainfektiöser Komplikationen zu chronischen Alterationen (Demyelinisationen) im ZNS führen könnten sowie ihre Parallelen und Beziehungen zu Autoimmunreaktionen und deren Pathogenese auf zellulärer Ebene, werden aufgezeigt und diskutiert.

Summary

In combined and comparing investigations by phase-contrast-, immunofluorescence- and electronmicroscopy it could be demonstrated that immuncytolytic reactions could be induced at measles infected He-La-cells by influence of human, active antimeaslesserum plus addition of complement, from this time of infectioncourse on sufficient measles specific antigens could be detected at the cell surface. The cells react in the same fashion than after injure of the specific active anti-He-La-immun-sera plus addition of complement, namely by a massive hydrops and destruction of the cells. Electronmicroscopically one can observe beside an enlargement, a structural enlightment and a lysis of the virusspecific particles at the cell surface also a lysis and degenerative transformation of the entire host-cells and their organelles. The significance of this kind of immuncytolytic reactions at measlesvirus-infected culture-cells for the pathogenesis of certain alterations during in vivo infections by this virus, especially of that pathogenesis, which—following post-respectively parainfectious complications—could lead to chronic alterations (demyelinisations) of the nervous system, were demonstrated and discussed, and also their resemblance and connections to autoimmunreactions and their pathogenesis at cellular levels.

Literatur

Borsos, R., R. R. Dourmashkin and J. H. Humphrey: Lesions in erythrocyte membranes caused by immune hemolysis. Nature (London) **202**, 251–252 (1964).

Easton, J. M., B. Goldberg and H. Green: Immune Cytolysis: Electron microscopic localization of cellular antigens with ferritin antibody conjugates. J. exp. Med. **115**, 275–288 (1962).

Gibbs, F. A. and I. M. Rosenthal: Electroencephalography in natural and attenuated measles. Amer. J. Dis. Child **103**, 395–401 (1962).

— E. L. Gibbs, P. R. Carpenter and H. W. Spies: Electroencephalographic abnormality in natural and attenuated measles. J. Amer. med. Ass. **171**, 1050–1055 (1959).

Goldberg, B. and H. Green: The cytotoxic action of immune gamma globulin and complement on Krebs Ascites tumor cells. I. Ultrastructural studies. J. Exp. Med. **109**, 505–510 (1959).

Hotchin, J.: Chronic disease following lymphocytic virus inoculation and possible mechanisms of slow virus pathogenesis. In: Slow, Latent, and Temperate Virus Infections (NINDB Monograph No. 2), 341–359. U.S. Department of Health, Education and Welfare (1965.)

Mannweiler, Kl.: Ultrastrukturelle Betrachtungen und Untersuchungen zum Problem der experimentellen allergischen Demyelinisation. Z. Immun. Forsch. **126**, 110–121 (1962).

— Ultrastructural examinations of tissue cultures after infection with Measles Virus. Arch. Virusforsch. **16**, 89–96 (1965).

— Cytologic ultrastructural considerations and studies of the Pathogenesis of Demyelinating Processes. In: Contribution to the Pathogenesis and Etiology of Demyelinating Diseases (Workshop, Locarno 1967). Intern. Arch. Allergy (im Druck).

— und S. Smerdel: Ultrastrukturelle Veränderungen an maserninfizierten He-La-Zellen bei immunzytolytischen Reaktionen. In: Electron Microscopy 1968 (Fourth Europ. Reg. Conf., Rome 1968). Vol. II, 121–122. Roma: Tipografia Poliglotta Vaticana, 1968.

— und O. Palacios: Ultrastrukturell-zytologische und immunhistologische Untersuchungen an Kulturzellen nach Maserninfektion. In Vorbereitung.

— und S. Smerdel: Immunzytolyse masernvirusinfizierter He-La-Zellen (morphologische licht- und elektronenmikroskopische Untersuchungen). In Vorbereitung.

Matsumoto, N.: Studies on Measles Virus in Tissue Culture. Bull. Yamaguchi Med. School **13**, 167–189 (1966).

Morgan, C.: Some remarks concerning ultrastructural studies of viral development. In: Electron Microscopy 1968 (Fourth Europ. Reg. Conf., Rome 1968). Vol. II. 109–111. Roma: Tipografia Poliglotta Vaticana, 1968.

NORRBY, E.: A Carrier cell line of Measles Virus in Lu 106 cells. Arch. Virusforsch. **20**, 215–224 (1967).

PAMPIGLIONE, G.: Prodromal phase of measles: Some neurophysiological studies. Brit. med. J. **21**, 1296–1300 (1964).

PETTE, E., KL. MANNWEILER, O. PALACIOS and B. MÜTZE: Phenomena of the cell membrane and their possible significance for the pathogenesis of so-called autoimmune diseases of the nervous system. Ann. N. Y. Acad. Sci. **122**, 417–428 (1965).

VON PIRQUET, C. F.: Das Bild der Masern auf der äußeren Haut. Z. Kinderheilk. **6**, 1–226 (1913).

Wien. Z. Nervenheilk./Suppl. II. 95--100 (1969)

From the Demyelinating Diseases Unit of the Medical Research Council.
Newcastle upon Tyne

Multiple Sclerosis and Slow Virus Infections of the Central Nervous System

By

E. J. Field

When SIGURDSSON in 1954 brought together the results of many years of research into slowly evolving diseases of sheep in Iceland, he enunciated a new concept in our ideas of infection—that of the "slow infection." Previously virus infections were regarded as invasions of the body by agents which produced disease after a latent period to be reckoned in terms of days or two or three weeks, followed by a clearly marked illness, recovery from which was attended by a considerable degree of immunity. Rare exceptions, it is true, were known. Rabies virus, for example, might lie dormant for more than a year but when illness occurred it was a stormy process quite unlike the diseases which SIGURDSSON described which were slowly and inexorably ingravescent leading to severe disease or death. The demonstration that transmissible diseases existed which might take as much as a quarter or even a third of an animal's natural life to develop meant that a reassessment had to be made of attempts to transmit certain obscure human nervous (and other) diseases to lower animals. Foremost amongst such conditions is multiple sclerosis, an infective basis for which was indeed suggested as long ago as 1884 by PIERRE MARIE and since supported by many neurologists and neuropathologists.

In 1965 PALSSON et al. described the results of inoculation of brain material from an acute case of M.S. into sheep in Iceland. Whilst negative results were obtained in England (I. H. PATTISON and E. J. FIELD, separately) and in Northern Ireland (DICK et al. 1965), in Iceland four out of four animals developed a disease indistinguishable from scrapie after an average incubation time of 18.5 months, whilst all four control animals from the same flock failed to develop any disease when inoculated at the same time with a suspension of normal human brain. Passage of material from the sick sheep resulted in scrapie after an interval now shortened to 10.8 months and again all animals were affected. Primary inoculations were repeated from the original material with similar positive results. This work yet awaits independent confirmation outside Reykjavik but Palsson et al. and Field (1966) have given reasons for accepting them as genuine and not due either to contamination or non-specific lighting up of some latent infection in Icelandic sheep.

In 1961 Chandler showed that it was possible to passage scrapie from sheep into mice and this animal has been much used in subsequent work on the nature of the scrapie agent. Field (1966) reported the emergence of scrapie in white mice after serial passage (at long intervals) of biopsy material from a case of M.S. The diagnosis of scrapie in the mouse rests upon the remarkable astroglial activation seen in Cajal stained sections and the vacuolation, especially of grey matter, found in paraffin sections, as well as on passage. Again these results await independent confirmation in laboratories not working at all with scrapie (Field 1966; Mackay 1968) especially since Pattison and Jones (1968) have recently claimed that scrapie may on occasion result from the inoculation of normal brain or tumour tissue from tumour bearing mice.

In 1959 Hadlow drew attention to the similarities between scrapie and the remarkable "degenerative" disease known as kuru which occurred only amongst the Fore linguistic group of people in the Eastern Highlands of Central New Guinea, and suggested that attempts should be made to passage kuru into laboratory primates. This was achieved by Gajdusek et al. (1967) in the chimpanzee, the first passages taking as long as 24 to 30 months, whilst second ones took less than a year. As with scrapie, attempts to "cross the species barrier" usually mean a long incubation period, with reduction on subsequent passages to a standard period (Pattison 1965). Many of the features of the disease produced in the chimpanzee were thought by Beck et al. (1966) to resemble those in man, though sponginess of grey matter was very marked. An electron microscope study of cerebellar cortex in human kuru has been made by Field et al. (1969) who found lattice fibrillar structures and spiral elements in astrocyte processes and granule cell dendrites. Similar structures were observed in pieces of chimpanzee kuru cerebellum (examined by courtesy of Dr. D. C. Gajdusek). Although a large number of viruses appear to be isolable from chimpanzees with kuru (Rogers et al. 1967) there seems little doubt that kuru is a human disease which has been transmitted to experimental animals. Recently, FIELD (1968) has claimed that kuru may be transmitted to white mice from both formalin fixed human kuru brain and from fresh kuru-chimpanzee-brain by combining rapid passage (23 or 45 days) with X-irradiation of the 4th passage animal. The technique is simple and it is to be hoped it may be applied (perhaps with simplification as to time intervals) in other laboratories not (knowingly) concerned with scrapie.

The same method has been used in an attempt to transmit disease to mice from M.S. brain but results are not yet available.

Those who have examined human kuru in some detail are divided in their opinion as to how the disease should be classified. On the one hand, KLATZO et al. (1959), KLATZO (1965) and NEUMANN (1965) regard it as essentially a degenerative process in which neuronal degeneration associated with astroglial hypertrophy is widespread. BECK and DANIEL (1965) on the other hand, look upon it as essentially a system disease affecting the olivo-cerebellar fibre system accompanied by diffuse non-specific glial and degenerative changes. KAKULAS et al. (1967) have also recently supported KLATZO's view. In trying to fit kuru into the spectrum of known nervous diseases in Western Europe, KLATZO et al. (1959) think it resembles Creutzfeldt-Jakob disease more than any other. In this connection it is of great interest that GIBBS et al. (1968) have recently been able to establish a disease in chimpanzees by the inoculation of fresh brain material from Creutzfeldt-Jakob disease. They appear to distinguish the chimpanzee condition, however, from experimental kuru. In view of the considerable resemblances between kuru and Creutzfeldt-Jakob disease to which KLATZO has drawn attention, it would seem likely that the chimpanzee disease may turn out on fuller examination to be very similar in the two cases.

Attempts to establish Creutzfeldt-Jakob disease (and amyotrophic lateral sclerosis) in mice by the method successful for kuru are in progress but final results are not yet available.

It is interesting to speculate that Creutzfeldt-Jakob disease might be the Western equivalent of kuru. The relationship of these diseases to the peculiar familial condition described by SEITELBERGER (1962) and to multiple sclerosis (FIELD 1969) gives food for further thought on the importance of genetic soil for the expression of the activity of "slow viruses"—or CHINA (*Ch*ronic *I*nfectious *N*europathic *A*gents) of KOPROWSKI (1967).

There has been considerable speculation in recent years as to the mode of action of scrapie (the most thoroughly studied of slow virus infections) and heterodox views have been put forward by GIBBONS and HUNTER (1967), PATTISON and JONES (1968), and ADAMS and FIELD (1968). All seem agreed that these agents probably act on membranes.

The existence of a group of slow infections both in animals and man now seems clearly established and should lead to further search into the aetiology of obscure degenerative lesions of the nervous system.

Summary

The existence of a group of slow virus infections both in animals and man now seems clearly established. On the two instances scrapie and kuru was demonstrated the connections with M.S. Experiments in Iceland to inoculate brain material from an acute M.S. into sheep are able to demonstrate the development of a disease in sheep, indistinguishable from scrapie. The experiment was repeated with some positive results.

The disease kuru occurring only amongst the Fore linguistic group of people in the Eastern Highlands of Central New Guinea have similarities to scrapie.

It is possible to transmit kuru in chimpanzee and in man. The morphologic picture by kuru has a relationship to the Jakob-Creutzfeldt-disease. This fact gives food for further thoughts on the importance of genetic soil for the expression of the activity of CHINA (Chronic Infectious Neuropathic Agent).

Zusammenfassung

Die Frage der Virusätiologie der M.S. wird im Rahmen bekannter chronischer Virusinfektionen des Zentralnervensystems diskutiert. Zunächst wird auf die 1965 von PALSSON mitgeteilten Befunde verwiesen. Dieser Autor übertrug Gehirnmaterial eines akuten M.S.-Falles auf Schafe in Island. Während gleichartige Experimente in England keine Ergebnisse zeitigten, die gleichen negativen Befunde auch in Nordirland erhoben wurden, kam es bei einer Gruppe von vier Schafen in Island zu einer Erkrankung. Alle vier Schafe wurden nach einer Inkubationszeit von 18,5 Monaten von Krankheitserscheinungen befallen, welche von Scrapie nicht zu unterscheiden waren. Dagegen blieb eine Kontrollgruppe von Tieren, welche mit normalem menschlichem Gehirn geimpft wurden, symptomfrei. Obwohl noch eine entsprechende Bestätigung dieser Befunde außerhalb von Island aussteht — auch mehrfache Wiederholung dieses Experimentes gelang —, spricht das Ergebnis für eine genuine Ursache und nicht für das bloße Aufflackern einer latenten Infektion infolge der Impfung mit M.S.-Gehirn.

Die zweite Erkrankung, welche als Modell für eine chronische Viruserkrankung des Zentralnervensystems in diesem Zusammenhang zu diskutieren ist, stellt die als „degenerativ“ bekannte *Kuru* dar. HADLOW hat dabei auf Ähnlichkeiten zwischen *Kuru* und *Scrapie* aufmerksam gemacht. Es gelingt, diese in den östlichen Hochländern von Zentral-Neuguinea auftretende Erkrankung auch auf Affen zu übertragen. Von diesen, aber auch vom Menschen, gelingt die Übertragung auf weiße Mäuse. Der Versuch, die Veränderungen im Zentralnervensystem bei *Kuru* auf morphologische Veränderungen bei in Westeuropa bekannten Nervenkrankheiten zu übertragen, ergibt, daß hier die größten Ähnlichkeiten mit der Morphologie der Jakob-Creutzfeldtschen Erkrankung bestehen. Unter Bedachtnahme auf diese Diskussion wird das Augenmerk besonders auf einen genetischen Kern für die Erklärung der chronischen infektiösen neuropathischen Agentien (CHINA) gelegt.

References

ADAMS, D. H. and E. J. FIELD: The infective process in scrapie. Lancet **2**, 714 (1968).

BECK, E. and P. M. DANIEL: In: "Slow, latent and temperate virus infections" NINDB Mono. No. 2, p. 85 (1965).

— — M. ALPERS, D. C. GAJDUSEK and C. J. GIBBS JR.: Experimental kuru in chimpanzees. A pathological report. Lancet **2**, 1056—1059 (1966).

CHANDLER, R. L.: Encephalopathy in mice produced by inoculation with scrapie brain material. Lancet **1**, 1378—1379 (1961).

DICK, G. W. A., J. J. MCALISTER, F. MCKEOWN and A. M. G. CAMPBELL: Multiple sclerosis and scrapie. J. Neurol. Neurosurg. Psychiat. **28**, 460—562 (1965).

FIELD, E. J.: Transmission experiments with multiple sclerosis: an interim report. Brit. Med. J. **2**, 564—565 (1966).

— Transmission of kuru to mice. Lancet **1**, 981—982 (1968).

— J. MATHEWS and C. S. RAINE: Electron microscopic observations on the cerebellar cortex i n kuru. J. Neurol. Sci. **8**, 209—224 (1969).

— Slow Viruses, scrapie, kuru and their relation to multiple sclerosis. In: International Review of Experimental Pathology Vol. VIII. Eds.: G. W. RICHTER and M. A. EPSTEIN (1969). Academic Press.

GAJDUSEK, D. C., C. J. GIBBS JR. and M. ALPERS: Transmission and passage of experimental "kuru" to chimpanzees. Science **155**, 212—214 (1967).

GIBBONS R. A. and G. D. HUNTER: Nature of the scrapie agent. Nature **215**, 1041—1043 (1967).

GIBBS, C. J. JR., D. C. GAJDUSEK, D. M. ASHER, M. ALPERS, E. BECK, P. M. DANIEL and W. B. MATHEWS: Creutzfeldt-Jakob Disease (spongiform encephalopathy): Transmission to the chimpanzee. Science **161**, 388—389 (1968).

HADLOW, W. J.: Scrapie and kuru. Lancet **2**, 289—290 (1959).

KAKULAS, B. A., A. R. LECOURS and D. C. GAJDUSEK: Further observations on the pathology of kuru. J. Neuropath. **26**, 85—97 (1967).

KLATZO, I.: In: "Slow, latent and temperate virus infections" NINDB Mono. No. 2, p. 83 (1965).

— D. C. GAJDUSEK and V. ZIGAS: Pathology of kuru. Lab. Invest. **8**, 799—847 (1959).

Koprowski, H.: In: "Current Topics in Microbiology and Immunology" Vol. 40. Berlin: Springer, 1967.

Mackay, J. I. M.: Detection of the scrapie agent in tissues of normal mice. Nature **219**, 182–183 (1968).

Marie, P.: Sclerose en plaques et maladies infectieuses. Progr. Med. (Paris) **12**, 287, 305, 349, 365 (1884).

Neumann, M. A.: In: "Slow, latent and temperate virus infections" NINDB Mono. No. 2, p. 95 (1965).

Palsson, P. A., I. H. Pattison and E. J. Field: In: "Slow, latent and temperate virus infections" NINDB Mono. No. 2, p. 49 (1965).

Pattison, I. H.: In: "Slow, latent and temperate virus infections" NINDB Mono. No. 2, p. 249 (1965).

– and K. Jones: Detection of the scrapie agent in tissues of normal mice and in tumour bearing but otherwise normal mice. Nature **218**, 102–104 (1968).

Rogers, Nancy, M. Basnight, C. J. Gibbs jr. and D. C. Gajdusek: Latent viruses in chimpanzees with experimental kuru. Nature **216**, 446–449 (1967).

Seitelberger, F.: Peculiar hereditary disease of the central nervous system in a family in Lower Austria. 1st Asian and Oceanian Congress of Neurology, Tokio. (1962).

Sigurdsson, B.: Observations on three slow infections of sheep. Brit. Vet. J. **110**, 255, 307, 341 (1954).

Wien. Z. Nervenheilk./Suppl. II, 101—103 (1969)

Zusammenfassung des Vorsitzenden

Von

F. Seitelberger

Wenn ich die Ergebnisse der morphologischen Sektion dieses Symposiums zusammenfassen soll, so möchte ich voraus sagen, daß die Absicht und Erwartung des Programms, einen Einblick in die einzelnen Bereiche der morphologischen M.S.-Forschung zu geben und aktuelle Beiträge zu provozieren, in gewissem Maße erreicht wurde. Zur Rekapitulation des vorgetragenen Materials möchte ich am Programmende beginnen: Herr Jellinger zeigte, daß die exakte histologische Untersuchung in der M.S.-Forschung, so wie überall in der Biologie, eine ganz unentbehrliche Funktion besitzt. Nur mittels der Beschreibung im sogenannten klassischen Stil wird das organische Krankheitsbild in seinen vielfältigen Bezügen umfassend repräsentiert und die individuelle Wesensart der Veränderungen identifiziert, was natürlich in weiterer Folge zu einer Ordnung und Klassifikation von Veränderungsbildern führt. Nur auf dieser Befundbasis kann man die verschiedenen Aspekte, insbesondere die Pathogenese diskutieren; man muß zunächst wissen, wovon und worüber man spricht, ansonsten besteht die Gefahr, daß Nebensachen zu Hauptsachen werden und aneinander vorbeigeredet wird. Diese Gefahr tauchte in der Diskussion in unserer Sektion etwa auf, als es scheinen konnte, daß M.S., progressive multifokale Leukoenzephalopathie, Jakob-Creutzfeldtsche Krankheit und Kuru nur belanglose Namen für die dahinter sich chamäleonhaft gebärdenden Umtriebe der Neuroglia wären. Ich möchte im Gegensatz zu der Formulierung von Dr. Field die Klassifikation rehabilitieren und sie als die größte Wohltäterin wissenschaftlichen Denkens und Arbeitens bezeichnen, weil sie die Grenzen des Wissens und Definierens zeigt, die offenen Probleme klar anschneidet und die Forschungsrichtung angibt. Herr Jellinger zeigte also auf, welche mittelbare Prozeßeigenheiten an den Gehirnveränderungen mitwirken und das klinische Bild mitgestalten, und er warf mit dem merkwürdigen Befund einer hypertrophischen Spinalwurzelveränderung die Frage nach der Art der Beteiligung des peripheren Nervensystems am Prozeß der M.S. auf.

Die beiden rumänischen Vortragenden widmeten ihre Beiträge den histochemischen Parametern der Entmarkungsläsionen: Herr PETRESCU gab einen umfassenden Überblick über den Myelinabbau in Entmarkungsherden. Frau GABRIELESCUS Beitrag war auf die Formalpathogenese gerichtet, das heißt auf die strukturelle Dekomposition der Markscheiden; sie gab Argumente für die Wirksamkeit von Proteasen bei diesem letzten Geschehen in der pathogenetischen Kette.

Der Vortrag von Herrn PERIER zeigte wichtige ultrastrukturelle Merkmale des Entmarkungsgeschehens auf; den elektiven Markscheidenverlust mit Erhaltenbleiben „nackter Axonen", aber auch den Hinweis auf die Möglichkeit von Wallerscher Degeneration infolge Totalzerstörung einzelner Nervenfasern sowie die Desorganisation der glialen Blut-Hirn-Schranke; eine Läsion von größter funktioneller Bedeutung. Die Diskussion von Frau Dr. SLUGA erweiterte das Befundspektrum durch einen humanbioptischen Befund bei M.S. hinsichtlich der formalen Natur der Markscheidenläsionen und der pathogenetischen Rolle zellulärer Elemente (Histiozyten), die vermutlich zugleich die Träger immunologischer Aktivitäten sind. Diese Befunde bedeuten zusammen mit den enzymhistochemischen Analysen, wie sie Herr LASSMANN von derselben Humanbiopsie berichtete, neue direkte Aussagen über das organische Substrat der M.S.

Eine ätiologische Interpretation der Gewebsvorgänge ist ohne experimentelle Modellstudien nicht möglich. Zu diesen Grundlagenarbeiten steuerte Herr MANNWEILER einen besonders beziehungsvollen Beitrag bei, der die immunopathogenen Effekte der viralinfizierten Zellkultur eindrucksvoll dokumentiert, ihre Beziehung zu Autoimmunprozessen darlegte und damit wichtige Daten für die Deutung parainfektiöser zytolytischer Gewebsreaktionen erbrachte.

Herr FIELD schließlich führte uns mit seinen Ausführungen über die gegenwärtige Situation in der Erforschung der sogenannten "slow virus diseases" Kuru und Scrapie wie ihrer vermuteten Beziehungen zur M.S. in ein eben in Erschließung begriffenes Forschungsgebiet. Es scheint mir hier die Warnung angebracht, in der Bewertung der wenigen, unvollständigen bisher vorliegenden Ergebnisse angemessene Kritik walten zu lassen und in ihrer Anwendung auf sehr disparate Krankheitsbilder nicht voreilig zu sein. Wenn nebeneinander mit dem Hinweis auf gewisse Übertragungsresultate neuronal-degenerative Krankheiten (Systematrophien), gliale

Krankheiten (Jakob-Creutzfeldt) und Entmarkungskrankheiten als "slow virus diseases" apostrophiert werden, so muß dem die weitgehende Unvergleichlichkeit der organischen und pathophysiologischen Substrate dieser Prozesse entgegengehalten werden. Außerdem bedarf das Übertragungsphänomen als solches einer besonderen Kritik und exakten Definition: solange das angeblich übertragene Agens nicht verifizierbar ist, dürfen *nach Übertragung* auftretende Veränderungen (zumal von oft heterogener und unbestimmter Qualität) nicht als *Übertragungsbeweise* genommen werden. Diese Bemerkung zeigt aber an, für wie wichtig und geradezu entscheidend wir gesicherte Resultate der slow-virus-Forschung für die Problementwicklung auf dem Gebiet der Entmarkungsprozesse einschätzen. Der Beitrag von Dr. FIELD demonstriert auch eindrucksvoll die weite Verflechtung unseres Themas mit nur scheinbar abgelegenen Erfahrungsgebieten und weist damit auf die Unteilbarkeit der neurobiologischen Forschung auch in ihren speziellsten Bereichen hin.

So meine ich, zeigt der Inhalt des morphologischen Programmteiles dieses Symposiums außer seinen konkreten Sachbeiträgen auch die Pragmatik der Entmarkungsforschung und die neuen Horizonte auf, die sich ihr mit dem allgemeinen Fortschreiten der biologischen Wissenschaften eröffnen.

Wien. Z. Nervenheilk./Suppl. II, 104—137 (1969)

Zweite Sektion

Klinische Forschung

Vorsitz: H. Bauer

Aus der Clinique des Maladies du Système Nerveux (Dir.: Prof. Dr. P. Castaigne) und der Clinique de Neuropsychologie (Dir.: Prof. Dr. F. Lhermitte) des Centre Hospitalo-Universitaire Pitié-Salpêtrière, Paris

Das Eiweißspektrum des Liquors im Verlauf der Multiplen Sklerose

Elektrophoretische Untersuchung einer Gruppe von 166 Patienten

Von

E. Schuller[1], **C. Rouques**[2] und **M. Loridan**

unter technischer Mitarbeit von

L. Tompe, M. Lefevre und **N. Delasnerie**

Deutsche Übersetzung von Dr. **T. Held**, Paris

Mit 12 Abbildungen

Die vorliegende Untersuchung wurde an 210 Liquorproben durchgeführt, die zwischen dem 15. März 1967 und dem 12. Juni 1968 bei 166 Patienten des Hospitals Salpêtrière entnommen wurden. Alle diese Patienten sind in den Abteilungen der Professoren P. Castaigne und F. Lhermitte untersucht worden, von Klinikern, die dieselben Kriterien für die Diagnose der M.S. zugrunde legten. In allen hier untersuchten Fällen ist die Diagnose der M.S. mit der größtmöglichen Wahrscheinlichkeit gestellt worden.

Methodik

Klinisches Material: Es wurden vier Gruppen von Patienten verglichen.

1. *Multiple Sklerose:* Von den 166 Patienten dieser Untersuchung waren 109 Frauen und 57 Männer; man findet hier (66% Frauen und 34% Männer) das übliche Geschlechtsverhältnis von 2 : 1 wieder. Das Alter am Beginn der Krankheit und der Verlaufstyp finden sich in den Tab. I und II.

---

[1] Maître de Recherches am Institut National de la Santé et de la Recherche Médicale.

[2] Interne des Hôpitaux de Paris.

Es ist ersichtlich, daß die Krankheit bei den Frauen deutlich früher auftrat als bei den Männern (χ^2-Test: $p < 0{,}001$): sie beginnt vor dem 20. Lebensjahr in 12,8% der weiblichen Fälle, aber nur in 3,5% der männlichen. Nach dem 30. Lebensjahr ist die Häufigkeit des Auftretens der Krankheit in den einzelnen Altersstufen bei beiden Geschlechtern gleich.

Die Aufschlüsselung der Verlaufsmodi zeigt, daß der schubweise Verlauf (E 1) in 43% der Fälle beobachtet wird. Der schubweise progrediente Verlauf ist seltener (E 2), (21% der Fälle). Der chronisch progrediente Verlauf (E 3) wird in 35% der Fälle gefunden: die relative Größe dieser Gruppe kommt daher, daß in unsere Klinik besonders viele Patienten dieser therapeutisch schwer beeinflußbaren Gruppe eingewiesen werden. Die statistische Analyse läßt keinen signifikanten Unterschied der Verlaufsformen bei Frauen und Männern erkennen (χ^2-Test $p > 0{,}90$).

Tabelle I. *Alter am Beginn der Krankheit*

	♀	♂	Summe
Unter 20 Jahren	14	2	16
20 bis 29 Jahre	39	27	66
30 bis 39 Jahre	36	16	52
Über 39 Jahre	20	12	32
Summe	109	57	166

(χ^2-Test: bei 3 Freiheitsgraden, $p < 0{,}001$)

Tabelle II. *Krankheitsverlauf*

	♀	♂	Summe
E 1 Schubweiser Verlauf	49	23	72
E 2 Schubweise-progredienter Verlauf	24	11	35
E 3 Chronischer Verlauf	36	23	59
Summe	109	57	166

Wenn bei einem Patienten mehrere Liquoruntersuchungen vorgenommen wurden, haben wir nur den ersten Befund verwertet; über elektrophoretische Verlaufsbeobachtungen, die wir zur Zeit bei einigen Patienten unternehmen, werden wir in einer späteren Arbeit berichten.

2. *Kontrollgruppe:* Außer den 210 Elektrophoresen bei M.S. sind in demselben Zeitabschnitt und mit derselben Technik 590 weitere Liquoruntersuchungen gemacht worden. Von diesen wurde eine „Kontrollgruppe" von 166 Liquores nach folgenden klinischen Kriterien ausgewählt:

a) Es wurden alle Liquores beibehalten, die nicht zu einer der folgenden Gruppen gehörten: entzündliche Erkrankungen des Nervensystems oder seiner Hüllen

(Meningitiden, Enzephalitiden, Polyradikuloneuritiden usw.), hämorrhagische Erkrankungen (Hirn- oder Hirnhautblutungen, Hämopathien), Hirn- oder Rückenmarkstumoren; Rückenmarks- oder Wurzelkompressionen; nicht einzuordnende Myelopathien; Rückenmarkserweichungen.

b) Die Mehrzahl der Kontrollfälle hatte eine der folgenden Erkrankungen: ischämische Durchblutungsstörungen des Gehirns, nutritionelle oder degenerative Erkrankungen (chronischer Alkoholismus, Syringomyelie, präsenile Demenz, abiotrophische Prozesse); nicht organische Geisteskrankheiten, genuine Epilepsie. Es sind also systematisch alle klinischen Zustände ausgeschlossen worden, bei denen die Möglichkeit eines immunpathologischen (speziell entzündlichen) Geschehens bestand.

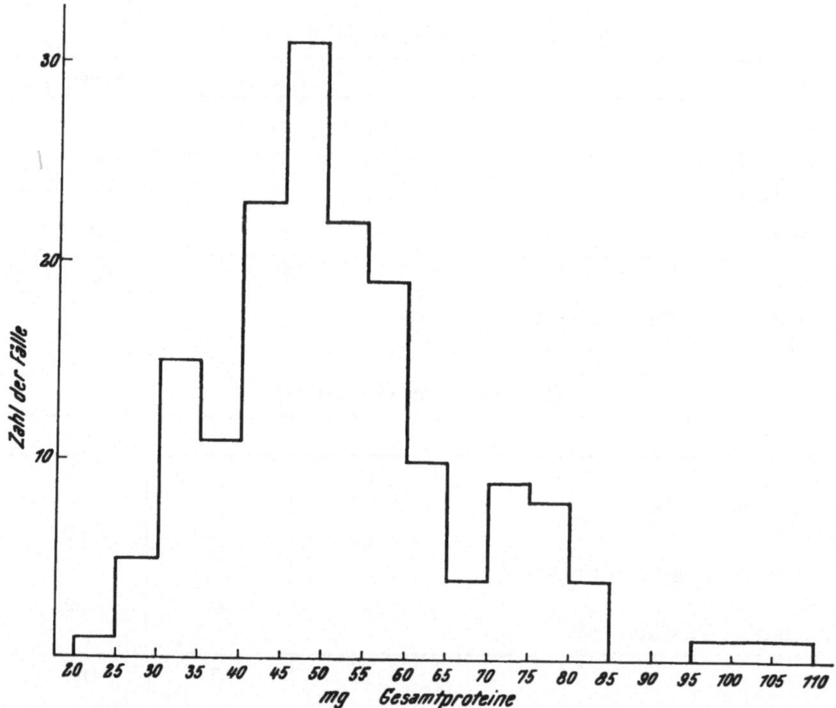

Abb. 1. Bestimmung des Gesamtproteins mit der quantitativen Methode nach Lowry bei 166 M.S.-Patienten

c) In allen Fällen, wo mehrere Untersuchungen vorgenommen wurden, haben wir nur die erste verwertet.

d) Auf diese Weise haben wir eine Gruppe von 170 Patienten isoliert: vier von ihnen wurden durch Los ausgeschieden, um die Zahl zur Erleichterung einiger statistischer Berechnungen auf 166 zu bringen.

e) Diese Kontrollgruppe wurde wegen des Fehlens einer genügend großen Gruppe von Untersuchungen bei Normalpersonen aufgestellt.

3. *Normalgruppe:* Wir verfügten tatsächlich nur über 28 Elektrophoresen von Personen mit normalem neurologischem und psychiatrischem Untersuchungsbefund, deren Liquor dennoch untersucht worden war. Die Größe dieser Gruppe war nicht ganz ausreichend und die Verteilung einiger Proteinfraktionen nicht immer genügend

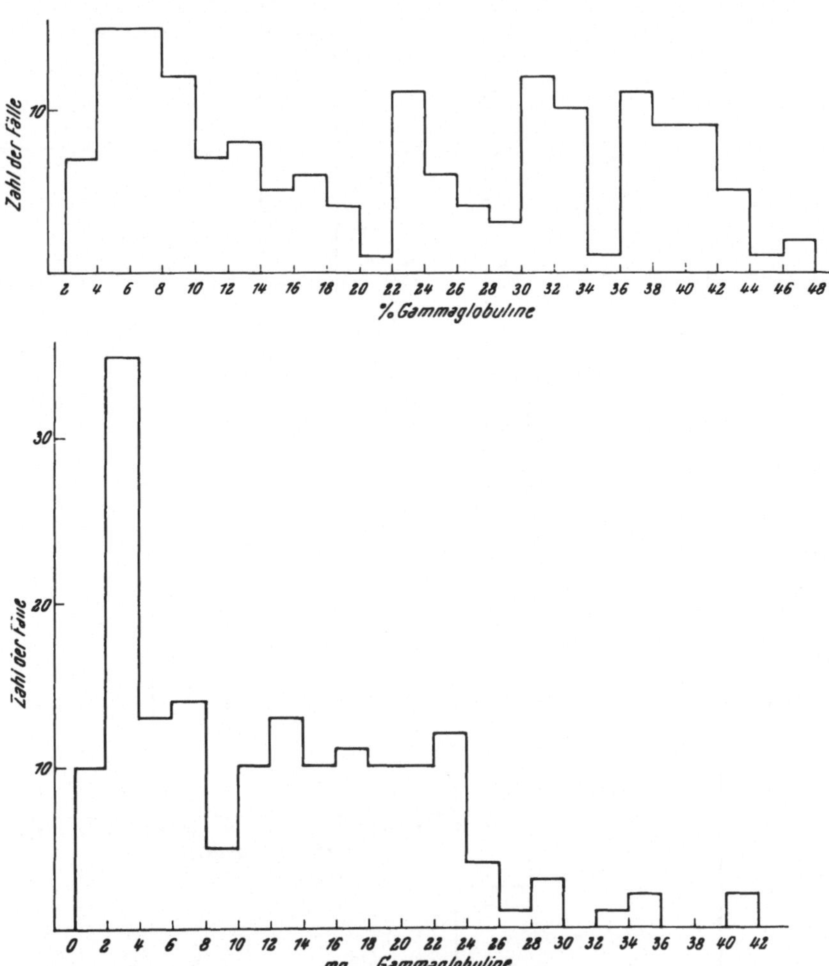

Abb. 2. Gammaglobulinbestimmung durch Fällung mit Zinksulfat (oben in %, unten in Absolutwerten) bei 166 M.S.-Kranken

nahe der Normalverteilung. Deshalb konnte diese Gruppe nicht als einziger Bezugspunkt herangezogen werden. Indessen gestattet sie zu unterscheiden, ob gewisse signifikante Differenzen zwischen Durchschnittswerten bei M.S. und bei den 166 Kontrollfällen auf die M.S. oder auf die Krankheiten der Kontrollgruppe zurückzuführen waren.

4. Gruppe der entzündlichen Erkrankungen außer M.S.: Wir haben eine Gruppe von 43 Patienten (43 Elektrophoresen) mit verschiedenen entzündlichen Erkrankungen (Meningitiden, Enzephalitiden, Polyradikuloneuritiden, Kollagenosen) mit der Gruppe von 166 M.S.-Fällen verglichen, um zu sehen, ob Unterschiede im Ausdruck des immunpathologischen Geschehens bestehen.

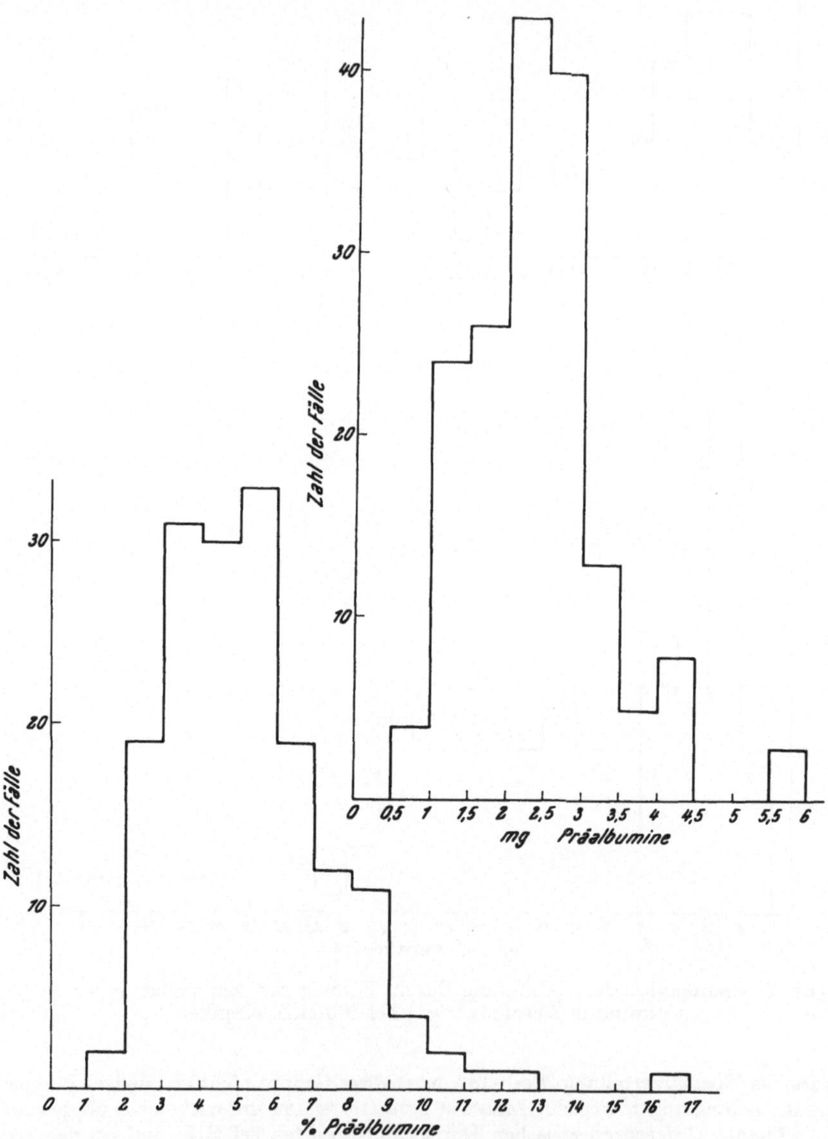

Abb. 3. Elektrophoretische Bestimmung des Präalbumins (links in %, rechts in Absolutwerten) bei 166 M.S.-Kranken

Biochemische Methodik

Für diese Arbeit haben wir folgende Untersuchungen durchgeführt:

1. Bestimmung des Gesamtproteins mit der quantitativen Methode nach LOWRY in der von uns beschriebenen abgeänderten Form (CASTAIGNE et al. 1965).

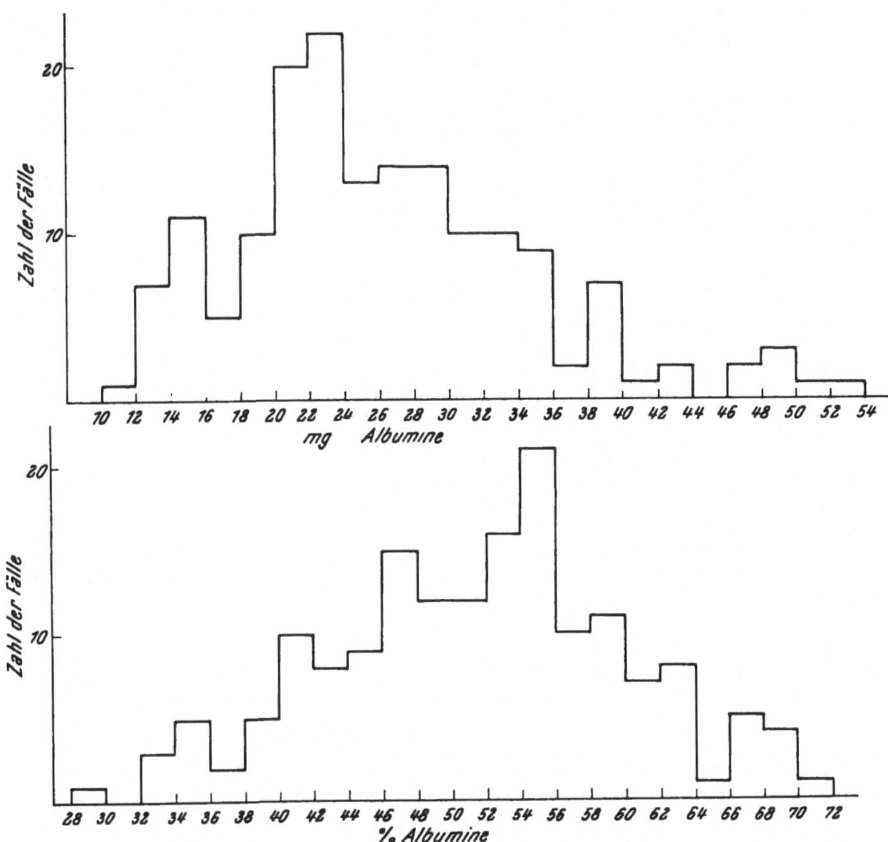

Abb. 4. Elektrophoretische Bestimmung des Albumins (oben in Absolutwerten, unten in %) bei 166 M.S.-Kranken

2. Bestimmung der Gammaglobuline durch Fällung mit Zinksulfat in der Kälte und bei pH 7,3. Diese Technik, von E. ROBOZ nach ersten Beobachtungen von DONOVAN beschrieben, wird, obwohl schnell und einfach, noch vielfach kritisiert. Wir selbst benutzen sie täglich seit 6 Jahren und haben unsere Erfahrung an mehr als 10.000 Bestimmungen gesammelt. Seit unserer früheren Veröffentlichung (1) haben wir den damals verwendeten Puffer (Barbital-Natriumbarbital) mit dem von MICHAELIS angegebenen vertauscht (Natriumazetat-Natriumbarbital und Salzsäure), um den End-pH besser zu kontrollieren, was uns bei dieser Technik wichtig erscheint.

3. Eiweißelektrophorese: Das Liquorvolumen, das 1 mg Protein entspricht, wird nach dem Wert des Gesamteiweißes berechnet, in einen MD-20-15-Apparat eingegeben und auf einem Ultrafilter LSG-60 unter einem Druck von 40 at Stickstoff

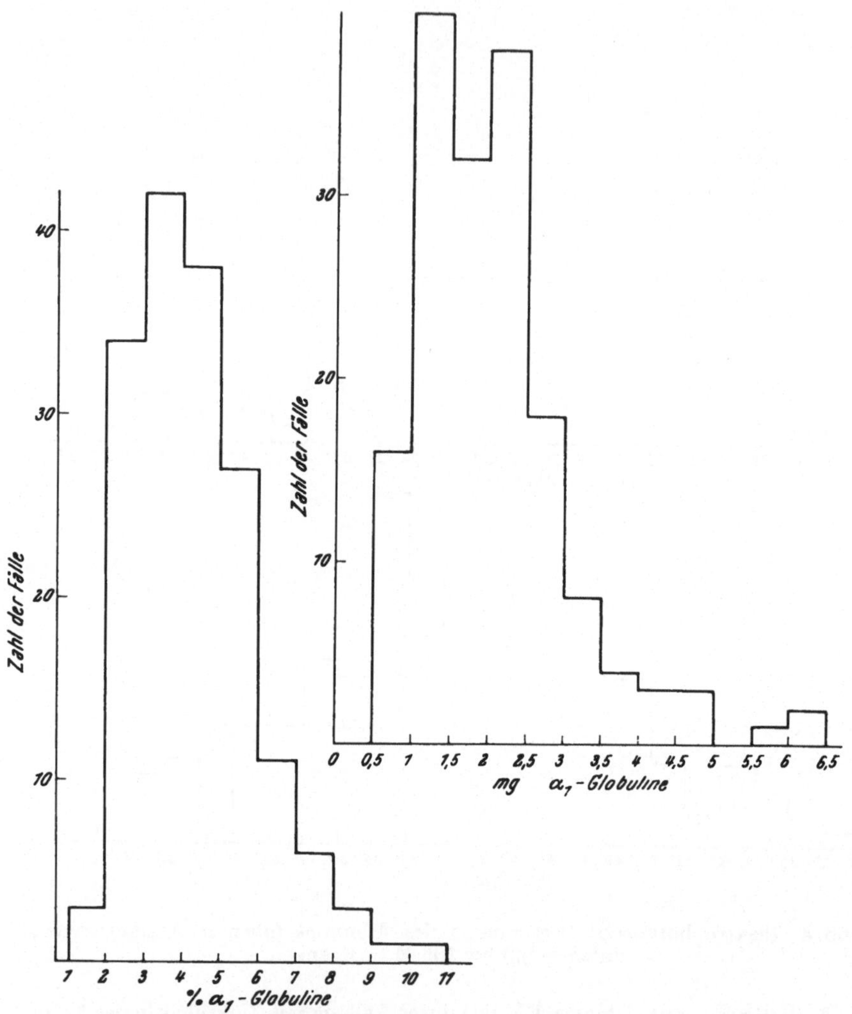

Abb. 5. Elektrophoretische Bestimmung der α_1-Globuline (links in %, rechts in Absolutwerten) bei 166 M.S.-Kranken

konzentriert. In etwa 2 Stunden ist das Ausgangsvolumen auf weniger als 0,1 ml reduziert. Diese angereicherte Flüssigkeit wird mit der Mikropipette aufgenommen und bei Bedarf bei $+4°$ gelagert. Die Ergebnisse sind mit denen bei 20 at Stickstoff identisch. Die Schnelligkeit der Konzentration erlaubt es, auf eine kühle Kammer zu verzichten. Die eigentliche Elektrophorese wird auf einem Zelluloseazetat-Gel (Cellogel, Schichtdicke 500 μ) in Streifen von 4 × 17 cm durchgeführt. Die Flüssigkeit wird in einer Breite von 3 cm aufgetragen. Der verwendete Puffer (3) hat die folgende Zusammensetzung:

TRIS (Merck, Ref. 8386)	80	Gramm
EDTA (Merck, Ref. 8417)	6	Gramm
Borsäure (Merck, Ref. 165)	8	Gramm
Natriumazid (Merck, Ref. 6688)	0,8	Gramm
H_2O q. s. p.	1000	ml

(pH = 8,95, Leitwert 3,4 m Ω^{-1}).

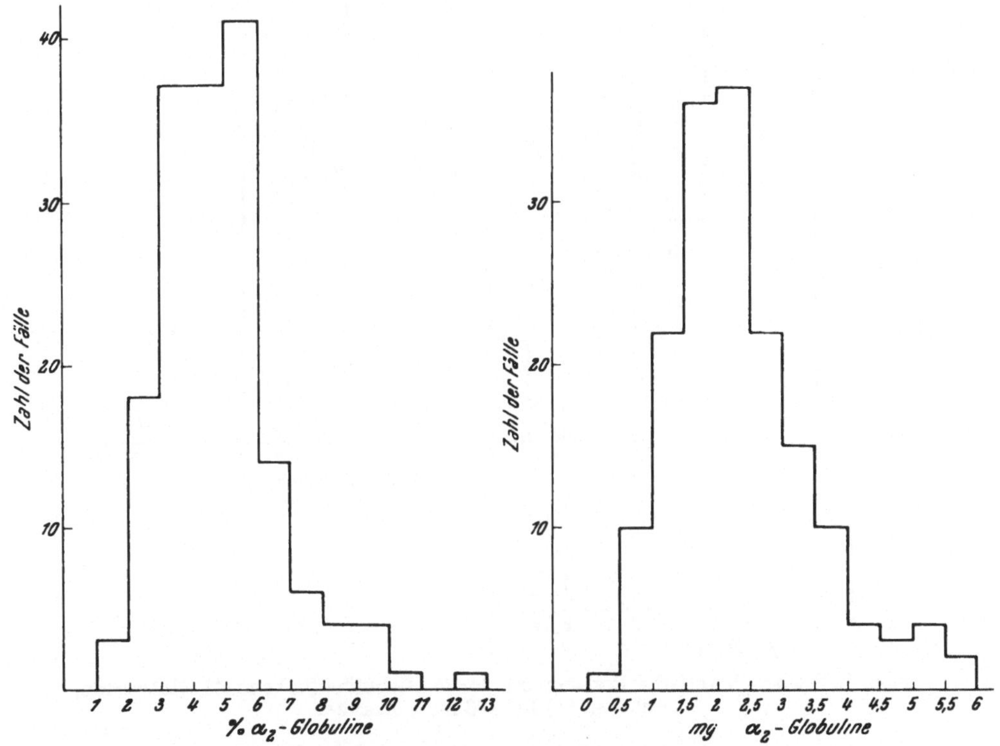

Abb. 6. Elektrophoretische Bestimmung der α_2-Globuline (links in %. rechts in Absolutwerten) bei 166 M.S.-Kranken

Die Wanderung dauert 4 Stunden, mit einem Konstanthalten der Stromstärke (0,75 mA pro cm Breite, das heißt 3 mA pro Streifen) und unter niedriger Spannung (130 bis 140 V). Nach Färbung mit Amidoschwarz wird das Ablesen der Streifen von einem Zeiss-Densiometer-Integrator besorgt.

Alle Elektrophoresen wurden doppelt ausgeführt. Für jede Fraktion wurde das Mittel der beiden Werte genommen.

Einzelheiten der Berechnung

1. In den vier Gruppen haben wir berechnet und verglichen die Mittelwerte und Standardabweichungen

a) des Gesamteiweißes, ausgedrückt in mg pro 100 ml (Abb. 1);

b) der Gammaglobuline (chemische Methode), ausgedrückt in Prozenten und in mg pro 100 ml (Abb. 2);

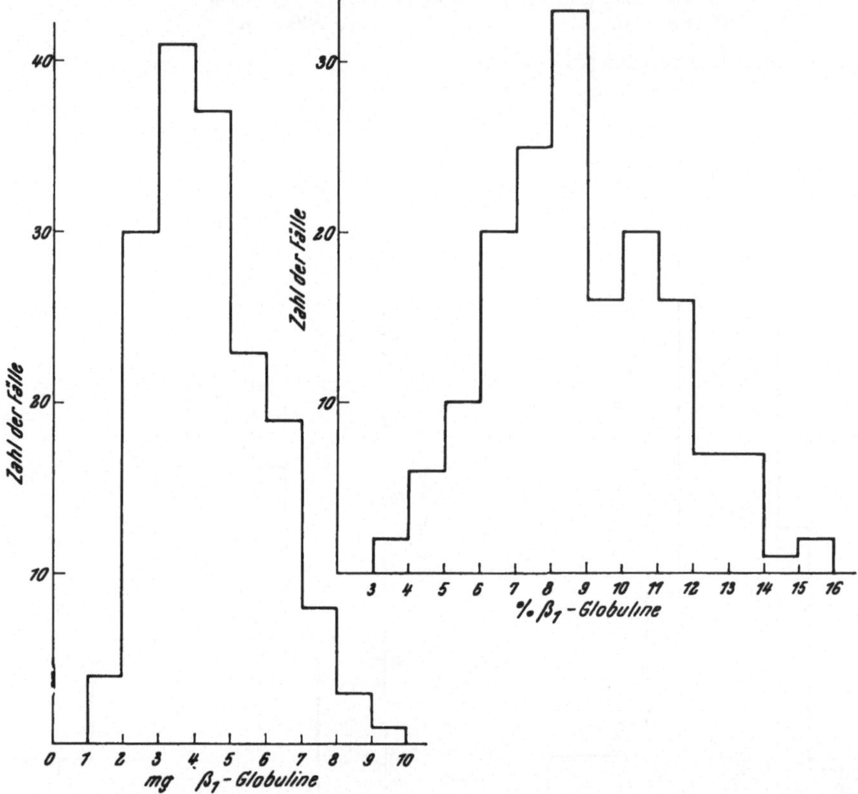

Abb. 7. Elektrophoretische Bestimmung der β_1-Globuline (links in Absolutwerten, rechts in %) bei 166 M.S.-Kranken

c) der sieben Hauptfraktionen (Vorfraktion, Albumine, α_1-, α_2-, β_1-, β_2- und Gammaglobuline nach elektrophoretischer Isolierung), ausgedrückt in Prozenten und in Absolutzahlen (Prozent in Beziehung zum Gesamteiweiß), das heißt in mg p. 100 ml. Wenn es nämlich beim Plasmaeiweiß möglich ist, den Ausdruck in Prozentzahlen beizubehalten, da das Plasmaeiweiß geringe Schwankungen hat, scheint es uns notwendig, die Eiweißfraktionen des Liquors in absoluten Werten anzugeben, da die Werte für das Gesamteiweiß, und damit für jede der Fraktionen, bis auf das Dreifache und noch mehr gesteigert sein können. Wenn man die auf herkömmliche Weise in Prozenten angegebenen Werte und die in mg p. 100 ml angegebenen Werte vergleicht, so erscheinen sie sehr verschieden, wie es die Histogramme zeigen (Abb. 3

bis 9). Man kann also annehmen, daß sich aus der Berechnung in Prozenten Fehldeutungen ergeben: Die starke Erhöhung einer Fraktion kann die anderen signifikant erniedrigen, ohne daß die Erniedrigung der Prozentzahl unbedingt eine echte Verminderung bedeutete, da gleichzeitig oft das Gesamteiweiß vermehrt ist.

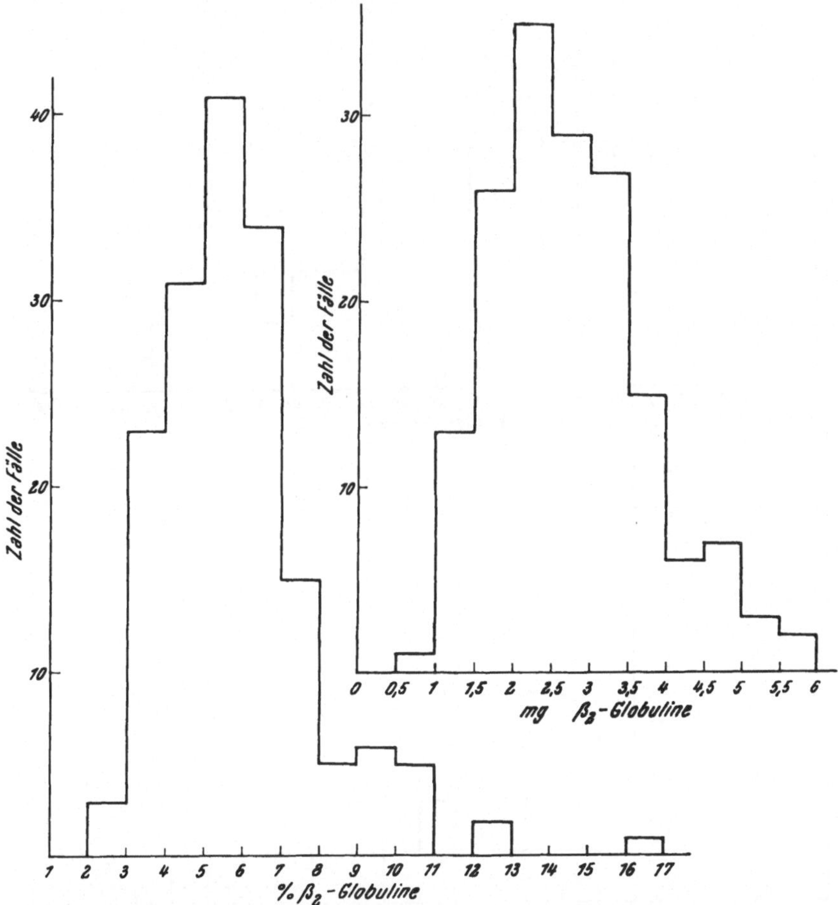

Abb. 8. Elektrophoretische Bestimmung der β_2-Globuline (links in %, rechts in Absolutwerten) bei 166 M.S.-Kranken

Allerdings haben wir in der Gruppe der 43 Kranken mit entzündlichen Erkrankungen außer M.S. eine gewisse Anzahl sehr hoher Gesamteiweißwerte gefunden, wie auch bei einigen Polyradikuloneuritiden, wo der Wert manchmal das Zehnfache der Norm erreicht und überschreitet. Diese Fälle bringen eine erhebliche Unsicherheit in die Verteilung und die Mittelwerte der Absolutzahlen der Proteinfraktionen dieser ganzen Gruppe. Durch diese sehr hohen Eiweißwerte werden die Unterschiede, die die Mittelwerte dieser Gruppe mit denen der anderen Gruppen aufweisen können, unverwertbar. Deshalb sind sie nicht in Absolutzahlen berechnet worden. Trotz der oben erwähnten Bedenken werden sie in Prozenten ausgedrückt. Tatsächlich ist diese Gruppe ja hauptsächlich zur Untersuchung des Gammaglobulinquotienten, für den die eben genannte Kritik nicht zutrifft, gebildet worden.

2. In den vier Gruppen haben wir die Häufigkeit untersucht, mit der in der Gammazone mehrere Fraktionen vorkommen.

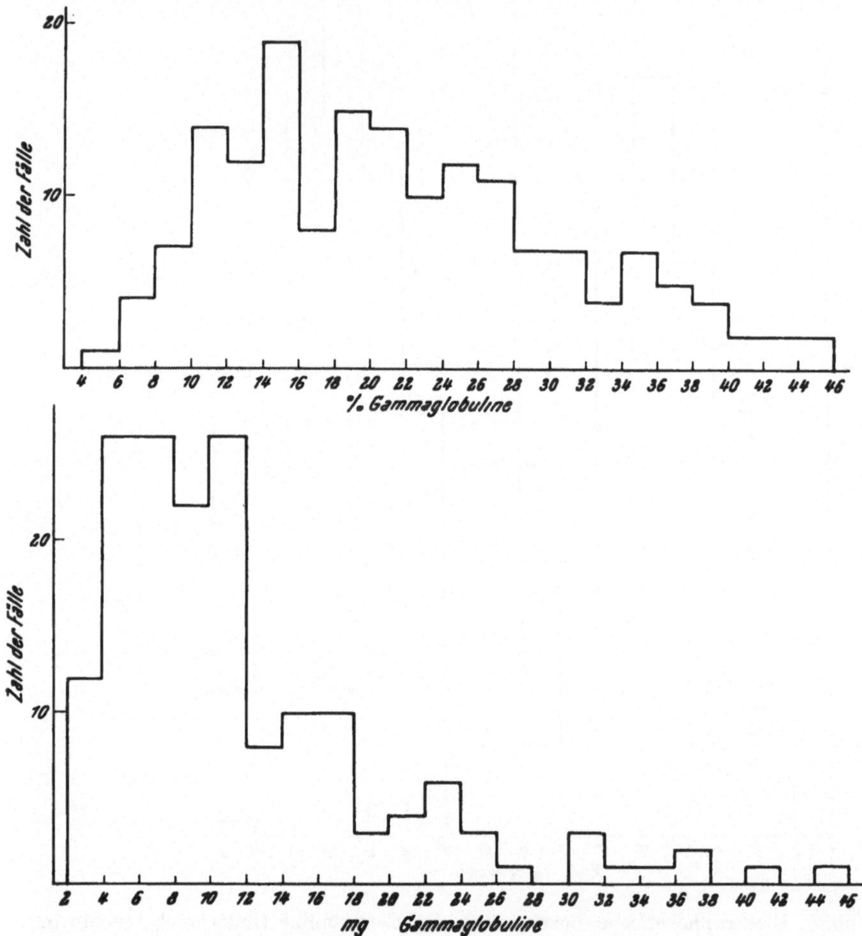

Abb. 9. Elektrophoretische Bestimmung der Gammaglobuline (oben in %, unten in Absolutwerten) bei 166 M.S.-Kranken

3. Wir haben die Korrelation zwischen den durch die chemische und die elektrophoretische Bestimmung gewonnenen Gammaglobulinwerten berechnet.

4. Schließlich haben wir den „Gammaglobulinquotienten des Liquors"

$$\frac{\text{mg}\gamma \text{ chemische Methode}}{\text{mg}\gamma \text{ elektrophoretische Methode}}$$

in den vier Gruppen bestimmt.

5. Die biologischen Korrelationen (Definition und Klassifikation der verschiedenen elektrophoretischen Profile, ihre Korrelationen mit dem Gesamteiweiß und der Zytologie) sowie die Korrelationen zwischen den biologischen Befunden und den klinischen Daten (Alter der Erkrankung, Verlaufsmodus, Abstand der Untersuchung vom letzten Schub, Krankheitsphase, eventuelle gegenwärtige Therapie) werden wir in einer späteren Arbeit behandeln.

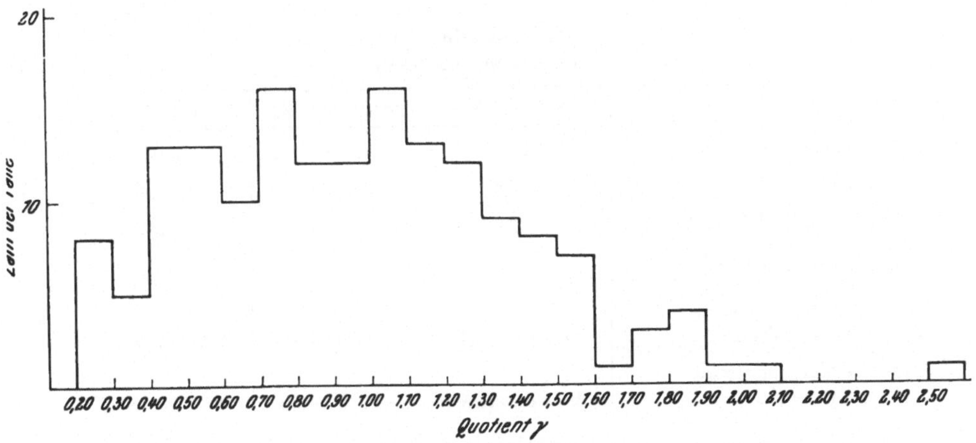

Abb. 10. Liquorquotient $\frac{\text{mg}\gamma \text{ chemische Methode}}{\text{mg}\gamma \text{ elektrophoretische Methode}}$ bei 166 M.S.-Kranken

Ergebnisse

1. Das Gesamteiweiß

Wie es Tab. III und Abb. 11 zeigen, ist das Gesamteiweiß bei der M.S. im Mittel signifikant höher ($p < 0{,}001$), ($m = 52{,}0$ mg p. 100 ml) als in der Kontrollgruppe (46,5 mg p. 100 ml). Es besteht ebenfalls ein signifikanter Unterschied ($p < 0{,}001$) zwischen dem Mittelwert für das Gesamteiweiß dieser Gruppe gegenüber den 28 „Normalpersonen" (40,8 mg p. 100 ml).

In zwei früheren Untersuchungen (Castaigne et al. 1965, 1967) hatte keine Normalperson ein Gesamteiweiß über 55 mg p. 100 ml. Die 5%-Vertrauensgrenzen ($m \pm 2\,\sigma$) des Gesamteiweißes in der Gruppe der 28 Normalpersonen entsprechen 28 und 53 mg p. 100 ml. Die obere Grenze dieser Gruppe unterscheidet sich nur wenig von der oben angegebenen und kann deshalb mit Sicherheit als die obere Grenze der Norm angesehen werden.

Wenn man sie so definiert, findet sich die Gesamteiweißerhöhung (oberhalb 53 mg p. 100 ml) in 62 der M.S.-Fälle (37,5%), und zwar bei 28 Männern und 34 Frauen. Die Häufigkeit dieser Gesamteiweißerhöhung ist bei den Männern (49,1%) signifikant größer ($p < 0{,}03$) als bei den Frauen (31,1%). Dies ist in Übereinstimmung mit dem Ergebnis des Vergleichs der Gesamteiweiß-Mittelwerte bei Männern (57,6 mg p. 100 ml) und Frauen (49,1 mg p. 100 ml); dieser liegt bei den Männern signifikant höher ($p \# 0{,}001$), wie schon WÜTHRICH et al. (4) gezeigt haben.

Tabelle III. *Gesamteiweißgehalt im Liquor* (Methode von LOWRY)

	Normal (28)	Kontrollen (166)	M.S. (166)
Mittel (mg p. 100 ml)	40,8	46,5	52,0
Varianz (σ^2)	39,56	169,00	275,00
Standardabweichung (σ)	6,29	13,0	16,58
Standardfehler $\left(\frac{\sigma}{\sqrt{n}}\right)$	1,19	1,02	1,29
5%-Vertrauensgrenze für den Einzelfall	28,5 bis 53,1	21,1 bis 72,0	19,5 bis 84,5
5%-Vertrauensgrenze für die Gruppe	38,5 bis 43,1	44,5 bis 48,5	49,5 bis 54,5

n = Zahl der Fälle in jeder Gruppe (oben in Klammern angegeben)

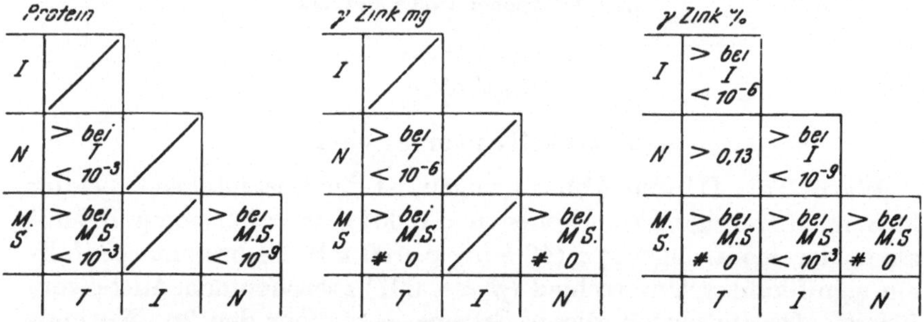

Protein

	T	I	N
I			
N	> bei T $< 10^{-3}$		
M. S	> bei M S $< 10^{-3}$		> bei M.S. $< 10^{-9}$

γ Zink mg

	T	I	N
I			
N	> bei T $< 10^{-6}$		
M S	> bei M.S. # 0		> bei M S. # 0

γ Zink %

	T	I	N
I	> bei I $< 10^{-6}$		
N	> 0,13	> bei I $< 10^{-9}$	
M. S.	> bei M.S # 0	> bei M S $< 10^{-3}$	> bei M.S # 0

Abb. 11a. Signifikanz der beobachteten Differenzen bei jeder Gruppe; I (entzündliche Erkrankungen) $n = 43$, N (Normalfälle) $n = 28$, M.S. $n = 166$, T (Kontrollgruppe) $n = 166$

Dieser Unterschied der Gesamteiweißwerte bei Männern und Frauen mit M.S. ist um so interessanter, als bei Normalpersonen nichts Ähnliches gefunden wird. Die Gruppe der 28 „Normalpersonen", bestehend aus 17 Männern und 11 Frauen, schien uns zur Bestimmung des normalen Gesamteiweißwertes bei beiden Geschlechtern ungenügend. Wir haben deshalb zu diesen 28 Personen 41 weitere hinzugenommen, die nach denselben Kriterien ausgewählt waren und bei denen eine Bestimmung des Gesamteiweißes durchgeführt worden war (aber keine Elektrophorese). In der Gruppe der 69 „Normalpersonen“, die wir so gebildet hatten, war der Mittelwert für das Gesamteiweiß 41,5 mg p. 100 ml (nicht signifikant verschieden vom mittleren Gesamteiweißwert der 28 „Normalpersonen“; $p \# 0{,}63$); er betrug bei den 36 Männern 41,6 mg% und bei den 33 Frauen 41,3 mg%. Zwischen diesen beiden Werten besteht kein signifikanter Unterschied ($p \# 0{,}88$).

In der Gruppe der 166 Kontrollpersonen besteht kein signifikanter Unterschied zwischen der Häufigkeit der Gesamteiweißvermehrung bei den 116 Männern (25 Fälle, d. h. 21,6%) und den 50 Frauen (9 Fälle, d. h. 18,0%): $p \# 0{,}60$; ebenso gibt es keinen signifikanten Unterschied des Gesamteiweiß-Mittelwertes bei Männern (47,0 mg p. 100 ml) und bei Frauen (45,5 mg p. 100 ml): $p > 0{,}48$.

Somit ist also in der M.S.-Gruppe der mittlere Gesamteiweißwert signifikant höher und die Gesamteiweißerhöhung bei den Männern signifikant häufiger als bei den Frauen. Dieser Geschlechtsunterschied, der in der Kontroll- und der Normalgruppe nicht besteht, ist vielleicht ein Charakteristikum der M.S.

2. Die Gammaglobuline im Liquor (chemische Methode)

Herkömmlicherweise wird jeder Gammaglobulinwert, der kleiner oder gleich 10% ist, als normal angesehen.

Tab. IV zeigt die Prozentwerte in jeder der vier Gruppen: Der Prozentsatz der Gammaglobuline ist signifikant höher (Abb. 11) in der M.S.-Gruppe als in jeder der drei anderen Gruppen. Diese Erhöhung ist demnach signifikant auch gegenüber der Gruppe der anderen entzündlichen Erkrankungen ($p < 0{,}001$).

Tabelle IV. *Chemische Bestimmung der Gammaglobuline* (in % der Gesamtproteine)

	Normal (28)	Kontrollen (166)	M.S. (166)	Andere entzündliche Erkrankungen (43)
Mittel (%)	5,1	5,7	21,6	14,8
Varianz (σ^2)	2,48	8,48	184,5	106,14
Standardabweichung (σ)	1,58	2,91	13,58	10,30
Standardfehler $\left(\frac{\sigma}{\sqrt{n}}\right)$	0,30	0,23	1,05	1,57
5%-Vertrauensgrenze für den Einzelfall	2,1 bis 8,2	0 bis 11,4	0 bis 48,2	0 bis 35,0
5%-Vertrauensgrenze für die Gruppe	4,6 bis 5,7	5,3 bis 6,1	19,5 bis 23,7	11,7 bis 17,9

Tabelle V. *Chemische Bestimmung der Gammaglobuline*
(Absolutwerte in mg p. 100 ml)

	Normal (28)	Kontrollen (166)	M.S. (166)
Mittel (mg p. 100 ml)	2,1	2,8	11,9
Varianz (σ^2)	0,32	1,91	68,88
Standardabweichung (σ)	0,57	1,38	8,30
Standardfehler $\left(\frac{\sigma}{\sqrt{n}}\right)$	0,11	0,11	0,64
5%-Vertrauensgrenze für den Einzelfall	1,0 bis 3,2	0,1 bis 5,5	0 bis 28,2
5%-Vertrauensgrenze für die Gruppe	1,9 bis 2,3	2,6 bis 3,0	10,6 bis 13,2

Tab. V gibt dieselben Ergebnisse in Absolutwerten wieder: In der M.S.-Gruppe ist der Gammaglobulingehalt hochsignifikant (Abb. 11) höher ($p \# 0$) als in der Kontrollgruppe. Es besteht ebenfalls ein signifikanter Unterschied ($p < 10^{-6}$) zwischen dieser und der Normalgruppe. Es sei angemerkt, daß dieser signifikante Unterschied nicht sichtbar wird, wenn man Prozente angibt.

Als obere Grenze der Norm kann man den oberen Wert des Vertrauensintervalls für 5% der Gruppe der 28 Normalpersonen annehmen, das heißt 3,2 mg p. 100 ml. Tatsächlich ist der Wert, der in dieser Gruppe unmittelbar unter dem höchsten Wert liegt (der Ausschluß eines Falles in dieser Gruppe bedeutet den Ausschluß von etwas mehr als 2,5%) ebenfalls 3,2 mg p. 100 ml, obwohl die Verteilung keine vollkommen normale ist. In der Gruppe der 166 M.S.-Kranken wird dieser Wert 130mal überschritten, das heißt in 78,4% der Fälle.

Drückt man sich in Prozenten aus, so sind es 124 Fälle von M.S. (74,7%), in denen dieser Wert überschritten wird, das heißt 8,2% als obere Grenze der Norm, was sich durch die gleiche Berechnung im Vergleich zur Normalgruppe ergibt. Es gibt also 6 Fälle, bei denen es die Angabe in Prozenten nicht erlaubt, eine in Wirklichkeit bestehende Gammaglobulinerhöhung zu erkennen. Daß die Zahl der Fälle hier nur gering ist, ändert nichts an dem theoretischen Fehler, den die Angabe in Prozenten darstellt.

Wie bei dem Gesamteiweiß ist auch der mittlere Gammaglobulingehalt bei M.S. bei den Männern (13,2 mg p. 100 ml) höher als bei den Frauen (11,2 mg p. 100 ml). Dieser Unterschied ist jedoch wegen der großen Variationen des Gammaglobulingehaltes nicht signifikant ($p \# 0{,}15$). Desgleichen besteht kein signifikanter Unterschied ($p > 0{,}46$) in der Häufigkeit der Gammaglobulinvermehrung bei

Männern (48 von 57 Fällen = 84,2%) und bei Frauen (82 von 109 Fällen = 75,2%).

Diese Ergebnisse sind in Übereinstimmung mit denen der Gruppe der 69 „Normalpersonen", in der es keinen signifikanten Unterschied im mittleren Gammaglobulingehalt ($p > 0{,}98$) bei Männern (2,43 mg p. 100 ml) und bei Frauen (2,44 mg p. 100 ml) gibt.

Desgleichen gibt es in der Kontrollgruppe wohl einen signifikanten Unterschied zwischen dem mittleren Gammaglobulingehalt ($p < 0{,}01$), aber keinen zwischen der Häufigkeit seiner Erhöhung ($p > 0{,}85$) bei Männern (3,0 mg p. 100 ml bzw. 27 Fälle von 116 = 23,3%) und bei Frauen (2,4 mg p. 100 ml und 11 Fälle von 50 = 22%). In der Gruppe als Gesamtheit wird die Gammaglobulinvermehrung in 38 von 166 Fällen (22,9%) beobachtet, ausgedrückt in Absolutzahlen. Sie würde aber nur in 20 Fällen (12,1%) erkannt, wenn man die Angaben in Prozenten machte.

3. Ergebnisse der Eiweißelektrophorese

Die Tab. VI bis XIX und die Abb. 11 geben die Ergebnisse für die sieben Hauptfraktionen in den vier Gruppen wieder.

a) *Vorfraktion* (Tab. VI und VII)

Es erscheint kein signifikanter Unterschied der Absolutwerte des Mittels in den drei untersuchten Gruppen (M.S., Kontrollen und „Normale"). Wenn man die Ergebnisse in Prozenten betrachtet, so ergeben sich signifikante Unterschiede zwischen der Gruppe der 28 „Normalpersonen" und den drei anderen Gruppen jeweils im Sinne einer Verminderung der Prozentzahl der Vorfraktion. Da in Absolutzahlen kein Unterschied besteht, kann man feststellen, daß diese Unterschiede der Prozentsätze nur der Ausdruck einer Erhöhung einer oder mehrerer anderer Proteinfraktionen ist.

b) *Albumin* (Tab. VIII und IX)

In Absolutwerten gibt es keinen Unterschied (Abb. 11) zwischen den 166 M.S. und den 166 Kontrollpersonen.

Dagegen ist die Albuminerhöhung signifikant ($p = 0{,}03$), wenn man die M.S.-Gruppe mit der „Normalgruppe" vergleicht; ebenso der Unterschied zwischen Kontrollgruppe und „Normalgruppe" ($p < 0{,}03$). Die Albuminerhöhung findet sich also ebenso bei der M.S. wie bei der Gesamtheit der nichtentzündlichen Erkrankungen, und zwar in gleichem Ausmaß (Mittel und Varianz sind gleich). Diese Albuminerhöhung ist also unspezifisch. Unter Berücksichtigung des Gesagten sind die signifikanten Unterschiede zwischen den Prozentzahlen der verschiedenen Gruppen wertlos.

Tabelle VI. *Elektrophoretische Bestimmung des Präalbumins* (in Absolutwerten)

	Normal (28)	Kontrollen (166)	M.S. (166)
Mittel (mg p. 100 ml)	2,4	2,3	2,4
Varianz (σ^2)	0,61	0,57	0,9
Standardabweichung (σ)	0,78	0,75	0,95
Standardfehler $\left(\frac{\sigma}{\sqrt{n}}\right)$	0,15	0,058	0,074
5%-Vertrauensgrenze für den Einzelfall	0,9 bis 4,0	0,9 bis 3,8	0,5 bis 4,2
5%-Vertrauensgrenze für die Gruppe	2,1 bis 2,7	2,2 bis 2,5	2,2 bis 2,5

Tabelle VII. *Elektrophoretische Bestimmung des Präalbumins* (in %)

	Normal (28)	Kontrollen (166)	M.S. (166)	Andere entzündliche Erkrankungen (43)
Mittel (%)	6,1	5,2	4,8	3,6
Varianz (σ^2)	4,81	4,40	5,49	2,83
Standardabweichung (σ)	2,19	2,10	2,34	1,68
Standardfehler $\left(\frac{\sigma}{\sqrt{n}}\right)$	0,41	0,16	0,18	0,26
5%-Vertrauensgrenze für den Einzelfall	1,8 bis 10,4	1,1 bis 9,4	0,3 bis 9,4	0,3 bis 6,9
5%-Vertrauensgrenze für die Gruppe	5,3 bis 6,9	4,9 bis 5,6	4,5 bis 5,2	3,1 bis 4,1

Tabelle VIII. *Elektrophoretische Bestimmung des Albumins* (in Absolutwerten)

	Normal (28)	Kontrollen (166)	M.S. (166)
Mittel (mg p. 100 ml)	23,9	26,5	26,5
Varianz (σ^2)	23,27	79,57	91,88
Standardabweichung (σ)	4,82	8,92	9,58
Standardfehler $\left(\frac{\sigma}{\sqrt{n}}\right)$	0,91	0,69	0,74
5%-Vertrauensgrenze für den Einzelfall	1,44 bis 33,4	9,0 bis 44,0	7,7 bis 45,3
5%-Vertrauensgrenze für die Gruppe	22,1 bis 25,7	25,1 bis 27,8	25,0 bis 27,9

Tabelle IX. *Elektrophoretische Bestimmung des Albumins* (in %)

	Normal (28)	Kontrollen (166)	M.S. (166)	Andere entzündliche Erkrankungen (43)
Mittel (%)	58,5	56,7	50,5	54,2
Varianz (σ^2)	45,48	44,60	117,7	71,36
Standardabweichung (σ)	6,74	6,70	10,85	8,45
Standardfehler $\left(\frac{\sigma}{\sqrt{n}}\right)$	1,28	0,52	0,84	1,29
5%-Vertrauensgrenze für den Einzelfall	45,3 bis 71,7	43,6 bis 69,9	29,3 bis 71,8	37,6 bis 70,7
5%-Vertrauensgrenze für die Gruppe	56,0 bis 61,0	55,7 bis 57,8	48,9 bis 52,2	51,7 bis 56,7

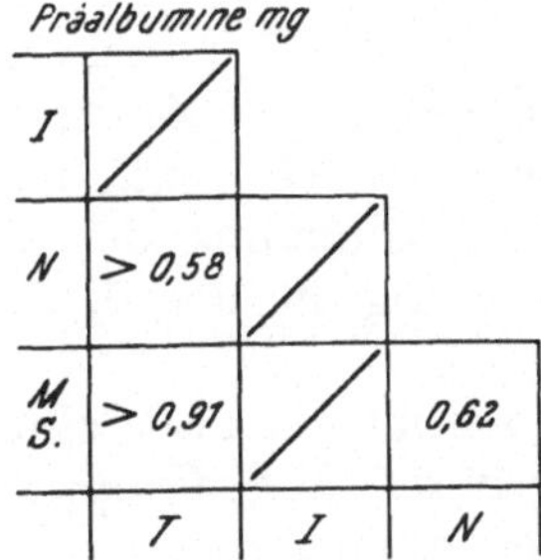

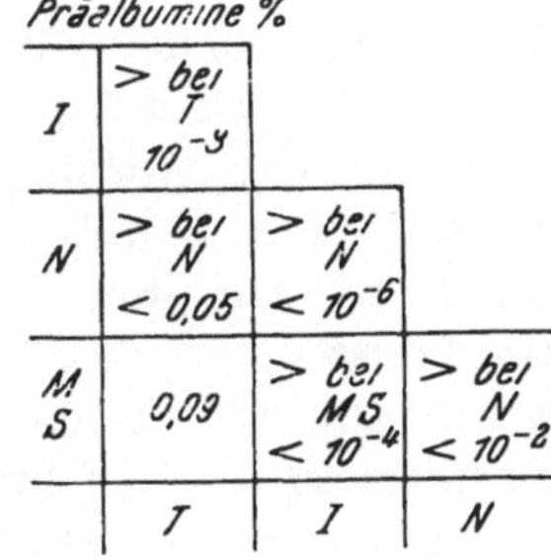

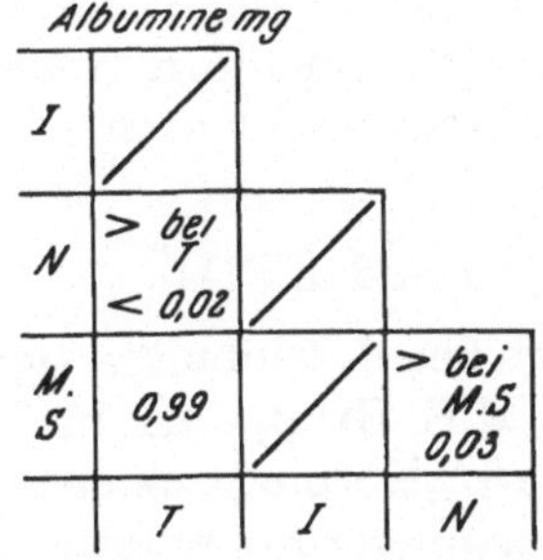

Abb. 11 b. Signifikanz der beobachteten Differenzen bei jeder Gruppe; I (entzündliche Erkrankungen) $n = 43$, N (Normalfälle) $n = 28$, M.S. $n = 166$. T (Kontrollgruppe) $n = 166$.

c) α_1-Globuline (Tab. X und XI)

Der Mittelwert der α_1-Globuline ist in der M.S.-Gruppe in Absolutwerten signifikant ($p < 0{,}01$) niedriger (Abb. 11) als in der Kontrollgruppe. Der Vergleich mit der Gruppe der 28 „Normalpersonen" zeigt, daß dieser Unterschied nicht auf eine Verminderung der α_1-Globuline in der M.S.-Gruppe zu beziehen ist, sondern auf deren Vermehrung in der Kontrollgruppe.

d) α_2-Globuline (Tab. XII und XIII)

Es gibt keinen signifikanten Unterschied ($p = 0{,}27$) zwischen den Absolutwerten der α_2-Globuline in der M.S.-Gruppe und in der Kontrollgruppe. Da aber ein signifikanter Unterschied zwischen M.S.-Gruppe und Normalgruppe einerseits und Kontrollgruppe und Normalgruppe andererseits besteht, kann man schließen, daß diese α_2-Erhöhung in keiner Weise spezifisch ist.

e) β_1-Globuline (Tab. XIV und XV)

In Absolutwerten ist der Mittelwert der β_1-Globuline signifikant niedriger ($p < 0{,}02$) in der M.S.-Gruppe als in der Kontrollgruppe. Der Vergleich mit der Normalgruppe (Abb. 11) zeigt, daß dieser Unterschied auf eine Erhöhung der β_1-Globuline der Kontrollgruppe und nicht auf ihre Verminderung in der M.S.-Gruppe zurückzuführen ist.

Die Betrachtung der Prozentzahlen zeigt ebenfalls eine signifikante Verminderung der β_1-Globuline in der M.S.-Gruppe im Vergleich zur Kontrollgruppe. Im übrigen könnte dies auch an eine signifikante Verminderung ($p < 0{,}01$) im Vergleich zur Normalgruppe denken lassen. Wir haben aber schon gesehen, daß dies in Absolutwerten nicht zutrifft. Das übliche Ausmaß der Gammaglobulinvermehrung bei der M.S. genügt, um die rein künstliche Entstehung dieses Unterschiedes der Prozentzahlen zu erklären.

f) β_2-Globuline (Tab. XVI und XVII)

In Absolutwerten ist der Mittelwert der β_2-Globuline signifikant (Abb. 11) niedriger ($p = 0{,}01$) in der M.S.-Gruppe als in der Kontrollgruppe. Der Vergleich mit den 28 „Normalpersonen" erlaubt die Feststellung, daß diese relative Verminderung nicht einer wahren Verminderung in der M.S.-Gruppe entspricht, sondern, wie bei den α_1- und β_1-Globulinen, einer Erhöhung der β_2-Globuline der Kontrollgruppe.

Tabelle X. *Elektrophoretische Bestimmung der α_1-Globuline* (in Absolutwerten)

	Normal (28)	Kontrollen (166)	M.S. (166)
Mittel (mg p. 100 ml)	1,8	2,4	2,0
Varianz (σ^2)	0,35	1,33	1,20
Standardabweichung (σ)	0,59	1,15	1,10
Standardfehler $\left(\frac{\sigma}{\sqrt{n}}\right)$	0,11	0,090	0,085
5%-Vertrauensgrenze für den Einzelfall	0,7 bis 3,0	0,1 bis 4,7	0 bis 4,2
5%-Vertrauensgrenze für die Gruppe	1,6 bis 2,1	2,2 bis 2.5	1,9 bis 2,2

Tabelle XI. *Elektrophoretische Bestimmung der α_1-Globuline* (in %)

	Normal (28)	Kontrollen (166)	M.S. (166)	Andere entzündliche Erkrankungen (43)
Mittel (%)	4,5	5,0	3,9	4,8
Varianz (σ^2)	2,07	3,22	2,90	2,32
Standardabweichung (σ)	1,44	1,79	1,70	1,52
Standardfehler $\left(\frac{\sigma}{\sqrt{n}}\right)$	0,27	0,14	0,13	0,23
5%-Vertrauensgrenze für den Einzelfall	1,7 bis 7,3	1,5 bis 8,5	0,6 bis 7,3	1,9 bis 7,8
5%-Vertrauensgrenze für die Gruppe	4,0 bis 5,0	4,7 bis 5,3	3,7 bis 4,2	4,4 bis 5,3

Tabelle XII. *Elektrophoretische Bestimmung der α_2-Globuline* (in Absolutwerten)

	Normal (28)	Kontrollen (166)	M.S. (166)
Mittel (mg p. 100 ml)	1,9	2,4	2,3
Varianz (σ^2)	0,37	1,53	1,15
Standardabweichung (σ)	0,61	1,24	1,07
Standardfehler $\left(\frac{\sigma}{\sqrt{n}}\right)$	0,12	0,096	0,083
5%-Vertrauensgrenze für den Einzelfall	0,7 bis 3,1	0 bis 4,9	0,2 bis 4,4
5%-Vertrauensgrenze für die Gruppe	1,7 bis 2,1	2,2 bis 2,6	2,1 bis 2,5

Tabelle XIII. *Elektrophoretische Bestimmung der α_2-Globuline* (in %)

	Normal (28)	Kontrollen (166)	M.S. (166)	Andere entzündliche Erkrankungen (43)
Mittel (%)	4,6	5,2	4,5	5,4
Varianz (σ^2)	1,93	3,94	2,90	7,00
Standardabweichung (σ)	1,39	1,98	1,70	2,65
Standardfehler $\left(\frac{\sigma}{\sqrt{n}}\right)$	0,26	0,15	0,13	0,40
5%-Vertrauensgrenze für den Einzelfall	1,9 bis 7,4	1,4 bis 9,1	1,2 bis 8,9	0,2 bis 10,6
5%-Vertrauensgrenze für die Gruppe	4,1 bis 5,2	4,9 bis 5,5	4,3 bis 4,8	4,6 bis 6,2

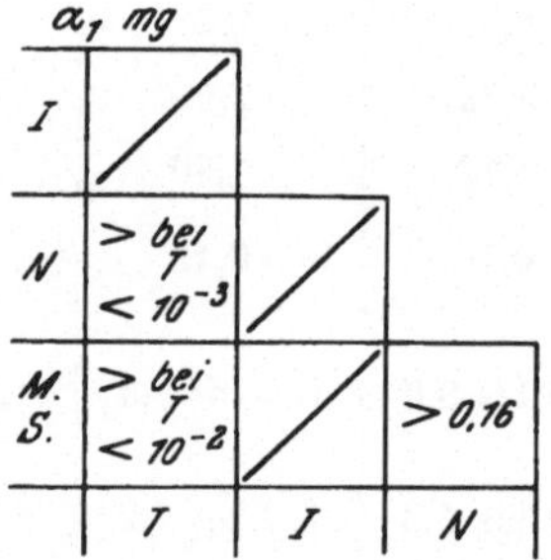

Abb. 11 c. Signifikanz der beobachteten Differenzen bei jeder Gruppe; I (entzündliche Erkrankungen) $n = 43$, N (Normalfälle) $n = 28$, M.S. $n = 166$; T (Kontrollgruppe) $n = 166$

Tabelle XIV. *Elektrophoretische Bestimmung der β_1-Globuline* (in Absolutwerten)

	Normal (28)	Kontrollen (166)	M.S. (166)
Mittel (mg p. 100 ml)	4,2	4,8	4,3
Varianz (σ^2)	2,30	3.19	3,41
Standardabweichung (σ)	1,52	1,79	1,85
Standardfehler $\left(\frac{\sigma}{\sqrt{n}}\right)$	0,29	0,14	0,14
5%-Vertrauensgrenze für den Einzelfall	1,2 bis 7,2	1,3 bis 8,4	0,7 bis 8,0
5%-Vertrauensgrenze für die Gruppe	3,6 bis 4,7	4.6 bis 5,1	4,1 bis 4,6

Tabelle XV. *Elektrophoretische Bestimmung der β_1-Globuline* (in %)

	Normal (28)	Kontrollen (166)	M.S. (166)	Andere entzündliche Erkrankungen (43)
Mittel (%)	10,3	10,4	8,6	8,9
Varianz (σ^2)	10,25	5,01	6,51	8,76
Standardabweichung (σ)	3,20	2,24	2,55	2,96
Standardfehler $\left(\frac{\sigma}{\sqrt{n}}\right)$	0,61	0,17	0,20	0,45
5%-Vertrauensgrenze für den Einzelfall	4,0 bis 16,5	6,0 bis 14,8	3,6 bis 13,6	3,1 bis 14,7
5%-Vertrauensgrenze für die Gruppe	9,1 bis 11,5	10,1 bis 10,7	8,2 bis 9,0	8,0 bis 9,7

Tabelle XVI. *Elektrophoretische Bestimmung der β_2-Globuline* (in Absolutwerten)

	Normal (28)	Kontrollen (166)	M.S. (166)
Mittel (mg p. 100 ml)	2,6	3,1	2,8
Varianz (σ^2)	0,81	1,38	1,22
Standardabweichung (σ)	0,90	1,17	1,10
Standardfehler $\left(\frac{\sigma}{\sqrt{n}}\right)$	0,17	0,09	0,086
5%-Vertrauensgrenze für den Einzelfall	0,8 bis 4,3	0,8 bis 5,4	0,6 bis 4,9
5%-Vertrauensgrenze für die Gruppe	2,2 bis 2,9	2,9 bis 3,3	2,6 bis 2,9

Tabelle XVII. *Elektrophoretische Bestimmung der β_2-Globuline* (in %)

	Normal (28)	Kontrollen (166)	M.S. (166)	Andere entzündliche Erkrankungen (43)
Mittel (%)	6,2	6,8	5,6	6,2
Varianz (σ^2)	6,20	5,41	4,18	4,65
Standardabweichung (σ)	2,49	2,32	2,05	2,16
Standardfehler $\left(\frac{\sigma}{\sqrt{n}}\right)$	0,47	0,18	0,16	0,33
5%-Vertrauensgrenze für den Einzelfall	1,3 bis 11,0	2,2 bis 11,3	1,6 bis 9,6	1,9 bis 10,4
5%-Vertrauensgrenze für die Gruppe	5,2 bis 7,1	6,4 bis 7,1	5,3 bis 5,6	5,5 bis 6,8

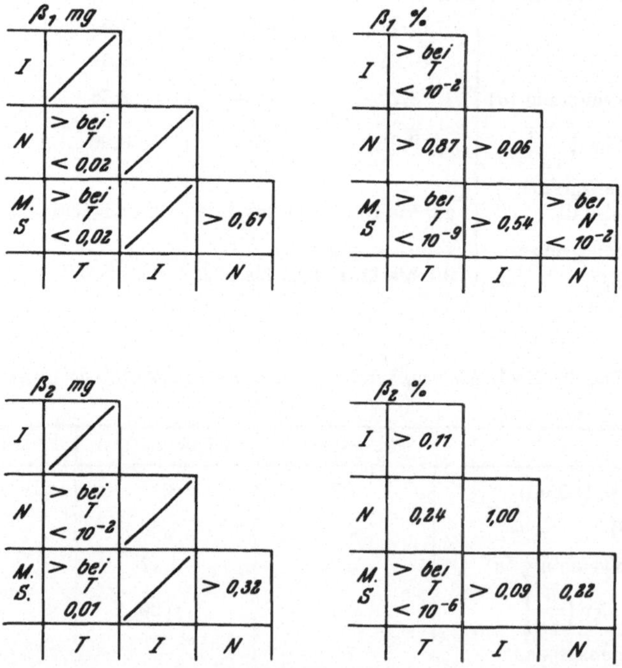

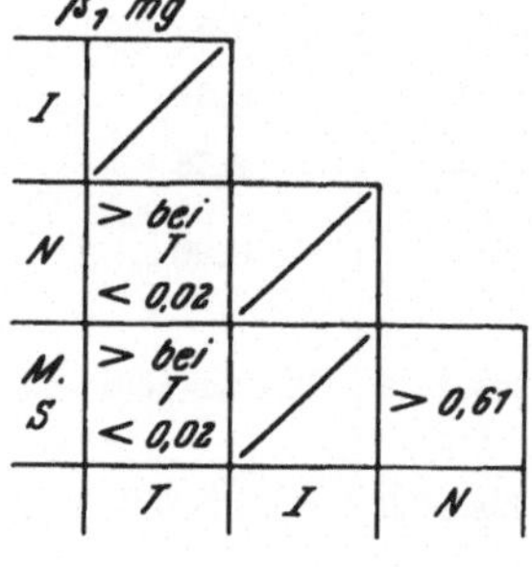

β1 mg
I
N
> bei T < 0,02
M. S
> bei T < 0,02
> 0,61
T
I
N
β1 %
I
> bei T < 10⁻²
N
> 0,87
> 0,06
M. S
> bei T < 10⁻⁹
> 0,54
> bei N < 10⁻²
T
I
N
β2 mg
I
N
> bei T < 10⁻²
M. S.
> bei T 0,01
> 0,32
T
I
N
β2 %
I
> 0,11
N
0,24
1,00
M. S
> bei T < 10⁻⁶
> 0,09
0,82
T
I
N

Abb. 11 d. Signifikanz der beobachteten Differenzen bei jeder Gruppe; I (entzündliche Erkrankungen) $n = 43$, N (Normalfälle) $n = 28$, M.S. $n = 166$, T (Kontrollgruppe) $n = 166$

In der Kontrollgruppe erscheint auch der mittlere Prozentsatz der β_2-Globuline im Vergleich zur M.S.-Gruppe signifikant erhöht ($p < 10^{-6}$). Zwei Faktoren wirken zusammen, um diesen Unterschied hochsignifikant werden zu lassen: einerseits die wahre Erhöhung der β_2-Globuline in der Kontrollgruppe, andererseits die scheinbare Verminderung der β_2-Globuline in der M.S.-Gruppe, die durch die starke Gammaglobulinerhöhung hervorgerufen wird. Da die Gammaglobulinerhöhung in der Gruppe der 43 anderen entzündlichen Erkrankungen geringfügiger als in der M.S.-Gruppe, in der „Normalgruppe" überhaupt abwesend ist, genügt die wirkliche β_2-Erhöhung in der Kontrollgruppe nicht, um einen signifikanten Unterschied zwischen ihr und den beiden genannten Gruppen zu erzeugen.

g) Gammaglobuline (Tab. XVIII und XIX)

Es ergeben sich vier interessante Feststellungen:

1. Der Gammaglobulingehalt ist in der M.S.-Gruppe signifikant höher ($p \# 0$) als bei den 166 Kontrollpersonen. Es gibt einen signifikanten Unterschied (Abb. 11) zwischen der „Normalgruppe" und der Kontrollgruppe, aber die bei der M.S. gefundene Erhöhung ist groß genug, um gegenüber der Kontrollgruppe signifikant zu sein.

In Prozentzahlen ist der Gammaglobulingehalt signifikant höher in der M.S.-Gruppe als in jeder der drei anderen Gruppen. Wie die M.S.-Gruppe haben auch die Kontrollgruppe und die Gruppe der anderen entzündlichen Erkrankungen einen signifikant höheren Gammaglobulinwert als die „Normalgruppe".

So stimmen also die Gammaglobulinwerte in Absolutwerten und in Prozenten überein. Das kommt daher, daß keine andere Eiweißfraktion genügend erhöht ist, um in wesentlicher Weise den Prozentsatz der Gammaglobuline zu beeinflussen. Wenn man nämlich, wie wir es für die chemisch bestimmten Gammaglobuline getan haben, als obere Grenze der Norm die 5%-Vertrauensgrenzen der „Normalgruppe" nimmt, also 6,5 mg p. 100 ml in Absolutwerten und 14,2% in Prozenten, so ist die Häufigkeit der Gammaglobulinerhöhung in der M.S.-Gruppe wenig unterschiedlich ($p > 0{,}53$), gleichgültig, ob man die eine oder die andere Ausdrucksform benutzt (jeweils 124 von 166 Fällen = 74,7% und 119 von 166 Fällen = 71,7%). Aus den oben dargelegten theoretischen Gründen ist es dennoch notwendig, den Gammaglobulingehalt in Absolutwerten anzugeben, selbst wenn man sich nur für seine Schwankungen interessiert.

Der Gammaglobulingehalt ist im Durchschnitt bei den M.S.-kranken Männern (13,0 mg p. 100 ml) höher als bei den Frauen

Tabelle XVIII. *Elektrophoretische Bestimmung der Gammaglobuline* (in Absolutwerten)

	Normal (28)	Kontrollen (166)	M. S. (166)
Mittel (mg p. 100 ml)	3,9	5,0	11,7
Varianz (σ^2)	1,78	5,20	63,64
Standardabweichung (σ)	1,33	2,28	7,98
Standardfehler $\left(\frac{\sigma}{\sqrt{n}}\right)$	0,25	0,18	0,62
5%-Vertrauensgrenze für den Einzelfall	1,3 bis 6,5	0,15 bis 9,4	0 bis 27,3
5%-Vertrauensgrenze für die Gruppe	3,4 bis 4,4	4,6 bis 5,3	10,5 bis 12,9

Tabelle XIX. *Elektrophoretische Bestimmung der Gammaglobuline* (in %)

	Normal (28)	Kontrollen (166)	M. S. (166)	Andere entzündliche Erkrankungen (43)
Mittel (%)	9,5	10,5	21,4	16,9
Varianz (σ^2)	5,74	5,38	186,00	68,97
Standardabweichung (σ)	2,40	2,33	13,60	8,35
Standardfehler $\left(\frac{\sigma}{\sqrt{n}}\right)$	0,45	0,18	1,06	1,27
5%-Vertrauensgrenze für den Einzelfall	4,8 bis 14,2	6,0 bis 15,1	0 bis 48,1	0,5 bis 33,2
5%-Vertrauensgrenze für die Gruppe	8,7 bis 10,4	10,2 bis 10,9	18,7 bis 24,1	14,4 bis 19,4

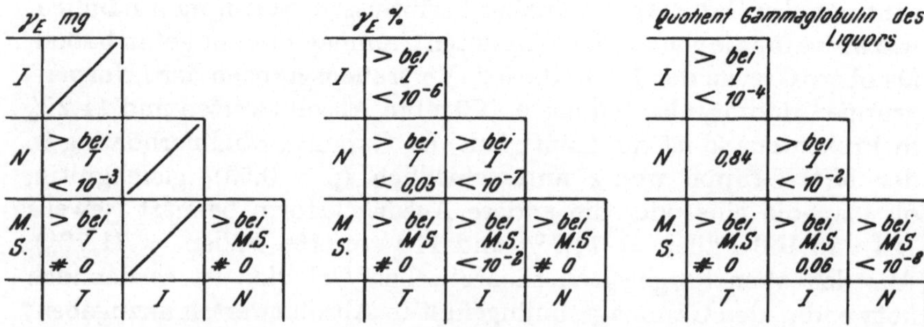

Abb. 11 e. Signifikanz der beobachteten Differenzen bei jeder Gruppe; I (entzündliche Erkrankungen) $n = 43$, N (Normalfälle) $n = 28$, M.S. $n = 166$, T (Kontrollgruppe) $n = 166$

(11,1 mg p. 100 ml), ohne daß dieser Unterschied signifikant wäre ($p > 0,13$). Diese Gammaglobulinerhöhung findet sich bei 49 von 57 männlichen Fällen (86,0%) und bei 75 weiblichen Fällen (68,8%): sie ist signifikant häufiger bei den Männern ($p < 0,02$). Diese Unterschiede erinnern an die ganz gleichen bei der chemischen Bestimmungsmethode.

In der Kontrollgruppe gibt es ebenfalls keinen signifikanten Unterschied zwischen den Gammaglobulinwerten bei Männern und Frauen ($p > 0,27$), wenn auch die Zahlen bei jenen (5,1 mg p. 100 ml) höher liegen als bei diesen (4,6 mg p. 100 ml). Auch in der Kontrollgruppe ist die Häufigkeit der Gammaglobulinerhöhung nicht signifikant verschieden ($p \# 0,41$) bei Männern (25 von 116 Fällen = 21,6%) und Frauen (8 von 50 Fällen = 16,0%). In der Gruppe als Ganzes wird die Gammaglobulinerhöhung in 33 von 166 Fällen (19,9%) beobachtet; wenn man sich in Prozentzahlen ausdrückte, würde sie nur in 20 Fällen erkannt (12,1%).

2. Das Vorkommen von mehreren Eiweißfraktionen in der Gammazone wird bei 62 von 166 M.S.-Kranken gefunden, das heißt in 37,5% der Fälle. Die Verteilung ist wie folgt:

2 Fraktionen . . . . 32 Fälle
3 Fraktionen . . . . 23 Fälle
4 Fraktionen . . . . 5 Fälle
5 Fraktionen . . . . 2 Fälle

In der Kontrollgruppe wurde nur 20mal (in 12,1% der Fälle) das Vorkommen von zwei Fraktionen beobachtet und niemals eine größere Anzahl von Fraktionen.

Die Häufigkeit, mit der man zwei, drei oder mehr Gammafraktionen antrifft, ist bei der M.S. signifikant höher als in der Kontrollgruppe (χ^2-Test für zwei Freiheitsgrade: $p < 0,001$), der Gruppe der entzündlichen Erkrankungen (χ^2-Test für zwei Freiheitsgrade: $p < 0,01$) und der „Normalgruppe“ (χ^2-Test für zwei Freiheitsgrade: $p = 0,05$). Dagegen erscheint kein Unterschied zwischen Kontroll-, entzündlicher und Normalgruppe, wenn man je zwei von ihnen miteinander vergleicht.

3. Die Berechnung der Korrelation zwischen den Ergebnissen der beiden Methoden, der chemischen und der elektrophoretischen Gammaglobulinbestimmung, ist von uns für die M.S.-Gruppe und die Kontrollgruppe ausgeführt worden. Bei der M.S. ist der Korrelationskoeffizient $r = +0,86$ (Signifikanz des Korrelationskoeffizienten für 164 Freiheitsgrade: $p \# 0$). Bei der Kontrollgruppe: $r = +0,509$ (für 164 Freiheitsgrade: $p \# 0$). In beiden Fällen ist die Korrelationsgerade ein hervorragender Ausdruck der Korre-

lation zwischen den Ergebnissen der beiden Bestimmungsmethoden. Das erlaubt mit sehr großer Sicherheit zu sagen, daß sie Proteine erfassen, deren Variationen sehr stark gekoppelt sind, und daß es sich höchstwahrscheinlich um dieselben handelt.

4. Die Untersuchung des Quotienten

$$\frac{\text{mg Gammaglobuline (chemische Methode)}}{\text{mg Gammaglobuline (elektrophoretische Methode)}}$$

schien uns aufschlußreich (Abb. 10).

Tatsächlich zeigen Tab. XX und Abb. 11, daß in der M.S.-Gruppe dieser Quotient signifikant höher ist ($q = 0{,}97$) als in der Kontrollgruppe [($q = 0{,}58$); $p \# 0$], in der Normalgruppe [($q = 0{,}59$; $p < 10^{-8}$)] und daß er beinahe signifikant höher ist als in der Gruppe der anderen entzündlichen Erkrankungen ($q = 0{,}84$; p zwischen 0,05 und 0,06). Es gibt keinen signifikanten Unterschied zwischen „Normalgruppe" und Kontrollgruppe ($p = 0{,}84$). Schließlich ist dieser Quotient signifikant höher in der Gruppe der entzündlichen Erkrankungen als in der Kontrollgruppe ($p < 10^{-4}$) und in der „Normalgruppe" ($p < 0{,}01$).

Tabelle XX. *Beziehung* $\dfrac{\gamma\ \textit{(chemische Methode) mg}\ \text{p. 100 ml}}{\gamma\ \textit{(elektrophoretische Methode) mg}\ \text{p. 100 ml}}$

	Normal (28)	Kontrollen (166)	M.S. (166)	Andere entzündliche Erkrankungen (43)
Mittel (mg%)	0,59	0,58	0,97	0,84
Varianz (σ^2)	0,0817	0,0892	0,215	0,151
Standardabweichung (σ)	0,286	0,299	0,463	0,388
Standardfehler $\left(\frac{\sigma}{\sqrt{n}}\right)$	0,0540	0,0232	0,0360	0,0592
5%-Vertrauensgrenze für den Einzelfall	0,03 bis 1,15	0 bis 1,16	0,06 bis 1,88	0,08 bis 1,60
5%-Vertrauensgrenze für die Gruppe	0,48 bis 0,70	0,53 bis 0,62	0,90 bis 1,05	0,73 bis 0,96

So ist also dieser „Gammaglobulinquotient des Liquors" identisch in Kontroll- und „Normalgruppe", er ist wesentlich höher bei den entzündlichen Erkrankungen, und da wiederum höher bei der M.S. als bei den anderen.

Der Gammaglobulinquotient des Liquors hat in der Gruppe der 28 „Normalpersonen" eine fast normale Verteilung. Man kann deshalb die obere Grenze des Vertrauensintervalls für 5% dieser Gruppe ($q = 1{,}15$) als obere Grenze der Norm annehmen. 53 M.S.-

Fälle von 166 (31,9%) und 9 andere entzündliche Erkrankungen von 43 (20,9%) liegen oberhalb dieser Grenze. Die Häufigkeit der Erhöhung des Gammaglobulinquotienten ist also größer bei der M.S. als in der anderen Gruppe, wenngleich dieser Unterschied nicht signifikant ist ($p > 0{,}15$). Was das Geschlecht angeht, so hat es weder auf den Mittelwert des Quotienten in den vier Gruppen, noch auf die Häufigkeit seiner Erhöhung in den drei Krankheitsgruppen einen Einfluß.

Diese Ergebnisse legen den Schluß nahe, daß man mit der chemischen Methode *elektiv* die *pathologischen Immunglobuline* bestimmt, die im Verlauf der entzündlichen Prozesse und offenbar speziell der M.S. auftreten.

Wenn also die theoretische Bedeutung des Gammaglobulinquotienten des Liquors groß ist, so ist sein praktisches Interesse begrenzter. In der Tat hat keine M.S. ohne Gammaglobulinerhöhung (chemische Methode) einen Quotienten über 1,15. Dieselbe Feststellung kann man für die Gruppe der anderen entzündlichen Erkrankungen treffen. Die Berechnung dieses Quotienten hat es also in keinem Fall gestattet, im Liquor eine Veränderung vom entzündlichen Typ festzustellen, wenn nicht gleichzeitig eine Gammaglobulinerhöhung bestand.

Dies erklärt sich im übrigen zwanglos durch die ausgezeichnete Korrelation der Meßwerte der beiden Methoden.

4. Häufigkeit und Gruppierung der Anomalien der verschiedenen Eiweißfraktionen des Liquors in der M.S.-Gruppe

Im Laufe dieser ganzen Untersuchung ist die Notwendigkeit einer Bezugsgruppe, bestehend aus wirklich „normalen" Individuen, deutlich geworden. Wie sich zeigte, sind nämlich die Werte einer Gruppe von Kranken mit neurologischen und psychiatrischen Erkrankungen, bei denen offenbar kein immunpathologischer Vorgang beteiligt ist, oft von jenen einer „Normalgruppe" verschieden gewesen.

Leider mußten für unsere „Normalgruppe" einige Einschränkungen gemacht werden (Individuen ohne psychiatrisch-neurologische Erkrankung, bei denen dennoch wegen verschiedener funktioneller Störungen eine Liquorkontrolle vorgenommen worden war; etwas zu geringe Größe der Gruppe, Verteilung, die manchmal von der Normalverteilung abwich). Es ist also unerläßlich, die Ergebnisse in der M.S.-Gruppe nachträglich auf der Grundlage dieser „Normalgruppe" zu überprüfen, wobei als Grenzen der Norm für jede Proteinfraktion die obere und untere Grenze (einschließlich) des Vertrauensintervalls für 5% dieser Fraktion in der Normalgruppe genommen werden. Wenn diese Berechnung auch unvollkommen ist, so gestattet sie doch, in großen Zügen die Anomalien in den Eiweißfraktionen des Liquors bei der M.S. herauszuarbeiten.

a) Häufigkeit der Anomalien in den Eiweißfraktionen (Abb. 12)

1. 124 M.S. haben eine Gammaglobulinerhöhung (74,7%).

2. Nach der Gammaglobulinerhöhung ist die am häufigsten gefundene Anomalie die Erhöhung der α_2-Globuline, die in 32 Fällen (19,3%) beobachtet wurde. Diese α_2-Erhöhung ist in allen Fällen bis auf einen mit einer Gammaglobulinerhöhung gekoppelt.

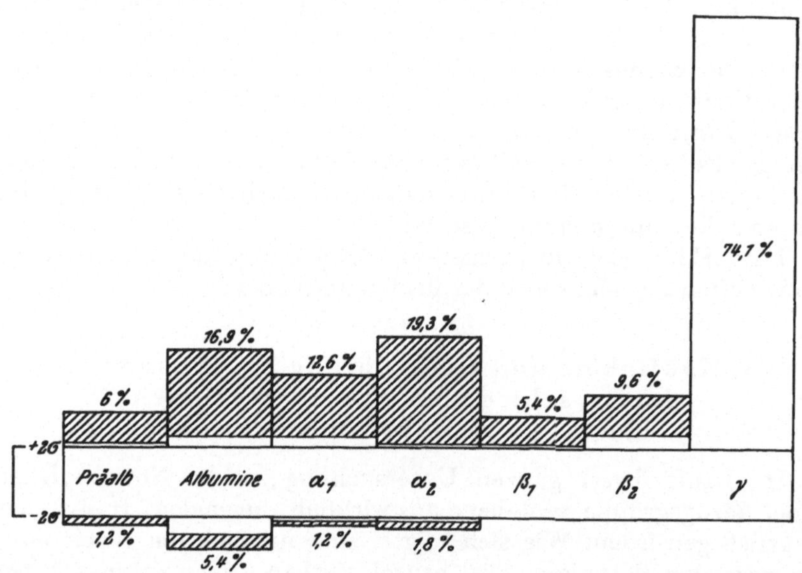

Abb. 12. Häufigkeit in % der Proteinveränderungen (schraffiert: Fälle mit Gammaglobulinerhöhung)

3. Der Albumingehalt ist in 28 von 166 Fällen erhöht, das heißt in 16,9%. Er ist es häufiger, wenn gleichzeitig eine Gammaglobulinerhöhung besteht (25 von 124 Fällen = 20,2%), als wenn die Gammaglobuline normal sind (3 von 42 Fällen = 7,1%). Der Unterschied zwischen den beiden Häufigkeiten ist an der Grenze der Signifikanz ($p \# 0{,}05$).

4. Die Erhöhung der α_1-Globuline wurde in 21 von 166 Fällen beobachtet (12,7%). Sie ist häufiger, wenn die Gammaglobuline

erhöht sind (18 von 124 Fällen = 14,5%), als wenn diese normal sind (3 von 42 Fällen = 7,1%). Der Unterschied ist aber nicht signifikant ($p > 0{,}21$).

5. Die Erhöhung der β_2-Globuline wurde bei 16 von 166 Fällen (9,6%) beobachtet, und zwar mit gleicher Häufigkeit, ob nun eine Gammaglobulinerhöhung bestand (12 von 124 Fällen = 9,7%) oder nicht (4 von 42 Fällen = 9,5%).

6. Die Erhöhung der Vorfraktion (10 von 166 Fällen = 6,0%) ist seltener. Nur in einem Fall geht sie mit einem normalen Gammaglobulinwert einher, aber in 7 der 9 anderen Fälle ist die Gammaglobulinerhöhung nur sehr gering (unter 9,0 mg p. 100 ml).

7. Die Erhöhung der β_1-Globuline ist ebenfalls selten, sie kommt nur neunmal vor (5,4%). Achtmal geht sie mit einer Gammaglobulinerhöhung einher.

8. Es kommt sehr selten vor, daß eine Eiweißfraktion vermindert ist. Dies ist niemals der Fall bei den β_1-, den β_2- und den Gammaglobulinen; es kommt zweimal vor bei der Vorfraktion und den α_1-Globulinen, dreimal bei den α_2-Globulinen. Das Albumin ist häufiger vermindert als die anderen Fraktionen (neunmal von 166 = 5,4%). Vier dieser neun Fälle gehen mit einem normalen Gammaglobulingehalt einher.

b) Gruppierung der Anomalien der Eiweißfraktionen

Man kann feststellen, daß α_1- und α_2-Globuline oft gemeinsam erhöht sind (14mal von 21), die Albuminerhöhung oft mit der Erhöhung eines Alphaglobulins verknüpft ist (je neunmal α_1 und α_2), und daß die Verminderung des Albumins in vier von neun Fällen isoliert ist.

Von Bedeutung ist aber vor allem die Gruppierung der Anomalien der anderen Fraktionen mit der Gammaglobulinerhöhung. Jedes Mal, wenn eine dieser Fraktionen verändert ist, kommt dazu eine Gammaglobulinerhöhung, die ebenso häufig ist (s. β_2-Globulin-Erhöhung und Albuminverminderung), oder sogar wesentlich häufiger (s. Vorfraktionerhöhung, Erhöhung von Albumin, α_1-, α_2- und β_1-Globulin), als wenn diese Fraktion nicht verändert ist. Von einem anderen Standpunkt aus gehen die 42 Fälle mit normalem Gammaglobulingehalt nicht mit elektiven Veränderungen anderer Eiweißfraktionen einher.

Es wird daraus deutlich, daß die anderen Fraktionen als das Gammaglobulin recht selten verändert sind und daß sie sich im allgemeinen nur mit einer gleichzeitigen Gammaglobulinerhöhung ändern. Deshalb ist ihr diagnostisches Interesse äußerst gering. *Die Erhöhung des Gammaglobulingehaltes bleibt die fundamentale Liquorveränderung bei der Multiplen Sklerose.*

Diese Arbeit wurde ausgeführt an der Clinique des Maladies du Système Nerveux (Prof. Dr. P. Castaigne) und der Clinique de Neuropsychologie (Prof. Dr. F. Lhermitte) des Centre Hospitalo-Universitaire Pitié-Salpêtrière in Paris 13, Frankreich.

Ihre Durchführung wurde durch die Unterstützung des Institut National de la Santé et de la Recherche Médicale (Prof. Dr. E. Aujaleu), der Direction des Recherches et Moyens d'Essais, der Caisse Nationale de Sécurité Sociale und des Fond de Recherche des Hôpitaux de Paris ermöglicht.

Zusammenfassung

Die Untersuchung der Ergebnisse der Liquorelektrophorese an einer Gruppe von 166 M.S.-Kranken, verglichen mit 166 Patienten anderer neurologisch-psychiatrischer Krankheitsformen ohne immunpathologischen Prozeß, mit 28 „normalen" Individuen ohne erkennbare neurologisch-psychiatrische Erkrankung und schließlich mit 43 Patienten, die an anderen entzündlichen Nervenerkrankungen als einer M.S. leiden, führte zu folgenden Schlußfolgerungen:

1. Die Ergebnisse der Eiweißelektrophorese des Liquors sollten in Absolutwerten angegeben werden; die herkömmliche Ausdrucksform in Prozenten führt zu Fehlbeurteilungen, für die im Laufe der Arbeit viele Beispiele angegeben werden.

2. Außer der Gammaglobulinvermehrung findet man in der M.S.-Gruppe folgende Tatsachen:

a) bezüglich der Mittelwerte der verschiedenen Fraktionen:

eine Verminderung der Mittelwerte für die α_1-, die β_1- und die β_2-Globuline im Vergleich zur Kontrollgruppe; der Vergleich mit der „Normalgruppe" erlaubt es, trotz der einschränkenden Bemerkungen über die Validität dieser Gruppe, mit Wahrscheinlichkeit anzunehmen, daß die relativen Anomalien nicht Besonderheiten der M.S., sondern entgegengesetzte Schwankungen in der Kontrollgruppe ausdrücken.

Es besteht eine Vermehrung der Albumine und der α_2-Globuline in ihren Mittelwerten im Vergleich zu den 28 „Normalpersonen"; aber dieselben Erhöhungen (mit identischen Mittelwerten und Streuungen) finden sich in der Kontrollgruppe, so daß man ihnen keinerlei Spezifizität zumessen kann.

b) bezüglich der Häufigkeit der Veränderung der verschiedenen Fraktionen:

die Gammaglobulinvermehrung findet sich in 74,7% der Fälle;

die Veränderungen im Anteil der anderen Eiweißfraktionen sind nicht sehr häufig. Sie kommen praktisch nur im Sinne einer Vermehrung vor, außer bei den Albuminen, die manchmal auch vermindert sind. Dies steht nicht im Gegensatz zur Tatsache, daß der mittlere Albumingehalt in der M.S.-Gruppe höher ist als in der Kontrollgruppe, sondern es liegt an der größeren Streuung der Albuminwerte in der erstgenannten Gruppe. Diese Veränderungen sind praktisch immer mit einer Gammaglobulinvermehrung verbunden und verdienen kein besonderes diagnostisches Interesse.

Es erweist sich also, daß die Gammaglobulinvermehrung das einzige grundlegende *quantitative* Merkmal der Multiplen Sklerose ist.

3. Der mittlere Gesamteiweißwert und die Häufigkeit der Gesamteiweißerhöhung sind signifikant höher bei den Männern als bei den Frauen der M.S.-Gruppe. Die Häufigkeit der Gammaglobulinvermehrung ist nach der elektrophoretischen Methode ebenfalls signifikant größer bei den Männern dieser Gruppe. Keinerlei Geschlechtsdifferenz fand sich in der Kontroll- und der Normalgruppe in bezug auf Gesamteiweiß und Gammaglobuline (nach beiden Methoden).

4. Die Berechnung des Verhältnisses Betaglobuline zu Gammaglobuline hat nach unserer Ansicht kein Interesse, da weder die β_1-noch die β_2-Globuline in Absolutzahlen verändert sind: seine Schwankung würde deshalb nur die der Gammaglobuline ausdrücken.

5. Das Vorkommen mehrerer Gammaglobulinfraktionen ist bei der M.S. signifikant häufiger als in den drei anderen Gruppen.

6. Es besteht eine ausgezeichnete Korrelation zwischen der chemischen und der elektrophoretischen Bestimmung der Gammaglobuline bei der M.S. sowie in der Kontrollgruppe. Die chemische Bestimmungsmethode der Gammaglobuline erscheint uns deshalb durchaus empfehlenswert.

7. Die Untersuchung des „Gammaglobulinquotienten des Liquors"

$$\frac{\text{mg Gammaglobuline (chemische Methode)}}{\text{mg Gammaglobuline (elektrophoretische Methode)}}$$

zeigt, daß dieser Quotient im Falle eines entzündlichen Prozesses höher ist als bei den Kontroll- und Normalpersonen, und zwar offenbar noch höher bei der M.S. als bei der Gesamtheit der anderen entzündlichen Erkrankungen.

Berücksichtigt man die ausgezeichnete Korrelation der Werte der beiden Methoden, so kann man annehmen, daß *bei der chemischen Bestimmung elektiv die pathologischen Immunglobuline der entzündlichen Prozesse und speziell der Multiplen Sklerose erfaßt werden.*

Summary

An analysis of electrophoretic results obtained with CSF from a group of 166 patients suffering from M.S., compared with 166 control subjects suffering from neuropsychiatric disorders in which no immunopathological processes intervene, with 28 "normal" subjects showing no signs of any recognised neuropsychiatric disorders, and finally with 43 patients suffering from neuro-meningeal disorders other than M.S., leads to the following conclusions:

1. the electrophoretic measurements made on CSF protein should be expressed as an *absolute* value: the traditional expression, i.e. as a percentage, leads to errors examples of which are given throughout this study.

2. aside from a high gamma-globulin concentration in the CSF, the following conditions were found in the group of patients suffering from M.S.:

a) average values of the different fractions:

— there is a fall in the average α_1-, β_1- and β_2-globulin content as compared to the control group; a comparison with the group of 28 "normal" subjects, despite the validity of this group being questionable, leads one to conclude with some certainly that these relative anomalies are not caused by M.S. but are inverse characteristics of the control group.

— there is a rise in the average albumin and α_2-globulin content compared with the group of 28 "normal" subjects: but this same rise (identical average and variance) is observed in the control group composed of 166 subjects, from which we conclude that no specificity can be attributed to this rise.

b) frequency of changes in the different fractions:

— a high γ-globulin level in the CSF is observed in 74,7% of the cases.

— modifications in the level of other protein fractions are less frequent, when they do occur, they occur almost always in an increasing sense, with the exception of albumin which may decrease. This is in no way contradictory with the fact that the average albumin content of the CSF is higher in the group of M.S.-patients than in the "normal" group, but is simply due to a greater variance in the albumin content of the CSF in the first group than in the second. These changes are almost associated with a high level of γ-globulin in the CSF and are of no particular interest in the diagnosis itself.

— it would seem therefore that a high content of gamma-globulin in the CSF is the only fundamental *quantitative* feature of M.S.

3. The average protein content and the occurence of high protein content in the CSF are significantly higher in men than women in M.S. High gamma-globulin content (measured by electrophoresis) is also significantly higher in men of this group. No difference related to sex has been observed in the "normal" group and control group as concerns the content of protein and gamma-globulin in the CSF determined by the two methods.

4. The calculation of the ratio of β-globulin/γ-globulin does not seem to be of any significance since neither the β_1- nor β_2-globulin are modified in absolute terms. Any variations observed must be attributed to that of γ-globulins.

5. The presence of several gammafractions is significantly more frequent in cases of M.S. than in the three other groups.

6. There is a very close correlation between the chemical determination of γ-globulin and its electrophoretic determination in both M.S.- and control groups. The chemical determination of γ-globulin seems to be highly recommandable.

7. A study on the "CSF γ-coefficient":

$$\frac{\text{mg}\,\gamma\text{-globulin (chemical determination)}}{\text{mg}\,\gamma\text{-globulin (electrophoretical determination)}}$$

shows that this coefficient is higher in cases in which an inflammatory reaction has occurred than in the control and "normal" subjects; this fact is all the more apparent in cases of M.S. than in all other inflammatory affections. This takes into account the high correlation between the values obtained by the two methods and one may be led to believe that, in inflammatory conditions and more particulary in cases of M.S. by using chemical analysis, the pathological immunoglobulins present are measured selectively.

References

1) Castaigne, P., J. Cambier et E. Schuller: Dosage des protéines totales et de certaines globulines du L.C.R. Rev. Fr. Clin. Biol. X, 529–546 (1965).

2) F. Lhermitte, E. Schuller et M. Loridan: La formule protéique du L.C.R. au cours de la Sclérose en Plaques. Soc. Méd. Hôpitaux de Paris **118**, 7–27 (1967).

3) Fazekas de St. Grote, S., R. G. Webster and A. Datyner: Two new staining procedures for quantitative estimation of proteins on electrophoretic strips. Biochim. Biophys. Acta **71**, 377–391 (1963).

4) Wüthrich, R., H. M. Rieder und J. B. Meyer: Über Geschlechtsdifferenzen in den Liquorbefunden bei Multiple-Sklerose-Kranken. Nervenarzt **34**, 32–36 (1963).

Wien. Z. Nervenheilk./Suppl. II, 138—144 (1969)

Aus der Klinik und Poliklinik für Psychiatrie und Neurologie
der Martin-Luther-Universität Halle-Wittenberg
(Direktor: Prof. Dr. H. Rennert)

Zum Globulinspektrum der Enzephalomyelitis disseminata

Von

R. M. Schmidt und **H. Diessner**

Mit 2 Abbildungen

Das papierelektrophoretische γ-Globulinspektrum des Liquor cerebrospinalis zeigt bei M.S.-Kranken nach Steger (1953), Bauer (1955), Delank (1956) und Lowenthal (1965) in etwa 55 bis 65% der Fälle eine Erhöhung; werden nur die klassischen Symptome berücksichtigt, liegt die Häufigkeit der γ-Globulinvermehrung sogar bei 75%. Die γ-Bande weist nach Delank (1956) einen Mittelwert von 25% auf. Bei Verwendung anderer Trägermedien, beispielsweise Agar-Agar, die eine differenziertere Auftrennung der Globuline, insbesondere der γ-Globuline, gestatten, waren auch bei diesem Krankheitsbild Abweichungen der einzelnen Unterfraktionen zu erwarten. Lowenthal berichtete 1965 in seiner Monographie über Agarelektrophorese bei M.S. über eine Erhöhung der γ_1 bis γ_3-Globulinbanden bei normaler α- und β-Globulinfraktion. Die serumelektrophoretischen Untersuchungsergebnisse sind unterschiedlich. Verschiedene Autoren fanden geringe γ-Globulinzunahmen, andere dagegen normale Werte.

Bei der Auswertung der Liquorbefunde von 79 M.S.-Kranken versuchten wir die Krankheitsbilder dem Verlauf entsprechend in akute, subakute und chronische Formen einzuteilen, wobei wir uns durchaus der Schwierigkeiten, insbesondere des subjektiven Faktors, bewußt waren. Erst danach erfolgte die statistische Auswertung der Ergebnisse der Liquor- und Serumagarelektropherogramme mit Hilfe des U- bzw. T-Tests für unabhängige Stichproben[1]. $T = 1{,}98$ ent-

[1] Für die statistische Beratung danken wir Herrn Prof. Dr. Adam (Leiter der Abteilung für Statistik am Lehrstuhl für Sozialhygiene der Martin-Luther-Universität Halle/Saale) und Herrn Dr. Enke.

spricht einer Wahrscheinlichkeit von 5%. Die Berechnung der Normalwerte erfolgte anhand von 23 Liquores und 40 Seren von Kranken und Gutachtenfällen ohne wesentliche neurologische und psychiatrische Symptomatik mit regelrechten Liquorbefunden.

Tabelle I. *Statistische Auswertung der Liquoragarpherogramme von akuten Multiplen Sklerosen*
(n = Fallzahl; M = Mittelwert in Rel.-%)

	M $n=23$	M $n=16$	T
V	4,81	4.34	0.83
Alb.	69,12	61,93	1.61
α_1	4.85	**3,79** ↓	**2,11**
α_2	4,68	4,24	0.29
β	7.61	6,66	1,53
τ	3.88	3,92	0,29
γ_1	1,23	1,48	0,62
γ_1'	0.92	1,13	1,31
γ_2	0.92	**2,63** ↑	**3,04**
γ_3	1.33	**5,37** ↑	**4,30**
γ_4	0,46	**2,62** ↑	**3,59**
γ_5	0,17	**0,78** ↑	**3,17**

Tabelle II. *Statistische Auswertung der Liquoragarpherogramme von subakuten Multiplen Sklerosen*
(n = Fallzahl; M = Mittelwert in Rel.-%)

	M $n=23$	M $n=28$	T
V	4,81	5,54	0,97
Alb.	69,12	**59,60** ↓	**3,90**
α_1	4,85	4,83	0,70
α_2	4,68	5,18	0,89
β	7,61	**6,50** ↓	**2,44**
τ	3,88	4,23	0,66
γ_1	1,23	1,36	0,76
γ_1'	0,92	**1,22** ↑	**3,70**
γ_2	0,92	**2,17** ↑	**3,09**
γ_3	1,33	**5,82** ↑	**5,00**
γ_4	0,46	**2,62** ↑	**4,02**
γ_5	0,17	**0,91** ↑	**3,63**

In Tab. I sind die Auswertungsergebnisse der Liquoragarpherogramme von 16 akuten M.S.-Kranken zusammengestellt, wobei eine statistisch signifikante Zunahme der γ_2- bis γ_5-Globulinfraktionen mit einem Gipfel im γ_3-Globulinbereich auffällt. Außerdem besteht eine signifikante α_1-Globulinverminderung.

Die 28 subakuten Krankheitsbilder (Tab. II) weisen ebenfalls eine signifikante Zunahme der γ-Globulinfraktionen einschließlich der $\gamma_{1'}$-Globulinbande auf. Auch hier liegt der Gipfel bei der γ_3-Globulinfraktion. Die Albumin- und β-Globulinwerte zeigen eine leichte Verminderung.

Tabelle III. *Statistische Auswertung der Liquoragarpherogramme von chronischen Multiplen Sklerosen*
(n = Fallzahl; M = Mittelwert in Rel.-%)

	$M n=23$	M $n=35$	T
V	4,81	5,62	1,01
Alb.	69,12	**61,14** ↓	**4,01**
α_1	4,85	4,37	0,65
α_2	4,68	5,51	1,85
β	7,61	6,91	1,82
τ	3,88	4,16	0,24
γ_1	1,23	1,74	0,06
$\gamma_{1'}$	0,92	**1,41** ↑	**2,90**
γ_2	0,92	**1,80** ↑	**2,29**
γ_3	1,33	**4,18** ↑	**4,66**
γ_4	0,46	**2,28** ↑	**3,09**
γ_5	0,17	**0,54** ↑	**2,48**

Tabelle IV. *Vergleichende Untersuchung der statistisch signifikanten Fraktionen bei den verschiedenen Krankheitsstadien*
(M = Mittelwert in Rel.-%)

	M akut	M subakut	T		M akut	M chron.	T		M subakut	M chron.	T
Alb.	61,93	59,60	0,33	Alb.	61,93	61,14	0,48	Alb.	59,60	61,14	0,31
α_1	**3,79**	**4,83**	**2,56**	α_1	**3,79**	**4,37**	**2,64**	α_1	—	—	—
β	6,66	6,50	0,90	β	—	—	—	β	6,50	6,91	1,12
$\gamma_{1'}$	1,13	1,22	0,77	$\gamma_{1'}$	1,13	1,41	1,26	$\gamma_{1'}$	1,22	1,41	0,91
γ_2	2,63	2,17	0,79	γ_2	2,63	1,80	1,37	γ_2	2,17	1,80	1,03
γ_3	5,37	5,82	0,33	γ_3	5,37	4,18	0,90	γ_3	5,82	4,18	1,17
γ_4	2,62	2,62	0,18	γ_4	4,28	2,62	0,87	γ_4	2,62	2,28	0,98
γ_5	0,78	0,91	0,45	γ_5	0,78	0,54	0,91	γ_5	0,91	0,54	1,16

Bei 35 Patienten mit chronischen Krankheitsbildern (Tab. III) besteht gleichfalls eine γ-Globulinzunahme mit einem Maximum im γ_3-Globulinbereich bei Albuminverminderung.

Pathologische Wanderungsgeschwindigkeiten ergaben sich bei keiner der drei Gruppen.

Eine graphische Darstellung der augmentierten γ-Globulinfraktionen der akuten, subakuten und chronischen Verlaufsformen (Abb. 1) weist lediglich eine leichte Differenz der γ-Globulingipfel auf. Bei vergleichender statistischer Betrachtung der signifikanten Fraktionen ergeben sich, abgesehen von einer α_1-Globulinverminderung bei akuten Fällen (Tab. IV), keine neuen Gesichtspunkte.

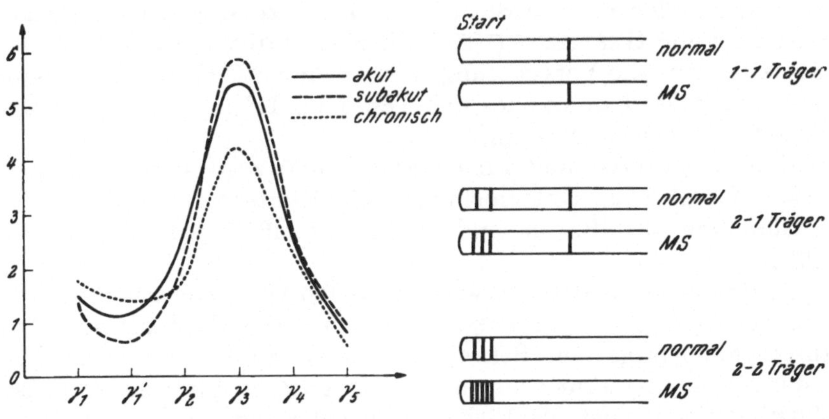

Abb. 1. Beziehung der γ-Globulinfraktionen bei akuten, subakuten und chronischen M.S.-Fällen

Abb. 2. Polyacrylamidelektrophoretische Trennung der Haptoglobinbanden im Liquor bei M.S.-Kranken, schematisch dargestellt

Bei der Serumagarelektrophorese zeigen sich bei akuten, subakuten und chronischen Verlaufsformen keine signifikanten Unterschiede, obwohl die Mittelwerte der α_1-, α_2- und γ-Globulinfraktionen leicht erhöht sind.

Diskussion

Das Globulinspektrum des Liquor cerebrospinalis läßt bei allen Verlaufsformen der M.S. ein Maximum im γ_3-Bereich erkennen, wobei auch die $\gamma_{1'}$- bis γ_5-Globulinbanden signifikant erhöht sind.

Eine isolierte γ_3-Globulinzunahme, über die wiederholt im Schrifttum berichtet wird, können wir danach nicht bestätigen. Die drei Verlaufsformen zeigen ein weitgehend übereinstimmendes Verhalten im Globulinspektrum, so daß die Antikörperbildung mit leichten Unterschieden in allen Stadien gleich ausgeprägt zu sein scheint. In Anbetracht der regelrechten γ-Globulinwerte im Serum liegt es nahe, daß das pathophysiologische Geschehen bei der M.S. vorwiegend auf den pia-arachnoidalen Raum und das Gehirn beschränkt ist und eine Mitbeteiligung des übrigen RES, wie beispielsweise bei Panenzephalitiden und luischen Erkrankungsformen, nicht vorliegt. Die Untersuchungsergebnisse mit markierten Globulinen (Frick und Scheid-Seydel 1958) weisen auf eine autochthone Bildung des γ-Globulins in den Liquorräumen hin, die bis zu 90% der gesamten Liquor-γ-Globuline betragen kann. γ_0-Globulin konnten wir nur in einzelnen Fällen nachweisen, im Gegensatz zu Lowenthal (1965), Schultze und Heremans (1966), die diese Fraktion häufig und vermehrt fanden. Die Veränderungen der α- und β-Globuline im Liquor cerebrospinalis sind, wie aus den Tab. I bis III zu ersehen ist, unwesentlich, ebenso im Serum.

Nach Corridori und Pellegrini (1960) zeigt sich bei papierelektrophoretischen Untersuchungen ein Konzentrationsanstieg der α_2-Globuline, den Bauer und Heitmann (1958) jedoch nicht bestätigen konnten.

Zu den prozentual vorwiegend im α_2-Bereich wandernden Globulinen gehören das α_2-Makroglobulin sowie die Haptoglobine. Der Haptoglobinspiegel im Serum ist relativ großen Schwankungen unterworfen. Als akutes Phasenprotein zeigt es unter anderem bei Entzündungen einen deutlichen Konzentrationsanstieg. Bei polyacrylamidelektrophoretischen Trennungen von M.S.-Seren konnten wir eine Erhöhung des Hp-1-1-Gehaltes bei 1-1- und 2-1-Trägern nachweisen. In unserem Untersuchungsgut fanden wir alle drei Haupttypen (1-1-, 1-2- und 2-2-Träger), so daß wohl keine Beziehung zwischen Erkrankung und Hp-Typ besteht. Zur Orientierung sind in Abb. 2 die Hp-Banden im Acrylamidpherogramm schematisch dargestellt. Bei M.S.-Kranken zeigte sich bei 1-2-Trägern im Liquor cerebrospinalis eine zusätzliche Bande zum normalen Spektrum, bei 2-2-Trägern konnten sogar fünf Banden nachgewiesen werden. Unser Untersuchungsmaterial ist jedoch noch relativ klein, so daß keine statistische Absicherung möglich war. Trotzdem sind die Ergebnisse unseres Erachtens im Hinblick auf eine verstärkte Schrankengängigkeit auch der Haptoglobine bemerkenswert. Cendrowski und Snigurowicz (1966) fanden im Serum von M.S.-Kranken eine signifikante Vermehrung der gesamten Haptoglobine, was mit den leicht erhöhten α_2-Fraktionen der Serumelektropherogramme in Übereinstimmung zu bringen wäre. Eine Schrankenstörung ist bei diesem Krankheitsbild auf Grund immunelektrophoretischer Untersuchungen (Verstärkung des anodischen Teils der γG-Linie, Nachweis von γ_A im Liquor) sowie nach den Ergebnissen von Schrader und Weise (1952) sowie Rowlan und Randt (1953) anzunehmen.

Zusammenfassung

Unsere liquor- und serumagarelektrophoretischen Untersuchungsergebnisse lassen sich dahingehend *zusammenfassen:*

Für die Diagnostik scheint uns der dachgiebelförmige Verlauf der γ-Globulinvermehrung mit einem Maximum im γ_3-Bereich von Wichtigkeit.

Die verschiedenen Verlaufsformen lassen keine wesentlichen Differenzen der γ-Globulinzunahmen erkennen, so daß sich offenbar die Antikörperbildung von der akuten bis zur chronischen Verlaufsform kontinuierlich erstreckt.

Im Serum ergaben sich keine signifikanten γ-Globulinzunahmen. Das α-Globulinspektrum des Serums ließ eine leichte Erhöhung erkennen, die unter anderem auf einem Anstieg der Haptoglobinkonzentration beruhen könnte.

Bei Hp-1-2- und 2-2-Trägern zeigten sich im Liquor zusätzliche Hp-Banden, die auf eine gestörte Schrankenfunktion hinweisen.

Summary

Our results about liquor- and serumagarelectrophoresis are the following: For the diagnosis is significant the ridge-roof-shaped diagram of the increased γ-globulins with a maximum in the γ_3-part.

There are no real differences in γ-globulin rise between the types of courses of the disease. The formation of antibody is possible continuously by the acute and chronic forms. There is no significant γ-globulin increase in the serum. The spectrum of the α-globulins in the serum shows unimportant rise, possibly caused by an increase in the haptoglobin concentration.

By Hp 1-2 and 2-2 gens there are more bands in the liquor though a disturbed barrier function is indicated.

Literatur

Bauer, H.: Humorale Reaktionen bei der multiplen Sklerose. Verh. Dtsch. Ges. inn. Med. **61**, 356–361 (1955).

— und R. Heitmann: Chemische und serologische Untersuchungen bei der multiplen Sklerose. Dtsch. Z. Nervenhk. **178**, 47–77 (1958).

Cendrowski, W. und J. Snigurowicz: Haptoglobin bei Multipler Sklerose. Z. klin. Chemie **1**, 1–2 (1966).

Corridori, F. and G. Pellegrini: Serum Glycoprotein Fractions and Hexosamine Level in Multiple Sclerosis. Psychiat. Neurol. Basel **139**, 382–396 (1960).

Delank, H. W.: Klinische Erfahrungen mit elektrophoretischen Liquoreiweißuntersuchungen. Dtsch. Z. Nervenhk. **174**, 429–442 (1956).

Frick, E. und L. Scheid-Seydel: Untersuchungen mit J^{131} markiertem γ-Globulin zur Frage der Abstammung der Liquoreiweißkörper. Klin. Wschr. **36**, 857–863 (1958).

LOWENTHAL, A.: Agarelectrophoresis in Neurology. Amsterdam-New York-London: Elsevier Publishing Company, 1965.

ROWLAN, U. and C. T. RANDT: Blood-cerebrospinal fluid barrier in multiple sclerosis during ACTH administration. J. Labor. clin. Med. **41**, 754 (1953).

SCHRADER, A. und H. WEISE: Über die Permeabilitätsverhältnisse der Blutliquorschranke bei multipler Sklerose. Zbl. ges. Neurol. Psychiat. **120**, 225 (1952).

SCHULTZE, E. and J. F. HEREMANS: Molecular biology of human proteins Vol. 1. Amsterdam-London-New York: Elsevier Publishing Company, 1966.

STEGER, J.: Elektrophoretische Untersuchungen des Liquors. Dtsch. Z. Nervenhk. **171**, 1—19 (1953).

Wien. Z. Nervenheilk./Suppl. II, 145—149 (1969)

Aus der Universitäts-Nervenklinik in München
und der Bayerischen Landesimpfanstalt in München

Immunologische Untersuchungen zur Pathogenese der Multiplen Sklerose

Von

E. Frick und **H. Stickl**

Serologische Befunde über Antikörper gegen Hirngewebe bei M.S. haben die in sie gesetzten Erwartungen, damit die Pathogenese der Erkrankung aufklären zu können, leider nicht erfüllt. Dies gilt für Untersuchungen mit alkoholischen Extrakten aus Gehirn und Rückenmark, über die zuletzt Roemer u. Mai (1967) berichtet haben, und auch für die Präzipitationsreaktion im Agargel nach Ross (1964). Den dabei verwendeten Antigenen ist gemeinsam, daß sie den enzephalitogenen Faktor des Hirngewebes nicht enthalten; ganz offensichtlich werden nur sekundäre immunologische Phänomene erfaßt. Eine ähnliche Feststellung gilt für den myelotoxischen und gliotoxischen Serumfaktor, ein Globulin mit Antikörperfunktion, das in der Gewebekultur bei Komplementzusatz seine Wirkung ausübt. Obwohl in zwei Drittel der M.S.-Fälle positive Befunde zu erheben waren, ist die Reaktion weitgehend unspezifisch und findet sich in hohem Prozentsatz bei anderen organischen Nervenleiden und traumatischen Hirnschäden. Im Serum von M.S.-Kranken haben Field, Caspary u. Ball (1963) hämagglutinierende Antikörper gegen enzephalitogenes Protein nachweisen können, die aber auch bei anderen neurologischen Erkrankungen festzustellen waren.

Geht man von der Arbeitshypothese aus, daß bei der M.S. gewebeallergische Prozesse ablaufen, so kann das unbefriedigende Ergebnis der serologischen Untersuchungen nicht eigentlich überraschen. In Analogie zur experimentellen allergischen Enzephalomyelitis ist bei M.S.-Kranken geprüft worden, ob sie eine intrakutane Reaktion vom „verzögerten Typ“ gegen enzephalitogenes Protein besitzen: die Befunde waren negativ (Böhme u. Mitarb. 1964; Caspary u. Field 1965; Cendrowski u. Murawski 1966).

Bei der experimentellen allergischen Enzephalomyelitis wird aber die intrakutane Reaktion gegen enzephalitogenes Protein dann negativ, wenn sich die Erkrankung klinisch manifestiert. Demnach wäre bei der M.S. ein positiver Befund auch nicht zu erwarten.

Zum Nachweis einer immunologischen Reaktion vom „verzögerten Typ“ kann man einige Laboratoriumsuntersuchungen heranziehen, zum Beispiel die Makrophagenmigrationshemmung, die Hughes u. Field (1968) bei der experimentellen allergischen Enzephalomyelitis nach Anwendung des enzephalitogenen Proteins beschrieben haben. Eine weitere Methode ist die spezifische blastomatöse Umwandlung von Lymphozyten in vitro durch das korrespondierende Antigen. Hierüber möchten wir berichten.

Wir untersuchten 32 Kranke mit M.S. und 11 weitere mit anderen neurologischen Leiden. Aus jeweils 50 ml Venenblut wurden die Leukozyten gewonnen; nach bestimmter Behandlung wurden in „Bellco-Röhrchen“ mit je 2 ml Medium Zellkulturen angelegt. Der Zellrasen bestand zu mehr als 80% aus Lymphozyten. Wir verwendeten folgende Antigene: a) Immunglobulin G 0,06 mg/ml; b) Immunglobulin A 0,07 mg/ml; c) Immunglobulin M 0,07 bis 0,08 mg/ml; d) Liquor wurde dem Gewebekulturmedium 1 : 10 bzw. 1 : 20 zugesetzt; e) enzephalitogenes Protein[1] 48 bis 50 γ/ml, f) Phythämagglutinin M (Difco) wurde dem Zellkulturmedium zur Kontrolle der Reagibilität der Lymphozyten im Verhältnis 1 : 40 zugesetzt.

Die Versuche wurden wie folgt ausgewertet: 5 bis 8 Stunden und ein zweites Mal 24 Stunden nach Antigenzugabe wurden die Zellkulturen bei Schrägauflicht-Grün-Beleuchtung mit dem Plankton-Mikroskop bei 1200facher Vergrößerung durchmustert. Als Kriterien für das Auftreten antigenspezifischer Zellveränderungen gelten blastomatöse Transformation der Zellen, Pseudopodienbildung und Mitosen sowie Zytolysen (Antigenüberschuß). Als Degenerations- und Absterbeerscheinungen der Zellen wurden Zellpyknosen, Überkontrastierung der Zellen und Ablösen größerer Zellverbände vom Boden des Glases gewertet. Neben den genannten morphologischen Kriterien der Leukozytenkulturen wurde zusätzlich der Mitosenindex bestimmt. Werte über 1% wurden als positiv beurteilt.

Von 27 Kranken mit M.S. reagierten die Zellkulturen mit dem *eigenen Liquor der Patienten* in 23 Fällen positiv. Von diesen 23 positiven Fällen wurden bei 20 die Zellkulturen mit dem *Liquor anderer M.S.-Kranker* inkubiert. Dabei kam es ebenfalls zur spezifischen Zellreaktion. In 13 der positiven Fälle wurden ferner die

[1] Herrn Dr. E. J. Field, Newcastle upon Tyne, danken wir für die Überlassung des enzephalitogenen Proteins.

Zellkulturen mit dem *Liquor von Nicht-M.S.-Kranken* zur Reaktion gebracht. Sechsmal wurde ein Liquor hinzugegeben, bei dem die Gammaglobuline nicht vermehrt waren; nur einmal kam es dabei zur blastomatösen Transformation der Lymphozyten. Dagegen war bei sieben Liquores mit Gammaglobulinerhöhung auf Grund einer entzündlichen Erkrankung (Neurolues, chronische Enzephalitis, Polyneuritis) die Reaktion positiv. Bei 15 der 23 positiven Fälle wurden die Lymphozytenkulturen mit Immunglobulin G inkubiert: Alle Kulturen zeigten Transformation. In einer Untersuchung führte Immunglobulin G zu einer Zelltransformation, während sie mit dem eigenen Liquor nicht eintrat. Bei fünf Lymphozytenkulturen von M.S.-Kranken haben wir zusätzlich *Immunglobulin A und M* auf die Fähigkeit, eine Zelltransformation zu induzieren, überprüft: mit Immunglobulin A kam keine positive Reaktion zustande, mit Immunglobulin M dagegen dreimal. Das zur Kontrolle mitverwendete *humane Serumalbumin* führte zu keiner einzigen positiven Reaktion. Die Lymphozyten von 11 M.S.-Kranken wurden mit dem *enzephalitogenen Protein* inkubiert. In 7 Fällen kam es zu einer starken Zelltransformation, die zum Teil bis zur Allergozytolyse ging. Die Zellen dieser Fälle reagierten ebenfalls positiv auf Immunglobulin G und auf M.S.-Liquor.

6 M.S.-Fälle waren negativ, sowohl gegen eigenen wie den Liquor anderer M.S.-Kranker, aber auch gegen Immunglobulin G. In 4 dieser Fälle wurde mit enzephalitogenem Protein geprüft: das Ergebnis war ebenfalls negativ. Mit Phythämagglutinin M traten starke transformative Veränderungen der Zellen auf.

Als Kontrollen dienten die Zellkulturen und die Liquores von 11 anderen neurologisch Kranken (zum Beispiel Hirntumoren, Commotio cerebri, Psychoneurosen und andere). Die Reaktion bei einer Kranken mit Polyneuritis vom Typ Guillain-Barré war mit Immunglobulin G und mit einem M.S.-Liquor positiv. Alle übrigen Fälle waren negativ, sowohl für Immunglobulin G als auch für M.S.-Liquor; in 3 Fällen ebenso für das enzephalitogene Protein.

Die Immunreaktion der Lymphozyten in der Zellkultur von M.S.-Kranken trat — mit Ausnahme von 6/32 Fällen — auf, wenn die Zellen mit Immunglobulin G, Liquor von M.S.-Kranken und enzephalitogenem Protein inkubiert wurden. Bei den sechs nichtreagierenden Fällen handelte es sich einmal um einen Endzustand der M.S., fünfmal um chronische Verläufe. Unsere Untersuchungen stimmen mit denjenigen von Fowler, Morris u. Whitley (1966) überein, die bei 6 Kranken mit M.S. durch autologe und homologe Liquores eine Lymphozytentransformation beobachten konnten. Bei den positiven Reaktionen mit Zellen von M.S.-Kranken ergaben sich keine Unterschiede, ob es sich um schubförmige oder chronische Verläufe, aktive oder inaktive Krankheitsstadien handelte.

Von den Immunglobulinen besitzt das Immunglobulin G die stärkste spezifisch-transformative Wirksamkeit gegen die Lymphozytenkulturen von M. S.-Kranken. Immunglobulin M ist weniger effektiv, Immunglobulin A überhaupt nicht. Die zellspezifische Wirksamkeit des Liquor cerebrospinalis von M. S.-Kranken geht vermutlich auf Immunglobuline zurück, wobei sogar autologe Liquores eine Zelltransformation erzeugen können. Da auch bei anderen entzündlichen Erkrankungen des Zentralnervensystems eine Vermehrung der Immunglobuline im Liquor auftreten kann, wurde dementsprechend mit den Liquores von Kranken mit Neurolues, chronischer Enzephalitis und Polyneuritis eine Zelltransformation mit M. S.-Lymphozyten beobachtet. Die Unwirksamkeit von normalen Liquores geht möglicherweise nur auf den geringeren Gehalt an Immunglobulinen zurück und ist somit mehr als quantitatives denn als qualitatives Phänomen anzusehen. Da eine solche Zelltransformation auch mit den Lymphozyten einer Polyneuritis (Guillain-Barré) gesehen wurde, darf man vielleicht schließen, daß der Transformationseffekt nicht allein für die M. S. spezifisch ist, sondern auch bei verschiedenen anderen Erkrankungen vorkommen könnte. Auffallend ist, daß das Phythämagglutinin M die Lymphozyten von 32 M. S.-Kranken in 11 Fällen weniger zu transformieren vermochte als diejenigen der Kontrollen. In diesem Punkte können wir die Befunde von Jensen (1968) bestätigen. Allerdings fand dieser Autor in seinen übrigen Versuchen keine Lymphozytentransformation mit dem Liquor von M. S.-Kranken.

Das enzephalitogene Protein hatte nach den bisherigen Befunden die stärkste transformative Wirksamkeit auf die Lymphozytenkulturen. Demnach erscheint die Annahme berechtigt, daß es sich hier um das eigentliche immun-effektive Prinzip handelt. — Die in den Lymphozytenkulturen sichtbar gemachten Immunvorgänge deuten auf eine Reaktion vom „verzögerten Typ“ der Gewebe von M. S.-Kranken gegen das enzephalitogene Protein und auch gegen die Immunglobuline G und zum Teil M hin. Die pathogenetischen Zusammenhänge sind letztlich nicht überschaubar und bedürfen noch der weiteren Aufklärung.

Zusammenfassung

1. Lymphozytenzellkulturen von M. S.-Kranken weisen blastoide Transformation auf, wenn sie in vitro mit enzephalitogenem Protein, Immunglobulin G und, teilweise auch, wenn sie mit Immunglobulin M reagieren.

2. Eine blastoide Transformation isolierter Lymphozyten von M.S.-Kranken kann in vitro auch durch den eigenen sowie durch heterologen Liquor von M.S.-Kranken zustande kommen. Diese Reaktion scheint vom Immunglobulin-G-Gehalt des Liquors abhängig zu sein.

3. Die Bedeutung der Versuche für die Pathogenese der M.S. wird diskutiert.

Summary

Lymphocyte cultures from patients with M.S. undergo blastoid cell transformations after challenges with encephalitogenic protein (e.p.), immunglobulin G and, to some degree, with Ig M. The same transformation may be induced by autologous and heterologous cerebrospinal fluid from M.S. patients. The reaction seems to be dependent on the content of Ig G in the cerebrospinal fluid. The observed immune response in the lymphocyte cultures suggests a delayed type hypersensibility reaction in the tissue of M.S.-patients, directed against e. p., Ig G, and, to some degree, against Ig M. The pathogenesis of M.S. is not sufficiently understood and still awaits elucidation.

Literatur

Böhme, D., G. Paal und W. u. H. Kersten: Das morphologische Bild der verzögerten Überempfindlichkeitsreaktion gegen gereinigtes Myelinantigen bei neurologisch Kranken. Psychiat. et Neurol. Basel **147**, 382–396 (1964).

Casparay, E. A. and E. J. Field: An encephalitogenic protein of human origin; some chemical and biological properties. Ann. N.Y. Acad. Sci. **122**, 182–198 (1965).

Cendrowski, W. and K. Murawski: Skin reactions to myelin antigen purified encephalitogenic factor in multiple sclerosis. Arch. Immunol Ther. exp. **14**, 164–169 (1966).

Field, E. J., E. A. Casparay and E. J. Ball: Some biological properties of a highly active encephalitogenic factor isolated from human brain. Lancet **2**, 11–13 (1963).

Fowler, J., Ch. E. Morris and Th. Whitley: Lymphocyte transformation in multiple sclerosis induced by cerebrospinal fluid. New Engl. J. Med. **275**, 1041–1044 (1966).

Hughes, D. and E. J. Field: Inhibition of macrophage migration in vitro by brain and encephalitogenic factor in allergic encephalomyelitis. Int. Arch. Allergy **33**, 45–58 (1968).

Jensen, M. K.: Lymphocyte transformation in multiple sclerosis. Acta neurol. scand. **44**, 200–206 (1968).

Roemer, G. B. und K. M. Mai: Komplementbindungsreaktionen mit Extrakten aus Entmarkungsherden und mit anderen lipidhaltigen Antigenen bei Multipler Sklerose. Z. Immun.forschg. **134**, 370–390 (1967).

Ross, J.: Über Autosensibilisierungsvorgänge bei entzündlichen Erkrankungen des Nervensystems. Klin. Wschr. **42**, 514–518 (1964).

Wien. Z. Nervenheilk./Suppl. II, 150—151 (1969)

From the Department of Neurology, Sahlgrenska Sjukhuset,
and the Department of Neurological Rehabilitation, Högsbo Sjukhuset,
Göteborg

Principles for Calculations of Diagnostic Probability

By

T. Broman, L. Bergmann, and **Annmari Lindberg-Broman**

The Allison criteria for diagnostic categories in M.S. has been of importance as a first approximation in geomedical studies. Verification by autopsy is still an unrealistic demand in prevalence studies from big populations. By a thorough follow-up study of all suspected cases, combined with a qualified reinvestigation and CSF-electroforesis, we hope to be able to stress the diagnostic probability from a clinical point of view.

The Gothenburg investigation is limited to the town population (around 400,000 inhabitants) during 20 years. There has only been one single neurological clinic during all these years, and most cases have been investigated several times at this clinic, most of them rather every year since onset. It should be pointed out that our material is not restricted to clinically treated cases only but includes also cases from our out-patient department as well as those treated by other clinics and doctors, who have applied to the neurological clinic for consultations. It also includes cases treated at our special division for neurological rehabilitation. We have chosen three prevalence dates, ¼ 1950, ¼ 1960 and ¼ 1965 and are able now to collect all our probable M.S.-cases according to these dates.

Our investigation for the probability-calculations is based upon a selected material from a period of 7 years, 1958 to 1964. During this period every single patient with any kind of contact with our clinic was registered on a special card according i.a. to symptoms and signs. We have collected some 10,000 cards during this period. The investigation is not restricted to the problem of M.S., but this constitutes our primary aim, because M.S. represents the dominating category of diseases, the diagnosis of which has to be based upon probability criteria.

As the whole investigation is very time consuming, our project, which was started 1965, is estimated to go on until 1970. At this stage it is therefore not possible to give more than an approximated view of the material. Those cases who probably will be designated as M.S. are about 400, and a benign course seems to be valid for about ⅓ of all.

Summary

Review is given of principles for calculations of diagnostic probability of MS. This project was started 1965 and is to date not finished. About 400 cases could be designated as M.S. About ⅓ of the material seems to run a benign course.

Zusammenfassung

Kurzer Überblick über eine 1965 gestartete, großangelegte Untersuchung über diagnostische Erkennungsmöglichkeit bei M.S. Bisher konnten 400 Patienten als M.S.-Fälle klassifiziert werden. Etwa ein Drittel davon bot eine benigne Form.

Wien. Z. Nervenheilk./Suppl. II, 152—153 (1969)

From the Neurology Department of the Medical Academy in Poznań
and the Psychoneurological Institute in Pruszkow

Epidemiological Study of Multiple Sclerosis in Western Poland[1]

By

W. Cendrowski, M. Wender, W. Dominik, Z. Flejsierowicz, M. Owsianowski, and **M. Popiel**

Summary

A survey was made of established cases of M.S. in the district of Poznań, in western Poland, based on neurological re-examination of the majority of cases. In all, 1,572 patients were found, who resided in this area on the prevalence day (January 1, 1965) and the over-all prevalence rate was 60.5 per 100,000.

A high prevalence rate in ranges 0.775—1.04 ‰ was found in the largest community, Poznań, and in the central area; in addition, in the west-central part of the region the prevalence was higher (0.722 ‰) than in the east-southern part (0.386 ‰).

No satisfactorily acceptable explanation of these differences is offered, but some geoclimatic factors as well as increased urbanization and higher sanitary levels of childhood homes in Poznań were regarded as possible agents influencing susceptibility.

A questionnaire was designed for 300 patients, who have been identified in the original survey, and to 300 controls, in order to obtain data on environmental variables. More patients than controls had pets in households, less patients contracted some virus and focal infections, allergic disease of "immediate" type and local or general post-vaccinal complications. However, uveitis of unknown etiology or neurological post-vaccinal complications occurred exclusively in the patient population. It may be suggested on the one hand that patients had rather latent than open viral infections, on the other hand it may indicate, that patients might be prior to the onset in an immunologically "active status."

[1] Published in extenso in European Neurology **2** (1969).

This study supports the suspicion that in M.S. an infective or physical agent may set in motion cellular immunologic mechanisms.

Zusammenfassung

Untersuchungen an 1572 Patienten mit M.S. im Distrikt Posen in West-Polen.

Zum Stichtag (1. Jänner 1965) ergab das 60,5 auf 100.000 Einwohner. Die größte Anzahl der Patienten lebte in der Stadt Posen selbst, wobei die Anzahl im westlichen und zentralen Teil der Region höher war als im südöstlichen Teil. Es wird auf Grund der Untersuchung angenommen, daß die Ansicht eine Stütze erfährt, bei der M.S. setze ein physikalisches oder infektiöses Agens zelluläre immunologische Mechanismen in Gang.

Wien. Z. Nervenheilk./Suppl. II, 154—168 (1969)

From the Departments of Neurology, Hadassah University Hospital, Jerusalem, Israel,
and the Minneapolis Veterans Administration Hospital, University of Minnesota, Minneapolis, Minnesota, U.S.A.

Prognosis and Life Expectancy in Multiple Sclerosis[1]

By

U. Leibowitz, Esther Kahana, and **M. Alter**

The course and clinical manifestations of multiple sclerosis (M. S.) are so variable that each patient presents a different clinical picture. Due to this variability, it is impossible to predict the prognosis in the initial stages of the disease in the individual case. However, by studying groups of patients, it should be possible to find out the frequency with which certain clinical factors are associated with better or worse prognosis.

A number of factors have been cited in the literature as affecting prognosis in M.S. Prognosis was reported to be better in males, in patients with remissions, and in patients with visual or sensory initial symptoms (McIntyre and McIntyre 1943; Müller 1949, 1951; Lazarte 1950; MacLean and Berkson 1957; McAlpine and Compston 1952; Allison and Millar 1954; Kurland and Westlund 1954; Alexander et al. 1958; White and Wheelan 1959; Miller et al. 1960; McAlpine 1961). It was also asked whether patients had a worse prognosis if they were born in a region where M.S. was common than in a region where it was rare (Imes 1957).

One of the most definitive and easily determined measures of prognosis in any chronic illness is death, and assessment of death rate and of clinical variables associated with increased death rate may provide a useful method of identifying factors which influence prognosis.

---

[1] Supported by Grant No. 4X 5111, Office of International Research, National Institutes of Health, and the Veterans Administration, U.S.A.

Israel offered unusual advantages for a study of clinical factors associated with death of patients with M.S. The population of the country includes immigrants from both European countries where M.S. is common and middle eastern countries where M.S. is rare, as well as native-born Israelis (*Statistical Abstract of Israel*, 1961). All inhabitants have ready access to the same high quality, low cost medical facilities. Consequently, the bias attributable to variation in medical care, death certification and completeness of medical record for patients in Israel was likely to be minimal.

Material and Methods

Patients diagnosed as having "M.S." or a clinically similar condition (cerebellar ataxia, primary lateral sclerosis, nontraumatic paraplegia, myelopathy, and optic or retrobulbar neuritis) were identified by reviewing records in all hospitals, referral clinics, and chronic care facilities in Israel for the period 1955 through 1959. Physicians with a private neurological practice were asked to submit names of patients under their care.

An initial list of patients was compiled from all the sources. After careful scrutiny of the records of these patients, a total of 520 was provisionally accepted for interview and personally examined. Of the 520 patients examined, 282 were residents of Israel on January 1, 1960, and satisfied the diagnostic criteria for M.S. These criteria and the results of the survey have been reported (ALTER et al. 1962). Inadequate clinical details were available from 16 patients. The clinical analysis was therefore based on 266 patients.

For each patient, the following clinical data were recorded: sex, age at onset of illness, duration of illness from onset to the time of examination (1960), country of birth, neurological findings on examination, and detailed history of the disease. The clinical course was classified as remitting-relapsing or chronic-progressive. If a patient with a history of remissions entered a progressive phase of his illness, he was still classified as "relapsing". Those who did not have even one remission and whose course of illness was progressive from onset were classified as "progressive".

The degree of disability was assessed for each patient according to a modification of HYLLESTED's (1961) criteria. There were six steps ranging from "no significant disability" to "bedridden". Of these six grades of disability, grades 1 to 3 were considered as "mild" and grades 4 to 6 as "severe" disability.

In 1966/67, a follow-up study of the group of patients identified in the earlier survey was carried out. All of the 266 patients initially identified were successfully traced. Information on date and place of death was obtained for those who had died before January 1, 1967. Throughout this period, the patients had lived in Israel and had access to the same medical services. These services included insured or free hospitalization for the aged, disabled and chronically ill. In all but four of the patients who had died, death occurred in a medical institution. Thus, there was reasonable assurance that the patients had received adequate medical treatment and had not died prematurely of neglected medical complications. In all likelihood, death of patients with M.S. in Israel reflects the final outcome of the disease under optimal care conditions.

The clinical data of deceased and surviving patients were analyzed to determine which of several selected clinical variables was associated with an increased death rate.

Results

By the end of 1966, 52 out of the original 266 patients had died. The death rate in the present series of patients was 20 per cent in seven years.

The mean duration of illness from onset to death in those who had died before 1967 was 17.4 years, with a range from 6 to 40 years. Clinical characteristics of the 52 deceased patients are given in Table I.

Table I. *Death rates and clinical characteristics of M.S. patients who died before 1967*

	Males	Females	Total
Dead before 1967			
Number	28	24	52
Per cent of total	22	17	20
Average yearly death rate (per cent)	3.14	2.43	2.86
Mean (years)			
Age at onset	37.0	39.0	37.8
Duration of illness from onset to death	17.3	17.4	17.4
Age at death	54.3	56.4	55.2

Table II. *Clinical characteristics of surviving and deceased M.S. patients*

	Alive in 1967	Dead in 1967	Total
Number of cases	214	52	266
Mean (years)			
Age at onset	31.4	37.8	32.6
Duration of illness in 1960	11.1	13.3	11.5
Age in 1960	42.5	51.1	44.1
Per cent			
Severely disabled in 1960	42	79	49
Males	46	54	47
Progressive cases	34	53	37
Europeans	76	83	77

The group of patients who had died before 1967 is compared with survivors in Table II. In 1960, the group that subsequently died differed from the surviving group in having a later onset and a longer duration of illness, an older mean age in 1960, and a higher per cent of severely disabled, of males, of cases with a non-remitting course of illness and of patients born in Europe.

The relationship between each of these variables and death is further demonstrated in Table III, wherein the percent deceased is shown for various groups in the patient population. However, the variables considered in Tables II and III are not independent of each other. For example, Table III shows that within each of the categories analyzed, the group with the higher per cent of deaths also was older, on the average, in 1960. It is obvious that risk of death increases with age even in the absence of M.S. It was necessary, therefore, to determine whether some of the apparent associations of variables with higher death rates were merely coincidental to their association with age. Additional analysis of each variable was therefore carried out controlling the age variable. This was done by comparing groups of patients of the same age.

Table III. *Death rates in M.S. by clinical characteristics of patients*

Category	Number of cases in 1960	Number dead in 1967	Per cent dead 1960—1967	Death ratio B/A	Mean age in 1960 (years)
Age in 1960 (years)					
A. <45	129	13	10	2.8	33.8
B. 45+	137	39	28		53.8
Age at onset (years)					
A. <30	112	14	13	1.9	35.3
B. 30+	154	38	25		50.5
Degree of disability					
A. mild	136	11	8	4.0	41.5
B. severe	130	41	32		46.5
Sex					
A. female	140	24	17	1.3	43.2
B. male	126	28	22		45.0
Course of illness[1]					
A. relapsing	164	23	14	1.9	40.8
B. progressive	98	26	27		49.1
Region of birth					
A. Afro-Asia	61	9	15	1.4	34.6
B. Europe	205	43	21		46.9
Total	266	52	20		44.1

[1] Four cases, clinical course unknown.

Age at onset: Table III shows a higher death rate among patients with later onset, but it also shows that this group was older in 1960. It may be argued that the higher death rate in patients with a late onset was incidental to their older age and was not related to their

M.S. In Table IV both age in 1960 and age at onset were taken into account. Among the older patients, those with onset above age 30 had 2.5 times more deaths than those with onset under age 30 despite the very long mean duration of illness of the latter (27.6 years). Thus, among patients who were over 45 years of age in 1960, older age at onset emerged as an adverse factor with respect to survival. On the other hand, among patients under 45 in 1960, those with late onset had a low death rate. This apparent contradiction is resolved when it is recognized that patients who were under 45 in 1960 but had their onset of illness at age 30 or above, perforce had a duration of illness of less than 15 years. The mean duration of illness in this group was only 4.2 years. Conceivably, the effect of late onset on death in this group had not yet had time to become evident.

Table IV. *Deaths among M.S. patients by age in 1960 and by age at onset of ilness*

Age in 1960 (years)	Age at onset (years)	Number of cases in 1960	Number dead in 1967	Per cent dead 1960—1967	Mean duration in 1960 (years)
<45	<30	89	11	12	9.4
	30+	40	2	5	4.2
45+	<30	23	3	13	27.6
	30+	114	36	32	12.2

Table V. *Deaths among M.S. patients by age and degree of disability in 1960*

Age in 1960 (years)	Disability in 1960	Number of cases in 1960	Number dead in 1967	Per cent dead 1960—1967
<45	Mild	75	3	4
	Severe	54	10	19
45+	Mild	62	8	13
	Severe	75	31	41

Disability: Analysis of deaths by degree of disability revealed that those severely disabled in 1960 had a death rate four times higher than those with mild disability (Table III). Seventy-nine per cent of those who died had had severe disability in 1960 (Table II). However, the severely disabled were also five years older, on the average, than the mildly disabled patients (Table III). To what extent did age rather than disability account for the difference in death rate between severely and mildly disabled patients?

Table V shows the analysis by age as well as by disability. It appears that severe disability was associated with higher death rate in both younger and older patients. Thus, the degree of disability can be considered as an important factor in determining death rate regardless of age.

It is also seen in Table V that older age was associated with a higher death rate among both the mildly and the severely disabled and, therefore, age contributes an effect over and above that contributed by degree of disability.

Considering various combinations of age and disability, the highest death rate was found among the patients who were older and had severe disability in 1960. The lowest death rate was found among younger patients who had mild disability in 1960. The latter rate was one-tenth the former (4 and 41 per cent, respectively). Younger patients with severe disability and older patients with mild disability had intermediate death rates (19 and 13 per cent, respectively).

Table VI. *Deaths among M.S. patients by age at onset of illness and by degree of disability in 1960*

Age at onset (years)	Disability in 1960	Number of cases in 1960	Number dead in 1967	Per cent dead 1960—1967
<30	Mild	60	2	3
	Severe	52	12	23
30+	Mild	76	9	12
	Severe	78	29	37

Table VI shows the analysis of deaths by age at onset and disability. Results similar to those in Table V were obtained. It is seen that both age at onset and degree of disability had an effect on deaths. The highest death rate (37 per cent) occurred in patients with late onset who had severe disability in 1960; the lowest (3 per cent) occurred in patients with early onset and mild disability in 1960. It is also evident that late onset of illness had an adverse affect on survival whether disability was mild or severe.

Sex: Males had a somewhat higher death rate than females but their mean age in 1960 was also older (Table III) and they had a slightly older mean age at onset (Table XIII). The older age of males could not explain their higher death rate, as a higher rate among males was found in both the younger and older age groups (Table VII). Furthermore, the mean age at death of males who had died before 1967 was younger than that of females (Table I). There was also a lower per cent of severely disabled males than females in 1960 (Table XIII). The duration of illness was almost identical in the two sexes (Table XIII) so that duration of illness may be discounted in explaining the increased male death rate. An explanation for the higher death rate among males may lie in the fact that mortality of males in the general population is higher (Table VIII) and male patients with M.S. are not spared from other causes of death. Mortality patterns in the general population rather than a special adverse effect of M.S. on males would appear to be a likely explanation for the difference in death rates observed between the two sexes in this study.

Clinical Course: Deaths among patients with a non-remitting, progressive course of illness were 1.9 times higher than among patients who had remissions. However, the progressive cases were older, on the average, than the relapsing cases (Table III) and they also tended to have later onset of illness (Table XIII). A question arises, therefore, as to which of the variables contributed to the higher death rate.

Table IX presents the analysis of death rates by clinical course and by age in 1960. A progressive course was associated with a higher death rate than a relapsing course among the older but not among the younger patients. Similarly, when deaths were compared among those with onset before and after age 30, a progressive course was associated with a higher per cent of deaths only among those with later onset (Table X). Older age in 1960 and later onset of illness may be regarded as the variables accounting for a higher death rate among the progressive cases. Table IX showed that among progressive cases, the death rate was 10 per cent in those who were younger in 1960 and 34 per cent in those who were older. On the other hand, among relapsing cases, the death rates were 10 and 20 per cent in younger and older patients, respectively. Hence, the increase in death rate with older age was more striking among the progressive than in the relapsing cases.

Region of Birth: Europeans with M.S. had a somewhat higher death rate than Afro-Asians with the disease. However, European patients were also more than 12 years older, on the average (Table III). This age difference is the result of the different age structures of the European and Afro-Asian groups in the general population of Israel (Statistical Abstracts of Israel, 1961—1966). Can the difference in death rates between the European and Afro-Asian patients be atributed to age differences rather than some factor related to the region of birth? When age was controlled (Table XI), Europeans did not have a higher death rate than Afro-Asians. Thus, the region of birth did not appear to be an important factor in determining death rate in M.S. despite its apparent great importance in determining the risk of acquiring the disease (ALTER et al. 1962, 1964).

Table VII. *Deaths among M.S. patients by age in 1960 and by Sex*

Age in 1960 (years)	Sex	Number of cases in 1960	Number dead in 1967	Per cent dead 1960—1967
<45	Female	75	7	9
	Male	54	6	11
45+	Female	65	17	26
	Male	72	22	31

Table VIII. *Mortality rates in general population of Israel, 1964, by age and sex*
(Deaths per 100,000 Population)

Age	Males	Females	Total
15 to 44	1.3	1.0	1.2
45+	20.5	18.3	19.4
Total, 15+	8.6	7.6	8.1

Table IX. *Deaths among M.S. patients by age in 1960 and by clinical course*

Age in 1960 (years)	Clinical course	Number of cases in 1960	Number dead in 1967	Per cent dead 1960—1967
<45	Relapsing	99	10	10
	Progressive	30	3	10
45+	Relapsing	65	13	20
	Progressive	68	23	34

Table X. *Deaths among M.S. patients by age at onset of illness and by clinical course*

Age at onset (years)	Clinical course	Number of cases in 1960	Number dead in 1967	Per cent dead 1960—1967
<30	Relapsing	90	12	13
	Progressive	22	2	9
30+	Relapsing	74	11	15
	Progressive	76	24	32

Table XI. *Deaths among M.S. patients by age in 1960 and by region of birth*

Age in 1960 (years)	Region of birth	Number of cases in 1960	Number dead in 1967	Per cent dead 1960—1967
<45	Europe	80	8	10
	Afro-Asia	49	5	10
45+	Europe	125	35	28
	Afro-Asia	12	4	33

Of the various clinical factors examined in the present study, two emerged as being of major importance in relation to death: age at onset of illness and degree of disability. The association between severe disability and death might have been anticipated since one would not expect patients with mild disability to die of M.S. Indeed, about four-fifths of those who died before 1967 had already been severely disabled in 1960. There were only 11 patients among the deceased who had been classified as "mildly disabled" in 1960 and perhaps these had also progressed to more severe disability before they succumbed. Therefore, the factors associated with severe disability become of interest.

The total series of 266 patients was divided into two groups: one which showed severe disability when examined and the other with mild disability. There were 130 "severe" (49 per cent of the total series) and 136 "mild" (51 per cent of the total series) cases.

Table XII. *Clinical characteristics of patients by degree of disability*

	Mild disability	Severe disability	Total
Number of cases	136	130	266
Mean age at onset (years)	31.2	33.6	32.6
Mean duration of illness (years)	10.3	12.9	11.5
Per cent females	50	55	52
Per cent progressive cases	31	44	37
Per cent Europeans	73	82	77

In Table XII, Israeli patients with mild and with severe disability are compared with respect to various clinical characteristics. From inspection of Table XII it appears that patients with severe disability are characterized by later onset and longer duration of illness, a higher proportion of women, a higher proportion of cases with a chronic-progressive course and a higher proportion of patients of European origin. It should, however, be noted that all the differences are rather small. More detailed analyses were required in order to define the relationship of each of the variables to disability.

Table XIII shows an analysis of disability in the total patient population by groups with various clinical characteristics.

Age at onset: The per cent of severely disabled cases increased with increasing age at onset (Table XIII). In the rightmost column of the Table, the mean duration of illness was given for each group. It appeared that patients with later onset were more severely disabled despite having considerably shorter duration of illness. In other words, disability may develop more rapidly in patients who have their onset of neurological deficit later in life. Thus, age at onset seems to be an important factor in determining disability in M.S.

Sex: Although their duration of illness was similar to that of males and their average age at onset was somewhat younger, females had a slightly higher per cent of severely disabled individuals than males (Table XIII). Thus, sex also seems to be a factor in determining prognosis—females having a disadvantage. However, the effect of sex was less marked than that of age at onset.

Table XIII. *Number and per cent severely disabled patients by clinical characteristics*

Characteristic	Group	Number of cases	Number of severe cases	Per cent severe cases	Mean age at onset (years)	Mean duration of illness (years)
Age at onset (years)	0–19	40	16	40	16.8	15.2
	20–39	148	72	49	29.3	12.5
	40+	78	42	54	46.6	8.2
Sex	Male	126	58	46	33.4	11.6
	Female	140	72	52	31.9	11.3
Clinical course[1]	Relapsing	164	70	43	29.4	11.4
	Progressive	98	56	57	37.4	11.7
Region of birth	Afro-Asia	61	24	39	27.4	7.2
	Europe	205	106	52	34.2	12.7
	Total	266	130	49	32.6	11.5

[1] Four cases, clinical course unknown.

Clinical Course: Patients with a non-remitting, progressive course of illness showed a higher proportion of severely disabled than patients with remitting and relapsing course. The duration of illness in these two groups was essentially the same. However, the mean age at onset was considerably older in the group with a chronic course (Table XIII). Therefore, Table XIII would suggest that age at onset is the variable contributing to the severity of disability.

Region of Birth: A higher proportion of severely disabled cases was found among the European immigrants than among the patients from Afro-Asian countries. However, both age at onset and duration of illness differ markedly in these two groups (Table XIII). These differences are the result of the differences in the age structure of the European and Afro-Asian populations of Israel (Statistical Abstract of Israel, 1961; Alter et al. 1964). The Afro-Asian patients have a younger age at onset and a shorter duration of illness. Both of these factors would tend to improve prognosis in Afro-Asians. The result in Table XIII would suggest that area of origin is not an important factor in determining prognosis.

Discussion

The analysis showed that the most important factor in determining prognosis in M.S. was the age at onset of illness. In patients with late onset of illness, severe disability developed after a shorter duration than in patients with early onset. Moreover, within a group of patients who had already reached a level of severe disability, those who had later onset had a higher death rate. Therefore, the progression from mild to severe disability, as well as the progression from severe disability to death, appear to have been more rapid in patients with late onset of illness. The adverse effect of late onset was evident even when age in 1960 was controlled. Within the group of patients who had been 45 years or older in 1960, those with late onset had a higher death rate than those with early onset.

In Hyllested's (1961) material, the "excess mortality" of M.S. patients compared to the general population decreased with increasing age. As diseases other than M.S. increase with increasing age, Hyllested concluded that death rate from M.S. might be constant regardless of age and of duration of illness. He suggested that the disability grade was far more important in determining "lethality" and our results support his interpretation. However, it was shown here that the disability grade depends on the age at onset, and even after becoming severely disabled a patient tends to progress to death more rapidly if onset of illness was late in life.

Thus, age at onset of illness emerged as an important factor in determining prognosis in M.S. as regards both disability and death. With late onset of illness, severe disability tends to develop rapidly and death ensues quickly. The later the onset of M.S., the shorter the life expectancy of the patients. This may indicate a low "resistance" to the demyelinating process when an individual is older. It has been observed that there is less likelihood of remissions as patients get older, and patients with a remitting course of illness often enter a non-remitting phase after being ill for some time. According to McAlpine and Compston (1952) there is a constant rate of change from a remitting to a chronic-progressive course. Also, the rate of exacerbation decreases with progression of the disease (McAlpine and Compston 1952; Leibowitz et al. 1964a). Müller (1949) found that patients with late onset whose illness initially was characterized by remissions entered a chronic-progressive stage sooner than patients with early onset. The prognosis for patients with disease of late onset appeared to be worse even with the same initial symptoms than for patients with younger onset. Similarly, BROWN and PUTNAM (1939) noted that any initial symptom was more likely to remit if it occurred at an early age than if it occurred when the patient was older. The same observation was made by CARTER and associates (1950) in a series of autopsy-proven cases of M. S. With later onset of illness, a greater proportion of the patients have a chronic progressive course rather than a remitting course (FRIEDMAN and DAVISON 1945; LEIBOWITZ et al. 1964 b). An association between late onset and progressive course of illness was also demonstrated in the present study.

The clinical course was related to prognosis only in so far as it was associated with the age factor.

Region of birth was shown to have no effect upon degree of disability and risk of death in M.S., despite its great importance in determining the risk of acquiring the disease. It appears that once an individual from a low-prevalence area acquires M.S., his prognosis and life expectancy are the same as that of a patient from high-prevalence areas.

A general conclusion of the present investigation is that the major factor in determining prognosis in M.S. is age at onset of illness. With later onset, patients tend to develop severe disability more rapidly and die sooner. It seems that the "resistance" to M.S. is gradually lost with advancing age. The elucidation of the mechanism whereby age is related to resistance to M.S. remains for future investigation. The late Lord BRAIN, in 1936, already recognized the importance of studying factors affecting resistance when he wrote, "The factors concerned in prognosis, especially that unknown variable—the patient's resistance—go to the heart of the problem of the nature of disseminated sclerosis and its cure."

Summary

A series of 266 patients, constituting virtually the total patient population with multiple sclerosis (M.S.) in Israel, was examined in 1960. At the time of examination, the degree of disability was assessed for each patient. Several clinical variables were analyzed to find out which factors were associated with rapid development of severe disability. These variables included age at onset of illness, sex, clinical course and region of birth.

It was found that late age at onset and female sex were associated with a "malignant" course of illness as regards the development of severe disability.

A follow-up survey in 1967 revealed that 52, or 20 per cent, of the original patient series had died. The average yearly death rate was 3.14 per cent for males and 2.43 per cent for females, but it was shown that higher death rate in males was a feature of the mortality pattern in the general population and not necessarily related to M.S.

Analysis of the association between the various clinical factors and death rates was complicated by the fact that these factors were associated with age and age by itself is related to mortality regardless of M.S. The analysis was therefore carried out controlling the age factor.

The analysis revealed that the most important single factor in determination of death rate in M.S. was the age at onset of illness. The later the onset, the higher the death rate. This effect was superimposed upon the "normal" higher mortality of older age.

Patients whose disease starts later in life tend to have a more "malignant" course of illness leading to rapid development of severe disability and to death in a short time.

It is suggested that the "resistance" to demyelination is gradually lost with advancing age. The concept of "resistance" to M.S. and the mechanisms by which it is related to age are proposed as areas for research.

Zusammenfassung

Eine Serie von 266 Patienten, die vermutlich sämtliche M.S.-Kranken in Israel umfaßt, wurde 1960 untersucht. Zum Zeitpunkt der Untersuchung wurde der Schweregrad der Erkrankung für jeden Patienten bestimmt. Verschiedene klinische Variablen wurden analysiert, um festzustellen, welche Faktoren mit raschem Verlauf und schweren Ausfällen vergesellschaftet sind. Diese Variablen umfassen das Alter bei Erkrankungsbeginn, das Geschlecht, den klinischen Verlauf und die Geburtsregion.

Es ergab sich, daß höheres Alter bei Erkrankungsbeginn und weibliches Geschlecht mit einem „malignen" Krankheitsverlauf hinsichtlich der Entwicklung schwerer Ausfälle vergesellschaftet sind.

Eine Verlaufsuntersuchung 1967 ergab, daß 52 Patienten oder 20% der ursprünglichen Patientengruppe verstorben waren. Die durchschnittliche jährliche Absterberate betrug 3,14% für Männer und 2,43% für Frauen. Es ergab sich aber, daß die höhere Absterberate der Männer von der Mortalitätsverteilung in der Gesamtbevölkerung abhängt und nicht notwendigerweise mit der M.S. in Beziehung steht.

Die Analyse der Verbindung zwischen den verschiedenen klinischen Faktoren und der Absterberate war durch die Tatsache kompliziert, daß diese Faktoren mit dem Alter in Verbindung stehen und das Alter an sich zur Mortalität ohne Rücksicht auf die M.S. in Beziehung steht. Die Analyse wurde daher unter Kontrolle des Altersfaktors durchgeführt.

Es zeigte sich, daß der wichtigste Einzelfaktor für die Bestimmung der Absterberate der M.S. das Alter bei Krankheitsbeginn war. Je später der Beginn, desto höher lag die Absterberate. Dieser Effekt war der „normalen" höheren Sterblichkeit der höheren Altersgruppen aufgelagert.

Patienten, deren Erkrankung im späteren Verlauf des Lebens einsetzt, haben eine Tendenz zu einem mehr „malignen" Verlauf der Erkrankung mit raschem Einsetzen schwerer Ausfälle und kurzfristig einsetzendem Tod.

Es wird vermutet, daß die „Resistenz" gegenüber der Entmarkung mit zunehmendem Alter fortschreitend verloren wird. Das Konzept der „Resistenz" gegenüber der M.S. und deren mit dem Alter verbundene Mechanismen werden als Problem der Forschung vorgeschlagen.

References

ALEXANDER, L., A. W. BERKELEY and A. M. ALEXANDER: Prognosis and treatment of multiple sclerosis: Quantitative nosometric study. J. Amer. Med. Ass. **166,** 1943–1949 (1958).

ALLISON, R. S. and J. H. D. MILLAR: Prevalence and familial incidence of disseminated sclerosis in Northern Ireland. Ulster. Med. J. **23,** Suppl. 2 (1954).

ALTER, M., L. HALPERN, L. T. KURLAND, B. BORNSTEIN, U. LEIBOWITZ and J. SILBERSTEIN: Multiple sclerosis in Israel: Prevalence among immigrants and native inhabitants. Arch. Neurol. **7,** 253–263 (1962).

— U. LEIBOWITZ and L. HALPERN: Clinical studies of multiple sclerosis in Israel. II. A comparison between European and Afro-Asian patients. J. Neurol. Neurosurg. Psychiat. **27,** 522–529 (1964).

BRAIN, W. R.: Prognosis of disseminated sclerosis. Lancet **2,** 866–867 (1936).

BROWN, M. R. and T. J. PUTNAM: Remission in multiple sclerosis. Arch. Neurol. Psychiat. **41,** 913–920 (1939).

CARTER, S., D. SCIARRA and H. H. MERRITT: Course of multiple sclerosis as determined by autopsy proven cases. Proc. Ass. Res. Nerv. Ment. Dis. **28,** 471–511 (1950).

FRIEDMAN, A. P. and C. DAVISON: Multiple sclerosis with late onset of symptoms. Arch. Neurol. Psychiat. **54,** 348–360 (1945).

HYLLESTED, K.: Lethality, duration and mortality of disseminated sclerosis in Denmark. Acta Psychiat. Scand. **36,** 553–564 (1961).

IMES, C. H.: Early symptoms of multiple sclerosis: A survey of 82 cases. Bull. Los Angeles Neurol. Soc. **22,** 91–94 (1957).

KURLAND, L. T. and K. B. WESTLUND: Epidemiologic factors in the etiology and prognosis of multiple sclerosis. Ann. N. Y. Acad. Sci. **58,** 682–701 (1954).

LAZARTE, J. A.: Multiple sclerosis: Prognosis for ambulatory and nonambulatory patients. Proc. Ass. Res. Nerv. Ment. Dis. **28,** 512–523 (1950).

LEIBOWITZ, U., L. HALPERN and M. ALTER: Clinical studies of multiple sclerosis in Israel. I. A clinical analysis based on a country-wide survey. Arch. Neurol. **10**, 502–512 (1964a).

— M. ALTER and L. HALPERN: Clinical studies of multiple sclerosis in Israel. III. Clinical course and prognosis related to age at onset. Neurology **14**, 926–932 (1964b).

McALPINE, D.: Benign form of multiple sclerosis: A study based on 241 cases seen within three years of onset and followed up until tenth year or more of disease. Brain **84**, 186–203 (1961).

— and N. COMPSTON: Some aspects of the natural history of disseminated sclerosis. Quart. J. Med. **21**, 135–167 (1952).

McINTYRE, H. D. and A. P. McINTYRE: Prognosis of multiple sclerosis. Arch. Neurol. Psychiat. **50**, 431–438 (1943).

MACLEAN, A. R. and J. BERKSON: Mortality and disability in multiple sclerosis. J. Amer. Med. Ass. **146**, 1367–1369 (1951).

MILLER, H., A. RIDLEY and K. SCHAPIRA: Multiple sclerosis: A note on social incidence. Brit. Med. J. **2**, 343–345 (1960).

MÜLLER, R.: Studies on disseminated sclerosis. Acta Med. Scand., Suppl. 222 (1949).

— Course and prognosis of disseminated sclerosis in relation to age at onset. Arch. Neurol. Psychiat. **66**, 561–570 (1951).

Statistical Abstracts of Israel (1961–1966), Jerusalem, Israel: The Government Printer.

Veterans Administration Multiple Sclerosis Study Group. Five-year follow-up on multiple sclerosis. Report on Veterans Administration Cooperative Study. Arch. Neurol. **11**, 583–592 (1964).

WHITE, D. N. and L. WHEELAN: Disseminated sclerosis: A Survey of patients in the Kingston, Ontario area. Neurology **9**, 256–272 (1959).

Wien. Z. Nervenheilk./Suppl. II, 169—176 (1969)

Dritte Sektion

Prognose, Therapie und Rehabilitation

Vorsitz: T. Fog

From the Department of Neurology, Kommunehospitalet, Copenhagen

Studies in the Course of Multiple Sclerosis

By

T. Fog

With 7 Figures

In M.S. most authors seem to consider M.S. as a disease characterized by an intermittant activity of a relative inactivity, interrupted by a sudden or relative fast activity, the so-called attaque.

Looking at the old litterature both Valentiner (1856), Frerich (1849), Leyden (1863) and Charcot (1886) and other pioneers in the M.S. era considered this disease characterized by the fluctuation of the course, relapses and remissions on the background on an increasing disability, different in rate, degree and therefore prognosis.

McAlpine in his famous book from 1955, reprinted in 1965, stressed the dominance of the remittent form in his material of 586 cases, seen by himself or followed up through letters from doctors and patients, usually with an interval of 6 months during 6 years. The course was found remittent in 90.6 per cent initially, only progressive in 9.4 per cent. Of 55 cases which progressed from the onset, 65.5 per cent had relapses superimposed upon the general background of progression.

He cites Müller's study from 1949 which showed the same distribution between the course, but Müller's cases were based upon a retrospective analysis. In his book, McAlpine describes the two types, 1. the relapsing and remitting form and 2. the chronic progressive type. He describes two types of cases in which progressive deterioration of symptoms occur: 1. a small number with a course progressive downhill from the onset and 2. a larger number with a course becoming progressive downhill after an initial relapsing pattern of events. He writes that most writers are agreed that cases progressive from the onset tend to present initial symptoms later in life. He cites Müller who found only 3 per cent running a progressive course from the onset, below the age of 25 (411 cases) compared with a figure of 91 out of 384 (24 per cent) after the age of 25. Other materials may be mentioned, supporting this view.

In 1967 I published my material of 73 cases, studied during a period from 3 to 15 years, marking in all 515 patient years, 7 years in an average, examined every 2 to 4 months, sometimes more often, by one examiner (myself) and generally at the same hour during the day (at 9 o'clock in the morning). These cases have been followed up until now (1968).

The result of each examination was plotted on a scoring system (Fog 1965).

My scoring system is based upon an addition of the number of signs, demonstrable in each case. A gradation of signs has been made for some signs (strength, tonus, walking activity a. s. o.). This process of addition is according to my opinion permissible, because I ask for the number of objectively demonstrable changes as a whole in a M. S. patient. Several scoring systems, for example Kurtzke (1961) a. o. are based upon a topographic registration of dysfunctions.

However, this type of a registration is based upon the idea that signs are apparent expressions of a distinct localized topic lesion. I have chosen to calculate the number of changes in all kind of signs, based upon a more holistic point of view of central nervous function. I find it permissible to registrate paresis, spasticity and for example hyperreflexia separated. I know of course that one lesion may be able to give all three types of signs, but I also know that lesions of different parts of the central nervous system may result in the same type of reaction. What we are registrating in our neurologic examinations is the manner, how the central nervous systems compensates for lesions. It is a general misunderstanding to consider signs as the equivalent of a lesion. The signs are the result of function of the remaining functioning parts of the CNS.

The so-called pyramidal symptoms and signs are at any rate exactly not due to a deficit in the pyramidal tract, but also to extrapyramidal deficit through a wide field, and dyscoordinative lesions may be due to one or several lesions from the cerebellum via the brainstem and thalamic system until the frontal cortex and vice versa. Therefore I consider it permissible to count signs and add them, because I ask for the number of signs at a given time in a patient. In plotting the number of signs during the observation periods, a curve may be drawn, showing the rate and type of progression during years (Figs. 1, 2).

At a glance of these curves it seems obvious that several of these curves follow a rather constant course and in some of them the activity of the disease shows a linear course, other curves an ex-

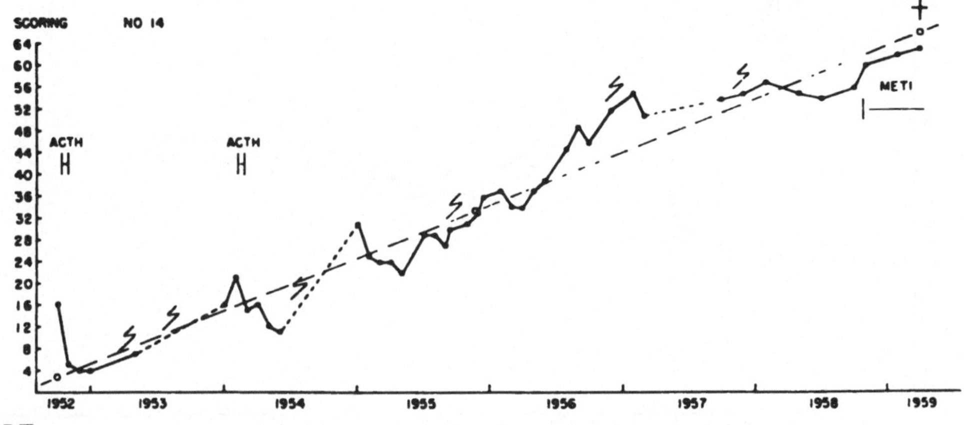

Fig. 1. M. S.-case, male. Score and regression curve

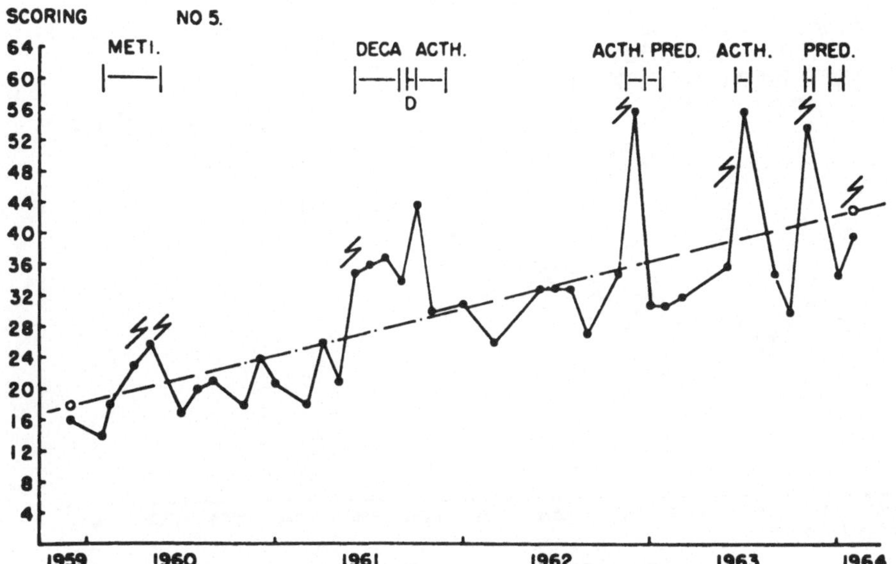

Fig. 2. M. S.-case, female. Score and regression curve

ponential course and some deviate from this. It might be possible to measure the angulation of these curves, as an expression of the activity of the disease.

In some curves the slope of the curve may indicate the time of beginning of the disease and by calculation the duration of the disease may be fixed very precisely. However in other curves this

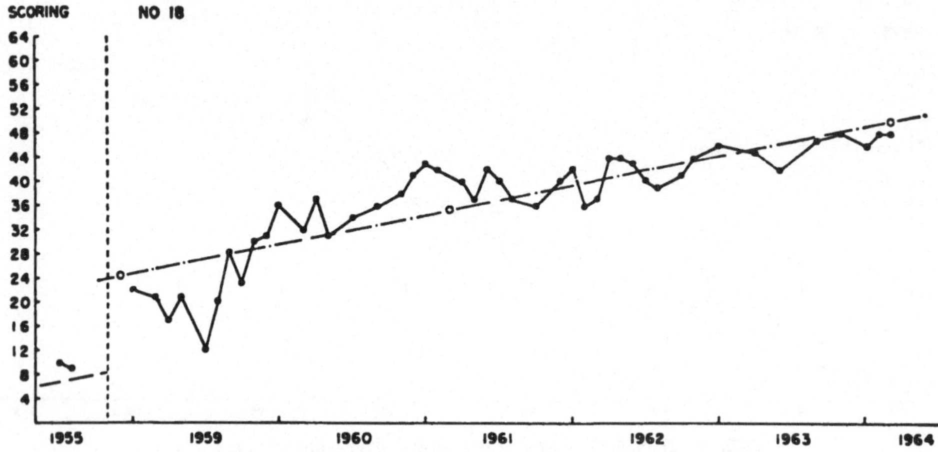

Fig. 3. M.S.-case, female. Score and regression curve

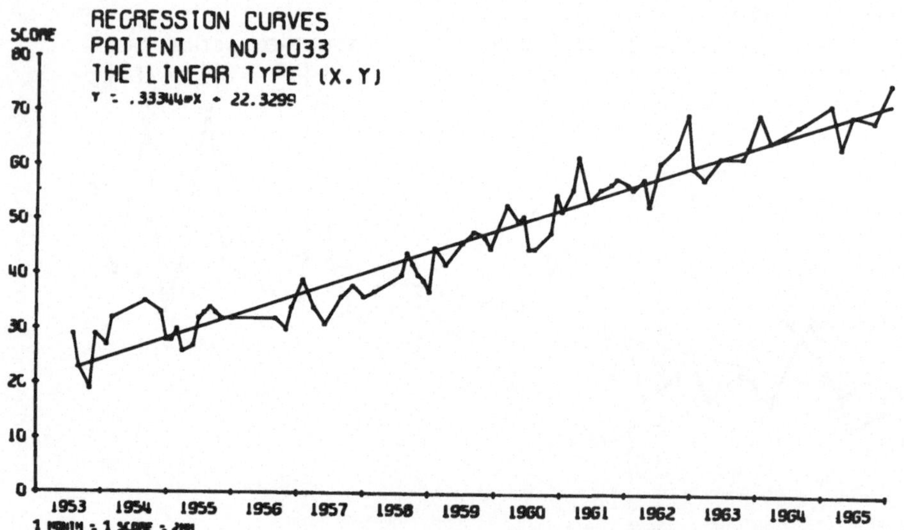

Fig. 4. M.S.-case, male. The linear type

duration correllates only with the date, from which the disease shows a progressing tendency (Fig. 3).

In order to examine the validity and reliability of these curves a mathematical analysis was performed in a computer.

Curves of the following types were drawn: the linear, the exponential (2 types), the parabola, the logarithmic and 4 different polynomial types (Figs. 4, 5, 6).

The best type of the computer's curve was placed in the original clinical curve and the best type of function was found by different criteria.

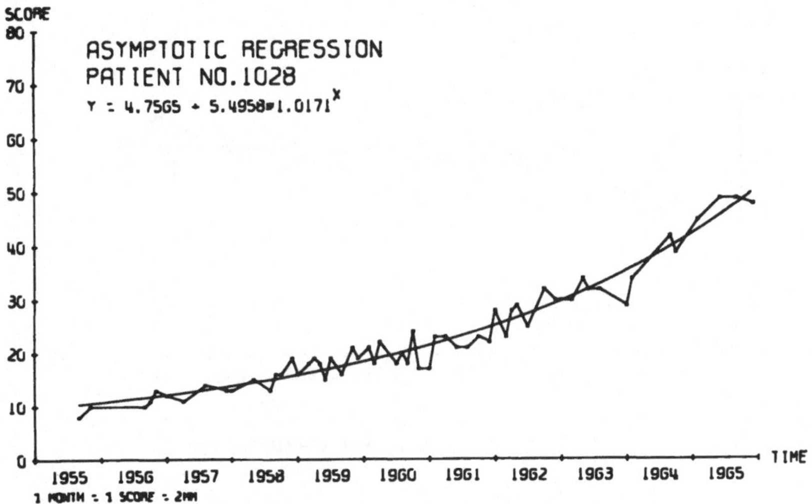

Fig. 5. M.S.-case, male. Asymptotic type

The result of all our examinations follows in Fig. 7.

From this follows that as a whole 82% of my patients are in progress. The majority follows: an exponential or linear course, but the curves are flat and some of the curves are only linear. From this follows that you will be able to make fan-diagrams, showing the progressive activity of the single patient as well as for the total group.

How to understand this process? and what about the attaques and acute episodes in this play?

On my opinion—and I may be wrong—do these curves indicate that we have to consider M. S. as the result of a gradual slope in the resistance during adolescence and the weaker resistance of the human CNS to the cause of M. S. The strong resistance after the middle ages. We therefore may be able to consider the course of M. S. as composed by three stages:

I. the latent phase, calculated by geomedical studies to 2—20 years before the first symptoms begin;

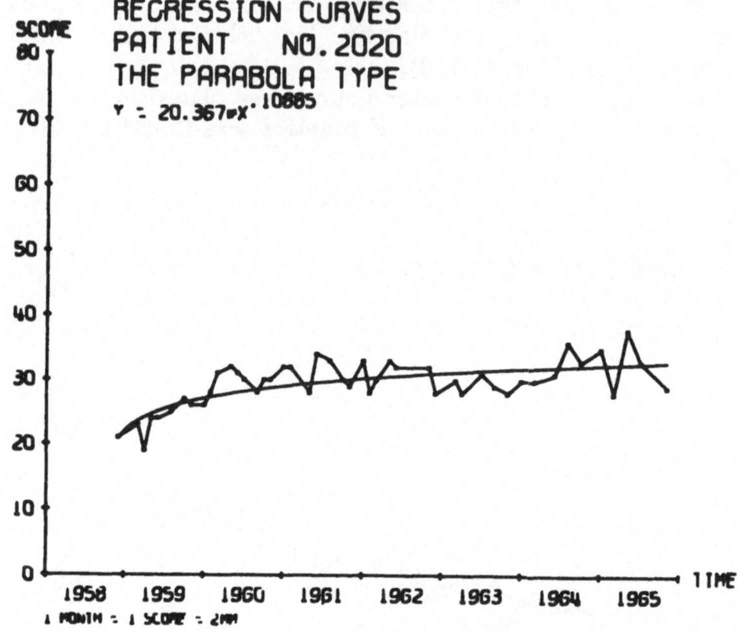

Fig. 6. M. S.-case, female. The parabola type

Mathematical evalution

Linear Group	Linear-Exponential Group	Exponential Group	Parabola Group	Hyperbola Group	Horizontal Group	Total
22	8	20	10	4	9	73
30,2	10,9	27,4	13,7	5,5	12,3	100,0
						Type of curves

Clinical evalution

Linear Group	Linear progress Group	Exponential Group	Logarithmic Group	Hyperbola Group	Horizontal Group	Total
20	16	18	4	5	10	73
27,4	21,9	24,3	5,5	6,9	13,7	100,0
						Type of curves

Fig. 7. Results

II. the initial clinical phase with acute episodes of disease, with free asymptomatic intervals or stationary signs, and

III. the progressive phase, still with demonstrable episodes or attaques in some, but not all cases.

If my opinion is right you will be able to "explain" the different types describes by other authors: the phase II is the remittent type, short or long, it depends on unknown circumstances, but generally found in young persons, while the more seldom type, progressive from the beginning, is representing stage III, which will become the end result in most cases (82% in my material). In these initial progressive cases stage II has been overlooked, or diagnosed as another disease, forgotten, or perhaps the process has been localized only in silent areas.

If this assumption is right I think that most cases of M.S. follow an exponential type of progress. I quite agree for example with KURTZKE that the progress shows the failing tendency of remissions, if any at all, but it is the cause of this *declining-tendency* that is the essential problem in the pathogenesis of M.S. The declining tendency of resistance is the characteristic feature of each case, specific for each patient. It is not the number of attaques that counts, but the intervals between the single episodes. The acute episode in M.S. is a secondary phenomenon to the still unknown process which lies behind M.S.

Summary

In most cases of M.S. the activity of the disease-process is still going on, with a fluctuating picture but unchanging in rate from year to year, in some cases even increasing during the years. In a few cases a decreasing activity is evident. This point of view differs from the general assumption that only the periods of attaques are the active disease periods. The presence of an attaque depends perhaps only upon the localization of the disease process at random. Much is going on in silent areas, but this activity will result little by little in changes in the neurological signs and symptoms.

Zusammenfassung

Bei den meisten M.S.-Fällen hält die Aktivität des Krankheitsprozesses ständig an. Sie manifestiert sich in einem fluktuierenden Bild, ohne jedoch von Jahr zu Jahr wesentlich zu wechseln, kann aber bei einigen Fällen sogar während der Jahre fortschreiten. Bei wenigen Fällen ist eine sinkende Aktivität nachweisbar. Diese Befunde weichen von der allgemeinen Ansicht ab, daß nur die Schübe aktive Krankheitsperioden darstellen. Das Auftreten eines Schubes hängt vermutlich nur von der Lokalisation des Erkrankungsprozesses oder vom Zufall ab. Vieles geht in „stummen" Perioden vor sich, doch führt diese Aktivität nur allmählich zu geringfügigen Veränderungen in der neurologischen Symptomatik und im klinischen Gesamtbild. Ihre Registrierung stellt den einzigen möglichen Weg zur Erkennung dieser Aktivität des Krankheitsprozesses und zum Versuch der Bestimmung seiner graduellen Aktivität dar.

References

CHARCOT, J. M.: Leçons sur les maladies du système nerveux, p. 189. Paris: Delahaye & Lecrosnier, 1886.

FOG, T.: A Scoring System for Neurological Impairment in Multiple Sclerosis. Acta Neurol. Scand., vol. 41, suppl. 13 (1965).

— and F. LINNEMANN: Studies in the Course of Multiple Sclerosis. A Mathematical Analysis. Zukunft der Neurologie. Georg Thieme, 1967.

FRERICH, F. T.: Beiträge zur medicinischen Klinik, „Über Hirnsklerose". Haeser's Arch. **10**, p. 324, (1849).

KURTZKE, J. F.: On the Evaluation of Disability in Multiple Sclerosis. Neurology (Minn.), vol. 11, no. 8 (1961).

— Clinical Manifestations of Multiple Sclerosis. To be published.

LEYDEN, E.: Klinik der Rückenmarkskrankheiten. 2. Bd., p. 383 (1875/76).

MCALPINE, D., CH. E. LUMSDEN and E. D. ACHESON: Multiple Sclerosis. A Reappraisal. London: Livingstone Ltd., 1965.

MÜLLER, R.: Studies on disseminated sclerosis with special reference to symptomatology, course and prognosis. Acta Med. Scand. suppl. 222 (Stockholm 1949).

VALENTINER, W.: Über die Sclerose des Gehirns und Rückenmarks. Deutsche Klinik **8**, 167–169 (1856).

Wien. Z. Nervenheilk./Suppl. II, 177—188 (1969)

Aus der Neurologischen Abteilung des Hôpital Saint-Joseph
(Vorstand: Dr. M. BONDUELLE), Paris

Die benignen Formen der Multiplen Sklerose

Von

M. Bonduelle

Ich wurde schon vor langer Zeit auf die Fälle von M.S. aufmerksam, die nach 20-, 30- und mehrjährigem Verlauf nur zu geringfügiger, gelegentlich sogar überhaupt nicht zur Invalidität führen und so der üblichen Entwicklung dieser Krankheit zuwiderlaufen.

Hier ein solcher Fall:

Fall Nr. 1: Frau F. L., 1919 geboren, wurde 1964 erstmalig wegen sensibler und motorischer Störungen, die 2 Jahre zuvor langsam eingesetzt hatten, untersucht.

Es handelte sich dabei um eine Hypästhesie beider Fußsohlen (sie spürte ihre Schuhe und Sandalen kaum) ohne feststellbare Funktionseinschränkung. In den zwei der Untersuchung vorangegangenen Wochen befiel diese Hypästhesie mit Prickeln und Brennen rapide den ganzen Fuß; dann innerhalb weniger Tage beide Beine von distal bis proximal und schließlich auch die Perinealregion.

Begleitet war diese Symptomatologie durch diskrete Sphinktersymptome in Form eines imperativen Harndranges, welche schon einige Monate früher eingesetzt hatten.

Die weitere Untersuchung zeigte eine dysästhetische Hypästhesie, deren obere Grenze zwischen D 10 und D 11 fluktuierte. Geringgradiger motorischer Ausfall der Fußextensoren führte zu einigen Stürzen; Parese des M. triceps surae rechts. Rechts deutlicher, links nur angedeuteter Babinski.

Sämtliche Hilfsbefunde ergaben negative Werte, so der Liquor (2 Leukozyten; Eiweiß: 0,15‰; Benzoereaktion: 00000/02210/00000) und die Lipiodolfüllung.

Anamnese:

1931, also vor 33 Jahren, bot die Patientin im Alter von 12 Jahren eine Diplopie, welche innerhalb von 2 bis 3 Wochen ganz zurückging.

1947, 16 Jahre nach diesem ersten Symptom, kam es neuerlich zu einer neurologischen Symptomatologie im Sinne einer Diplopie, vergesellschaftet mit einer Verschlechterung des Sehvermögens eines Auges um 2 bis 3/10. Diese Störungen bildeten sich nach 10 bis 14 Tagen zurück.

14 Tage nach der Erstuntersuchung (1964) waren die sensiblen und motorischen Störungen gebessert; einige Wochen später war nur noch eine geringfügige Hyperästhesie des Fußes, ferner eine geringgradige Gangunsicherheit mit beidseitigem

Babinski, und imperativer Harndrang festzustellen, Beschwerden, die von der Patientin kaum beachtet wurden und das sehr aktive Leben dieser Frau in keiner Weise behinderten.

Heute, 4 Jahre danach, ist das klinische Bild unverändert. Es kam zu keinem neuen Schub.

Die folgende Definition der benignen Form der M.S. kann man sicherlich akzeptieren: es ist dies eine M.S., die ein mehr oder minder normales gesellschaftliches, berufliches und häusliches Leben erlaubt, auch wenn die ersten manifesten Symptome der Erkrankung schon lange Zeit zurückliegen.

Als ich 1966 für die vom Nationalen Komitee für M.S. in Frankreich angeregte systematische Untersuchung meine 300 Fälle sichtete, habe ich mich ganz besonders mit diesen benignen Formen befaßt. Vorerst nahm ich als Kriterium für einen langsamen Verlauf willkürlich 15 Jahre an. Nach dieser Zeit kann man meiner Ansicht nach von benigner Form sprechen.

Tabelle I. *Zustand der 33 Patienten nach 15jährigem Verlauf*

IV	2	(einer davon verstarb im 15. Krankheitsjahr)
III	9	
II	4	
I	18	
Insgesamt	33	

Unter den 300 Fällen, die Frau Peix in ihrer Dissertationsschrift ausführlich darstellte, befanden sich damals 33 Patienten, bei denen die ersten neurologischen Störungen 15 oder mehr Jahre zurücklagen.

Tab. I zeigt diese Fälle nach Schweregrad geordnet. Die Patienten wurden in vier Kategorien eingestuft: IV — bettlägerig, III — schwer invalid, II — mittelgradig invalid, I — geringgradig gestört, doch normales oder fast normales Leben in der Gesellschaft möglich.

Von diesen 18 benignen Fällen zeigten 14 nach einer Krankheitsdauer von 20 Jahren oder mehr auch noch nach 20 Jahren eine benigne Form.

In 4 Fällen hatte die Krankheit schon vor mehr als 30 Jahren begonnen. 2 davon waren nach unseren Kriterien 35 bzw. 40 Jahre nach Beginn der Krankheit noch immer als benigne zu bezeichnen, 2 weitere zeigten nach 30 bzw. 37 Jahren eine Verschlechterung.

In einer zweiten Untersuchung haben wir den Zustand dieser 33 Patienten nach 10- bzw. 15jährigem Verlauf verglichen (Tab. II).

Bemerkenswert ist die Tatsache, daß zwischen diesen beiden Verlaufszeiträumen eine Verschlechterung nur in den Kategorien mit schweren Störungen erfolgte: einer der bettlägerigen Patienten verstarb und drei mittelgradig invalide wurden schwer invalid. Diejenigen Patienten aber, die nach 10 Jahren eine benigne Form aufwiesen, befanden sich auch noch nach 15 Jahren im gleichen Zustand. Wir haben weiter oben schon festgestellt, daß die Benignität in den Fällen, die lange genug verfolgt werden konnten, auch noch nach 30jährigem Verlauf festzustellen ist, in manchen Fällen sogar noch darüber hinaus.

Tabelle II. *Zustand der 33 Patienten nach 10- bzw. 15jährigem Verlauf*

Verlauf	nach 10 Jahren	nach 15 Jahren
Verstorben	—	1
IV	2	1
III	6	9
II	7	4
I	18	18
Summe	33	33

Die Verlaufsuntersuchung von 300 Krankengeschichten zeigte andererseits, daß sehr schwere Formen (außer der akuten M.S.) innerhalb von 5 Jahren, in manchen Fällen aber schon nach 2 bis 3 Jahren, zur Bettlägerigkeit, ja zum Tode führen können. Die „mittleren" Formen dagegen, die ja am häufigsten vorkommen, kamen nach 5- oder 10jährigem Verlauf in das Stadium schwerer irreversibler Störungen.

Die Zahlen der Tab. II zeigen andererseits, daß eine im zehnten Verlaufsjahr gutartige Form auch darüber hinaus noch benigne bleiben kann und meist bleibt.

Nach Durchsicht unserer Krankengeschichten konnten wir mit Sicherheit feststellen, daß *das zehnte Jahr* vor allem bei den benignen Formen *ein besonders kritischer Punkt im Krankheitsverlauf* ist.

Schematisch kann festgestellt werden,

a) daß sich eine sehr schwere Verlaufsform schon innerhalb von 5 Jahren als solche darstellt;

b) daß eine schwere oder mittlere Verlaufsform nach 5 bis 10 Jahren zu irreversiblen Störungen führt, und

c) daß eine Verlaufsform, bei der nach 10 Jahren nur geringfügige oder diskrete bleibende Störungen vorliegen, höchstwahrscheinlich jahrzehntelang benign bleiben wird.

Daher scheint es uns berechtigt, auch jene Fälle zu den benignen Verlaufsformen zu zählen, die eine solche Verlaufsform während eines Zeitraumes von 10 bis 15 Jahren aufweisen.

Wir verfügen über 49 Beobachtungen mit einem zwischen 10 und 15 Jahren liegenden Verlauf. Diese verteilen sich wie folgt:

Tabelle III. *Zustand der 49, 10 bis 15 Jahre lang beobachteten Patienten*

Verstorben	2
IV	2
III	17
II	12
I	16
Summe	49

Die hier aufscheinenden 16 Fälle benigner Verlaufsformen können unserer Ansicht nach zu den 18 oben erwähnten zugezählt werden. Im folgenden werden daher die *Charakteristika der Ätiologie und des Verlaufs der benignen M.S.* an einem Krankengut von 34 Patienten diskutiert.

Charakteristika der Ätiologie

Geschlecht: Von diesen 34 benignen Fällen sind 21 weiblichen und 13 männlichen Geschlechts, was 61,7 bzw. 38,3% entspricht. Diese Zahlen stimmen mit denjenigen unseres Gesamtkrankengutes von 300 Patienten gut überein (63 bzw. 37%).

Tabelle IV. *Anteil der benignen Verlaufsformen am gesamten Krankengut, nach Altersgruppen aufgeschlüsselt*

Alter zu Beginn der Krankheit	Benigne Formen (34)	Gesamtkrankengut (300)	Benigne Formen in %
Unter 20 Jahren	9 (5 davon vor dem 15. Lebensjahr)	40	22,5
20—40 Jahre	23	188	12,23
über 40 Jahre	2	72	2,77

Alter zu Beginn der Erkrankung: Der von uns vorgestellte Fall einer benignen Verlaufsform war für alle diese Fälle repräsentativ. Die ersten Symptome treten im allgemeinen schon sehr früh auf, wie der Vergleich mit unserem Gesamtkrankengut von 300 Fällen bestätigt.

Diese Zahlen bestätigen übrigens die klassische Ansicht, daß die früh einsetzenden Verlaufsformen der M.S. im allgemeinen weniger rasch fortschreiten als spät einsetzende Formen.

Charakteristika des Verlaufs

1. *Verlauf in weit auseinanderliegenden Schüben:* Unser erster Fall war für die benigne Verlaufsform charakteristisch, bei der *die Schübe immer weit oder sehr weit auseinanderliegen.* In diesem Fall trat, wie erinnerlich, der zweite Schub 16 Jahre nach dem ersten auf, und erst 15 oder 16 Jahre später kam es zu den geringfügigen neurologischen Störungen, die sich dann plötzlich im dritten Schub, der 17 Jahre nach dem zweiten erfolgte, kurzfristig verschlechterten. Unter den 34 hier besprochenen benignen Formen wurde 24mal ein ähnlicher Verlauf beobachtet, was mehr als 70% der Fälle entspricht (Tab. V).

Tabelle V. *Remissionsdauer zwischen dem ersten und dem zweiten Schub* (Verlaufsformen mit weit auseinanderliegenden Schüben)

	Zahl der Fälle
Weniger als 5 Jahre	0
5 bis 10 Jahre	9
10 bis 15 Jahre	9
15 bis 20 Jahre	5
Über 20 Jahre	1
Summe	24

Die Remissionsdauer betrug in allen Fällen mindestens 5 Jahre, meist 5 bis 15 Jahre, und nur einmal mehr als 20 Jahre. Sie währte in diesem Fall, über den im folgenden berichtet wird, 30 Jahre.

Fall Nr. 2: Frau T. J., 1907 geboren. Die ersten neurologischen Symptome traten 1924, als die Patientin 17 Jahre alt war, auf. Es handelte sich dabei um eine Optikusneuritis links mit fast kompletter Amaurose, die nach und nach zurückging und etwa 6 Monate später völlig ausgeheilt war. Einzige Folgeerscheinung: geringfügige Abblassung der Papille.

1954, also 30 Jahre später (die Patientin hatte während dieses Zeitraumes ein völlig normales Leben geführt), trat langsam eine spastische Paraplegie auf, welche in 7 oder 8 Jahren zu einer so hochgradigen spastischen Lähmung führte, daß die Patientin völlig hilflos und bettlägerig wurde.

Liquor (1957): 1,5 Leukozyten; Eiweiß: 0,20‰; Benzoereaktion: 00000/02210/00000. Liquordruck normal. Myelographie normal.

Ich möchte hier nicht auf das Problem der isolierten retrobulbären Optikusneuritis und ihrer Prognose auf lange Sicht eingehen, doch sei kurz zur Frage möglicher *abortiver Formen der M.S.* Stellung genommen.

Dieses Problem ist unlösbar, weil es unmöglich ist, ein verbindliches Intervall zwischen Optikusaffektion und erstem Schub anzugeben. Wenn bei diesen benignen Formen mit weit auseinanderliegenden Schüben der erste Schub erst 10, 15, 20, ja sogar, wie im vorerwähnten Fall, 30 Jahre nach dem ersten Symptom auftritt, bedeutet dies nicht, daß dieses Intervall nicht noch länger sein könnte; daß es einfach deshalb nicht zu einem Schub kam, weil der Patient schon vorher an einer anderen Krankheit verstarb.

Doch kann über diese Verlaufsform gesagt werden, daß sie ein völlig normales Leben erlaubt, ja sogar vergessen läßt, daß der Patient schwer bedroht ist.

Symptomatik der einzelnen Schübe. Es wäre sicherlich interessant, die übliche Symptomatik des ersten Schubes dieser benignen Verlaufsform mit weit auseinanderliegenden Schüben mit derjenigen der sehr schweren, schweren oder üblichen Form zu vergleichen.

Bei den benignen Verlaufsformen kommt es fast immer zu einem monosymptomatischen Schub, bei dem ein einziges neurologisches Symptom festzustellen ist, das meist rasch und vollständig zurückgeht.

In der Hälfte der 24 hier berichteten Fälle mit großen Schubintervallen kam es zum Befall eines Hirnnerven, wobei Optikusneuritis, Ophthalmoplegie und Fazialislähmung ungefähr gleich oft vorkamen; nimmt man noch die Angaben über Schwindelzustände hinzu (12,5%), kommt man auf die Zahl von 62,5%.

Sensible Störungen (Dysästhesien und Lhermittesches Zeichen) traten in 20,8% der Fälle als erstes Symptom auf; motorische Störungen (Pyramidenzeichen) dagegen nur in 16,6% der Fälle.

Diese Zahlen stimmen absolut nicht mit den von mir 1961 anhand von 145 Beobachtungen veröffentlichten Zahlen überein (Bonduelle 1961; und Dissertationsschrift von Albaranès 1962). Damals fand sich in 35% der Fälle ein Befall der Hirnnerven, in 25% der Fälle eine motorische Störung. Diese Zahl beläuft sich bei den Spätformen auf 47%. Dieser Unterschied ist um so bedeutsamer, da die damals angeführten Zahlen *globale* Zahlen waren, das heißt sowohl benigne als auch nichtbenigne Formen umfaßten.

2. *Verlaufsformen mit häufigen, sich weitgehend rückbildenden Schüben:* Die Verlaufsform mit weit auseinanderliegenden Schüben ist zwar sehr charakteristisch, findet sich aber nur in etwas mehr als zwei Drittel der benignen Formen. In 30% der Fälle (10 von 34) kam es zu *häufigen, knapp aufeinanderfolgenden* mehr oder minder schweren *Schüben,* die sich aber weitgehend zurückbildeten.

In 6 Fällen trat der zweite Schub schon innerhalb eines Jahres auf, in 4 weiteren innerhalb von 3 Jahren.

Für diese Verlaufsform ist der nächste Fall charakteristisch:

Fall Nr. 3: Herr P. D., 1921 geboren. Nach verschiedenen intermittierenden Manifestationen in der Art von Drehschwindelzuständen, vergesellschaftet mit rechtsseitiger Hemikranie, trat der erste Schub im September 1954 auf. Zu diesem Zeitpunkt war der Patient 33 Jahre alt. Er zeigte damals eine binnen 2 Tagen zurückgehende Diplopie, rezidivierte aber 1 Monat später in Form einer rechtsseitigen Fazialislähmung, die länger andauerte.

Karotisangiographie rechts normal. Liquor: 7 Leukozyten; Eiweiß: 0,36‰; Benzoereaktion: 11100/22210/00000. Wassermann negativ.

Die Diplopie ging nach 6 Monaten zurück, doch kam es 3 Monate später akut zu einer Sehschwäche links, die sich aber nach 14 Tagen zurückgebildet hatte.

In den darauffolgenden Jahren kam es durchschnittlich zweimal im Jahr zu Schwindelanfällen mit Kopfschmerzen, einmal zu einer Amblyopie rechts, die nach wenigen Wochen wieder verschwand, doch blieb ein diskretes zentrales Farbskotom und eine geringgradige Abblassung der Papille bestehen.

Wiederholte Diplopieanfälle, die immer durch eine N. abducenslähmung rechts eingeleitet wurden. Die Diplopie war aber nie wieder so ausgeprägt und verlängert wie beim ersten Schub. Der weitere Verlauf blieb, wie es bei der M.S. gelegentlich der Fall ist, stereotyp.

Seit 1963 steht der Patient regelmäßig unter Cortisontherapie. Kein neuer Schub. Außer einer geringfügigen Behinderung des rechten Auges keine Folgeerscheinungen, keine pathologischen Symptome.

2 von den 10 dieser Verlaufsform zuzuzählenden Fälle sind infolge eines *plötzlichen Stillstandes der Krankheit nach dramatischem Beginn besonders bemerkenswert.* In diesen Fällen kam es nach etwa 15jähriger Remission schließlich zum Auftreten geringfügiger Symptome.

Fall Nr. 4: Frau G. G., 1923 geboren. Die ersten Störungen traten im Dezember 1953 auf, als die Patientin 26 Jahre alt war. Es waren dies Gleichgewichtsstörungen mit schwankendem Gang.

Einen Monat nach Rückgang dieses Schubes kam es zu einer Dysästhesie der rechten Körperhälfte mit diskretem bilateralem Pyramidensyndrom, mit Störungen der Tiefensensibilität der unteren Extremitäten und einer Astereognose der rechten Hand.

Liquor: 20 Leukozyten; Eiweiß: 0,40‰; Benzoereaktion: 01210/22200/00000; Wassermann negativ.

Die sensiblen Störungen besserten sich, aber etwas später, im Februar 1954, kam es zu einem neuerlichen Schub, welcher extrem schwer war, so daß eine akute M.S. befürchtet wurde: kompletter senso-motorischer Querschnitt, hochgradiges beidseitiges zerebellares Syndrom, bilaterale Optikusneuritis und komplexe Ophthalmoplegie.

Trotz der Intensität der neurologischen Symptome und ihrer Schwere zeigte sich allmählich eine Besserung. 5 Monate nach dieser dramatischen Episode waren lediglich ein diskretes zerebellares Syndrom, welches in der Folge zurückging, ein rechtsseitiger Babinski und eine Astereognose im Bereich der rechten Hand festzustellen. Die Sehschärfe war praktisch normal, es persistierte lediglich sowohl rechts wie links als Residuum eine Papillenabblassung.

In den folgenden Jahren kam es zu mehreren Schüben, die vorwiegend durch eine Dysästhesie der oberen oder unteren Extremitäten charakterisiert war. Diese ging aber jeweils innerhalb weniger Wochen zurück.

Im Februar und September 1959 trat wieder ein Pyramidenbahnsyndrom an den Beinen auf, hinsichtlich der Schwere aber in keiner Weise mit dem ersten Schub vergleichbar. Es blieb ein bilateraler Babinski mit diskreter Spastizität der unteren Extremitäten bestehen. Dieser Zustand veränderte sich seit 1960 kaum. Nach zwei Geburten kam es zu keiner Verschlechterung. Mehr als 15 Jahre nach diesem dramatischen Beginn führt die Patientin ein völlig normales Leben.

Diese überraschenden Formen entsprechen der „Hyperbola Group" T. Fogs (1967). Unter seinen 73 Fällen fand der Autor damals 5 gleich gelagerte Fälle.

3. *Spätverlauf:* Zum Unterschied zu den Fällen mit plötzlichem Krankheitsstillstand sprechen zwei Beobachtungen für die Möglichkeit einer *Spätform der Verschlechterung*. Es handelt sich dabei um eine progressive spastische Paraplegie, so wie man sie gewöhnlich bei der chronisch progredienten Form sieht.

Einer dieser Fälle wurde schon vorgestellt (Nr. 2), hier nun der zweite:

Fall Nr. 5: Frau G., 1897 geboren. Die erste neurologische Episode trat 1910, als die Patientin 13 Jahre alt war, auf. Es kam dabei bei Beugung des Kopfes zum Gefühl des Elektrisierens, das innerhalb eines Monats zurückging.

1920, also 10 Jahre später, kam es zu einer Parese der rechten unteren Extremität, die sich innerhalb von 2 Monaten rückbildete. Im Oktober 1923, 3 Monate nach der ersten Entbindung, rezidivierte die motorische Lähmung des rechten Beines wesentlich schwerer; sie war vergesellschaftet mit einer Ungeschicklichkeit der Arme und Doppeltsehen. Es verblieb nur eine sehr geringfügige Störung im Bereich der unteren Extremität. 1925, nach einer zweiten Schwangerschaft, kam es zu einem analogen Ereignis. In der Folge hatte die Patientin noch fünf weitere Schwangerschaften ohne neuerliche neurologische Ausfallserscheinungen.

1946 – die Patientin war 49 Jahre alt –, also 37 Jahre nach den ersten neurologischen Symptomen und nach mehr als 20jähriger Remission, entwickelte sich langsam eine spastische Paraplegie, die schließlich zur völligen Unbeweglichkeit führte, die seither unverändert geblieben ist.

Trotz dieser späten Entwicklung dürfte es sich um eine benigne Form im eigentlichen Sinne handeln, die es der Patientin ermöglichte, 40 Jahre lang ein normales aktives Leben zu führen und sieben Kinder zu gebären.

Die Analyse unserer Beobachtungen der benignen Form zeigt einige Charakteristika, die für die meisten dieser Fälle gelten:

a) Der *frühe Beginn* wurde in fast allen Fällen beobachtet, und wir konnten feststellen, daß spät — nach dem 40. Lebensjahr — auftretende benigne Formen nur eine Ausnahme sind (doch sei auch erwähnt, daß es schon sehr früh zu einem kaum bemerkten und rasch wieder vergessenen Schub kommen kann).

b) Die *Monosymptomatik* als Kennzeichen des ersten Schubes, der aus einem einzigen Symptom, das rasch zurückgeht, besteht. Dies ist aber kein absolut gültiges Kriterium. In manchen Fällen mit schwerem oder sehr schwerem Beginn kommt es plötzlich zum Stillstand der Krankheit. Andererseits kann ein scheinbar gutartiger Beginn Ausgangspunkt rapid fortschreitender Formen sein.

c) Das *lange Intervall* zwischen dem ersten und dem zweiten Schub. Es handelt sich dabei aber nicht um ein unerläßliches Kriterium, und manche Formen mit knapp aufeinanderfolgenden Schüben können nach 10, 15 oder 20 Jahren sistieren und nur geringfügige Folgeerscheinungen hinterlassen.

Das einzig gültige Zeichen bleibt die Krankheitsdauer. Vor Ablauf der ersten 10 Jahre und schon zu Beginn der Krankheit weisen manche Zeichen auf die Prognose hin. In den meisten Fällen bleibt die Entwicklung im Verlaufe der Krankheit unverändert. Was wir feststellten, entspricht vollkommen der Bemerkung von T. Fog (1967): "The curves show the relatively small changes of activity during the years in most cases."

Vorkommen der benignen Formen

Anhand der vorliegenden Zahlen kann keine verbindliche Aussage gemacht werden.

Die sehr schweren Formen führen sehr schnell zum Tod, dic schweren Formen, die zur Bettlägerigkeit führen, können von den neurologischen Abteilungen nicht weiter verfolgt werden, da sie ja in Abteilungen für chronisch Kranke kommen. Tab. I, die den Schweregrad der Krankheit nach 15jähriger Krankheitsdauer zeigt, dürfte daher der tatsächlichen Verteilung nicht gerecht werden. Dies gilt auch bis zu einem gewissen Grad für Tab. III (Patienten nach 10jähriger Krankheitsdauer).

Andererseits spiegelt Tab. IV, welche den Anteil der benignen Formen am Gesamtkrankengut der 300 Beobachtungen wiedergibt, nicht die wirkliche Zahl der benignen Formen wider, weil ja nur 82 Patienten mit einer Krankheitsdauer von 10 Jahren und darüber in dieser Tabelle Aufnahme fanden. Die 218 anderen Fälle umfassen manche Formen, die die Kriterien einer Gutartigkeit aufweisen, doch nicht lange genug beobachtet werden konnten, so daß wir sie nicht zu den gutartigen Formen rechnen konnten. Diese Tabelle berücksichtigt weiters auch nicht die in der Statistik aufscheinenden Fälle mit einem einzigen Schub, bei welchen die Diagnose M. S. nicht gesichert erscheint.

Der Vergleich dieser Tabellen und die Verlaufsprognosen können nur approximativ sein. Höchstwahrscheinlich können wir hier die Zahl von 20% als gültig annehmen. Auch McAlpine kommt in einer Arbeit aus dem Jahre 1964 zu einer gleichen Zahl. T. Fog gibt in seiner schon erwähnten Arbeit aus dem Jahre 1967 analoge Zahlen an. In seiner Gruppe von 73 Fällen beziffert er die benignen Fälle mit 10, die seiner "Horizontal Group" entsprechen, das sind 13,7%. Dazu wären noch die 5 Fälle aus der "Hyperbola Group", das sind 6,9%, zu rechnen. Diese Zahlen stimmen gut mit der von ihm angegebenen Gesamtzahl (82% "Progressing Forms") überein.

Es handelt sich dabei nur um Näherungswerte. Genauere Zahlen könnte man nur mittels systematischer Untersuchungen ermitteln, wobei der gegenwärtige Zustand aller früher untersuchten Patienten festzustellen wäre, ebenso ihr eventuell eingetretener Tod, und zwar 10, 15 und 20 Jahre nach den ersten neurologischen Symptomen, wenn möglich auch nach einem längeren Zeitraum.

Eine solche Untersuchung ist der Zukunft vorbehalten.

Der Einfluß der Behandlung auf den Verlauf der Erkrankung kann in den meisten Fällen einer gutartigen Form ausgeschlossen werden, da der Krankheitsbeginn 10, 15, 20, ja sogar 30 bis 40 Jahre zurückliegt. Die Krankheit hatte also schon vor der Entwicklung der Immunosuppressiva und der Kortikoidtherapie begonnen.

Nur in unserem Fall Nr. 3 scheint die Behandlung einen präventiven Einfluß gehabt zu haben, da es seit Durchführung einer regelmäßigen Kortikoidtherapie zu keinem neuerlichen Schub kam. Allerdings stand der regressive Charakter der Krankheit in diesem Fall bereits vorher fest.

Man kann also hoffen, daß die Fortschritte in der Therapie der M.S. die benignen Formen in Zukunft häufiger beobachten lassen.

Zusammenfassung

Als benigne Form kann eine M.S. bezeichnet werden, die ein normales soziales, berufliches und häusliches oder normales Gefühlsleben nach einer längeren Krankheitsdauer gestattet, wobei dieser Zeitraum mit etwa 15 Jahren anzunehmen ist.

Verlaufsstudien an 300 Patienten zeigten:

1. *Schwere Formen* (unabhängig von akuter M.S.) führen zu einem unheilbaren Zustand oder binnen 5 Jahren oder kürzer zum Tod.

2. *Mittelschwere Formen:* Die meisten führen innerhalb 5 bis 10 Jahren zu schweren irreversiblen Störungen.

3. Die Formen, die die Kriterien der *Benignität* nach 10jähriger Verlaufsdauer aufweisen, bleiben auch benign nach 15 Jahren (18 Fälle), bis 20 Jahren (14 Fälle). 2 Patienten erscheinen noch benign nach 35- und 42jährigem Verlauf. In 2 Fällen allerdings zeigt sich ein schwerer Spätverlauf nach 31 und 37 Jahren gutartiger Krankheitsentwicklung.

Unter 33 Patienten mit 15jährigem Krankheitsverlauf finden sich 18 sogenannte benigne Formen; unter 49 Patienten, die zwischen 10 und 15 Jahren überlebten, zeigten 16 einen solchen.

Insgesamt verfügen wir über 34 Beobachtungen (21 Frauen, 13 Männer), welche folgende Merkmale der gutartigen Verlaufsform erkennen lassen:

1. Krankheitsbeginn im jugendlichen Alter. Häufig, aber nicht konstant.

2. Langes Intervall von 5 bis 15 Jahren zwischen dem ersten und zweiten Schub. Bei 24 von 34 Patienten und bei 10 Fällen allerdings häufige Schübe mit weitgehender Remissionstendenz. Bei 2 von 10 Fällen handelt es sich um eine schwere Form mit kurzdauerndem Verlauf.

3. Monosymptomatischer Charakter des ersten Schubes. Bei 50% der Fälle bestanden an den Hirnnerven Ausfälle (II, III, VI, VII) und bei 12% eine Vertigo; bei 16,6% sensible Störungen, bei 20,8% motorische Ausfälle (statt 47% bei der Gesamtzahl unserer Beobachtungen).

Diese Besonderheiten sind Hinweise, die von den ersten Schüben des Krankheitsverlaufes an auf eine günstige Prognose schließen lassen. Die benignen Formen sind nicht außergewöhnlich. Ihre Häufigkeit kann ungefähr mit 20% aller Erkrankten angenommen werden.

Summary

The definition of a *benign form* of M.S. may be given as follows: It is a form of the disease allowing a normal, social, professionnal and family life, after a long course, arbitrarily fixed at 15 years.

The follow-up study of 300 reports demonstrate:

— *The malignant type* (besides acute form): after a period of 5 years or less this form leads to a bed-ridden state (or to death).

— "*Moderate*" *types*, the most frequent, determine incurable lesions between 5 and 10 years.

— Types which had the features of *benignity* after a duration of 10 years remain benign after 15 years (18 cases) and 20 years (14 cases). Two cases are still benign after a 35 and 42 years' course. But in two cases was seen a hard progress after a benign course of 31 and 37 years.

From 33 patients with a duration of 15 years there are 18 cases presenting a benign form, 49 patients had a duration of their illness between 10 and 15 years; in this group were 16 cases of a benign type.

Altogether we have in our material 34 cases (21 females, 13 males) which had the following features of a benign type of M.S.

1) Start of the illness in the adolescence period (this is frequent but not constant).

2) The duration of remission between the first and the second relapse was from 5 to 15 years in 24 cases from 34.

In 10 other cases however we have seen relapses frequent and near each other which seemed to get exhausted.

In two of these ten cases the first relapses are severe but later the evolution remains benign.

3) The monosymptomatic type of the first relapse. In 50% of the cases we have observed lesions of the cerebral nerves (II, III, VI, VII); 12% claimed vertige; 16,6% had sensory troubles and 20,8% motor deficience (47% in the total group).

These features are a criterium for a favourable prognosis.

The benign type of M.S. is not incommon; we think that approximatively 20% of M.S. disease present this form.

Literatur

Albaranès, R.: Aspects cliniques et évolutifs de la Sclérose en Plaques. Pronostic fonctionnel et pronostic vital. Thèse, Marseille, 1962.

Bonduelle, M. und R. Albaranès: Aspects cliniques et évolutifs de la Sclérose en Plaques. Int. Neurol. **2**, 149–164 (1961).

— — Etude statistique de 145 cas de Sclérose en Plaques. Sem. Hôp. Paris **38**, 3762–3773, 1962.

Bonduelle, M.: Les formes bénignes de la Sclérose en Plaques. Pr. Méd. **75**, 2023–2026 (1967).

Fog, T.: Studies in the course of multiple sclerosis. In: Zukunft der Neurologie, 85–96. Stuttgart: Georg Thieme, 1967.

McAlpine, D.: The benign form of Multiple Sclerosis: Results of a long-term study. Brit. Med. J. II, 1019–1084 (1964).

Peix, A.: Etude chiffrée de 300 cas de Sclérose en Plaques. Thèse, Paris, 1967.

Wien. Z. Nervenheilk./Suppl. II, 189—194 (1969)

Aus der Neurologischen Abteilung des Altersheimes der Stadt Wien-Lainz
(Vorstand: Univ.-Prof. Dr. W. Birkmayer)

Langzeitprofile bei Multipler Sklerose

Von

E. Neumayer

Das Langzeitprofil einer Krankheit kann etwas über ihr Wesen aussagen. Der Verlauf einer Erkrankung wird sowohl durch die Gesetzmäßigkeiten des Krankheitsprozesses als auch durch davon unabhängige Faktoren gegeben. Aus der Kenntnis der einzelnen Faktoren können sich verschiedene Aussagemöglichkeiten ergeben.

Aus diesem Grunde sind Versuche von Langzeitbeobachtungen bei M.S. ein Ansatz, um etwas über den Krankheitsprozeß bzw. andere wesentliche Faktoren der Krankheit zu erfahren. In diesem Zusammenhang wurden an unserer Abteilung hormonelle Faktoren untersucht (Birkmayer et al. 1955) sowie über Krankheitsalter und Initialsymptomatik katamnestische (Birkmayer u. Langner 1959) und konstitutionsmedizinische Untersuchungen (Langner et al. 1958) angestellt.

Wenn auch heute immunologische Vorgänge hinsichtlich ihrer pathogenetischen Bedeutung bei der M.S. diskutiert werden, so sind unsere Kenntnisse über die Pathogenese der M.S. noch immer unvollständig, von der Ätiologie ganz zu schweigen.

Die Neurologische Abteilung in Lainz bietet für die Erstellung von Langzeitprofilen günstige Bedingungen. Die Patienten werden von verschiedenen Krankenhäusern in Wien eingewiesen, so daß bereits von der Zeit vor der Aufnahme an unserer Abteilung exakte Krankengeschichten vorliegen.

Der Beobachtungszeitraum in Lainz beträgt 1 Tag bis 21 Jahre. Die letzte Kontrollmöglichkeit der Diagnose ist schließlich die Autopsie.

Diese Voraussetzungen ergeben demnach ein hohes Maß an Homogenität.

Für die zur Diskussion stehende Frage wurden 195 Patienten beiderlei Geschlechtes herausgegriffen, welche innerhalb der letzten 12 Jahre verstorben waren. Die Diagnose M.S. ist pathologisch-anatomisch gesichert. Nachdem HYLLESTED 1961 ein großes Material hinsichtlich Lebenserwartung, Krankheitsdauer und Schubhäufigkeit statistisch untersuchte, wurde die hier erörterte Fragestellung vor allem durch erst jüngst von T. FOG in Montana mitgeteilte Verlaufsuntersuchungen, wonach die M.S. nach einer bestimmten Zeitperiode unaufhaltsam progredient ad exitum führt, beeinflußt.

Folgende Fragen wurden gestellt und statistisch zu sichern versucht:

1. Welcher Zusammenhang besteht zwischen Lebenserwartung und Aufnahme des Patienten in Dauerbehandlung und -pflege?

2. Besteht ein Zusammenhang zwischen Schubzahl und Lebenserwartung?

3. Ergibt sich eine Korrelation zwischen Erkrankungsalter und Häufigkeit der Schübe?

4. Besteht eine Korrelation zwischen Schubzahl und Erkrankungsdauer bis zur Aufnahme in Dauerbehandlung?

Die statistische Bearbeitung erfolgte mittels korrelationsstatistischer Methoden[1].

Ad 1. Immer wieder wurde die Forderung erhoben, ähnlich wie bei der Tuberkulose, die M.S. einer „Heilstätten"-Behandlung zuzuführen (BAUER u. FIRNHABER 1963). Aus diesem Grunde interessierte der etwaige Zusammenhang zwischen Lebenserwartung und Zeitpunkt der Aufnahme der M.S.-Kranken in Dauerbehandlung. Von jenen Fällen, welche innerhalb der ersten *10 Jahre* nach klinischem Erkrankungsbeginn in Dauerbehandlung kamen, *verstarben 50 Patienten 5 Jahre nach ihrer Aufnahme* in Lainz. *6 bis 20 Jahre nach der Aufnahme* in Lainz verstarben *35 Kranke*.

Jene Patienten, welche nach *mehr als 10jähriger Krankheitsdauer* zur *Aufnahme* gelangten, hatten eine *Sterberate* von *103 Fällen innerhalb* der ersten *5 Jahre*. 36 Patienten verstarben innerhalb von *6 bis 20 Jahren* nach ihrer Aufnahme.

Statistisch ergibt dies einen Korrelationskoeffizienten $r = 0{,}1501$ oder 2% Niveau. Daraus ergibt sich, daß eine Signifikanz zwischen Lebenserwartung und Zeitpunkt der Aufnahme in stationäre Dauerbehandlung nur bedingt gegeben ist; es besteht ein Trend zu einer solchen. Setzt man zu diesen Zahlen das Lebensalter in Beziehung, so zeigt sich, daß jene Patienten, welche in einem *höheren Lebens-*

[1] Herrn Dr. AMBROZI sei für die wertvolle Hilfe bestens gedankt.

alter erkrankten, *früher*, dagegen jene, welche in einem *jüngeren Lebensalter* erkrankt waren, *später* verstarben. Bei der ersten Gruppe betrug das Erkrankungsalter im Mittel 39,4 $\pm$8,9 bzw. 36,8 $\pm$8,1, in der zweiten Gruppe 36,0 $\pm$5,9 bzw. 36,3 $\pm$8,6 Jahre.

Die *Interpretation* dieses Ergebnisses zeigt, daß kein statistisch sicherbarer Zusammenhang zwischen Dauer der Erkrankung, Aufnahme in Dauerbehandlung und Lebenserwartung besteht. Bloß zwischen Lebensalter zum Zeitpunkt der Aufnahme und der sich daraus ergebenden allgemeinen Lebenserwartung läßt sich ein Zusammenhang herstellen. Der jüngere Mensch hat eine an sich größere, der ältere Mensch eine kürzere Lebenserwartung. Das würde aber besagen, daß keine statistisch sicherbare Korrelation M.S. : Lebenserwartung besteht. Die alte klinische Erfahrung, daß der Patient an der M.S. selbst praktisch nicht stirbt, wird durch das statistisch gesicherte Ergebnis bestätigt.

Gleichzeitig ergab sich ein durchschnittlicher Krankheitsbeginn zwischen dem 35. und 40. Lebensjahr sowie eine Lebenserwartung von 15 bis 20 Jahren bei unseren Fällen. Besonders die letzten Zahlen stimmen mit den diesbezüglichen Angaben der Literatur überein.

Ad 2. Nimmt man bei der Pathogenese der M.S. immunologische Vorgänge an, so wäre vorstellbar, ein Schub bzw. eine Remission könnte das klinische Korrelat sein. Aus diesem Grunde schien die Frage interessant, ob zwischen Schubzahl und Lebenserwartung ein statistisch sicherbarer Zusammenhang besteht.

55 Patienten, welche *weniger* als *3 Schübe* aufwiesen, *verstarben* innerhalb von *5 Jahren* nach ihrer Aufnahme in Lainz. *34 Kranke* mit *weniger* als *3 Schüben* verstarben nach einem *größeren* Zeitintervall *als 5 Jahre* nach ihrer Aufnahme in Dauerbehandlung.

81 Kranke hatten *mehr* als *3 Schübe* gehabt. Sie *verstarben* innerhalb der ersten *5 Jahre* nach ihrer Aufnahme in Lainz. Dagegen waren nur *25 Patienten* mit *mehr* als *3 Schüben* nach einem Aufenthalt von *mehr* als *5 Jahren* in Lainz verstorben. Bei $r = 0{,}1266$ ergibt dies eine Korrelation von über 5% Niveau. Sie ist somit *nicht* statistisch *signifikant*.

Demnach besteht *kein* statistisch sicherbarer *Zusammenhang* zwischen Schubzahl und Lebenserwartung.

Ad 3. McAlpine hat 1965 in seiner Monographie festgehalten, daß die Schubhäufigkeit im Beginn der Erkrankung größer ist. Auch T. Fog hat sich diesbezüglich in ähnlicher Weise geäußert. Es schien deshalb die Frage berechtigt, ob zwischen Erkrankungsalter und Schubhäufigkeit ein statistisch sicherbarer Zusammenhang besteht.

58% der Patienten hatten 3 bis 5 Schübe. Bei einem Erkrankungsalter von 30 bis 40 Jahren ergibt sich keine statistisch signifikante Korrelation. Lediglich 5 Patienten mit einem Erkrankungsbeginn unter 30 Jahren hatten 2 bis 3 Schübe. 25 Kranke dieser Gruppe hatten dagegen 6 Schübe durchgemacht. Waren die Patienten bei klinischem Beginn der Erkrankung über 50 Jahre alt, so hatten 22 Kranke bis 2 und 11 Kranke über 6 Schübe durchgemacht.

In den Extremgruppen scheint also die Schubhäufigkeit bei jüngeren Patienten größer als bei älteren zu sein. Im übrigen erkrankten von unseren 195 Patienten 6,6% *nach* dem 50. Lebensjahr. Dies ist im Hinblick auf die Differentialdiagnose der Spätform der M.S. zur Myelopathie von Bedeutung.

Bei dem Gros unserer Kranken konnte demnach eine statistisch signifikante Korrelation zwischen Erkrankungsalter und Schubhäufigkeit *nicht* gefunden werden.

Ad 4. In engem Zusammenhang damit steht auch eine etwaige Korrelation zwischen Schubzahl und Erkrankungsdauer bis zur stationären Dauerbehandlung. Es konnte jedoch ebenfalls keine statistisch signifikante Korrelation erarbeitet werden.

Auf den ersten Blick ist dieses Ergebnis enttäuschend. Versucht man, sich mit den Ursachen dieser negativen Korrelationsstatistik auseinanderzusetzen, so ergeben sich folgende Aspekte.

Der Krankheitsprozeß der M.S. läßt sich mit der Lebenserwartung nicht direkt korrelieren. Offenbar ist das klinische Phänomen des ersten Schubes nicht mit dem tatsächlichen Erkrankungsbeginn in Beziehung zu setzen.

Die Schubhäufigkeit steht mit der Lebenserwartung und dem Erkrankungsalter in keiner Beziehung. Die Schubhäufigkeit und das Erkrankungsalter haben nur in den Extremgruppen zueinander Beziehungen. Dabei ist zu berücksichtigen, daß die Wahrscheinlichkeit, mehr Schübe zu erleben, bei jüngeren Patienten größer ist als bei alten Kranken.

Auch zwischen Krankheitsdauer bis zur Aufnahme in stationäre Dauerbehandlung und Schubzahl ergab sich keine Korrelation. Dies spricht dafür, daß die Schubzahl keine prognostischen Schlüsse hinsichtlich der Intensität des Krankheitsprozesses gestattet.

Im Rahmen unserer Untersuchungen über die Bedeutung der Konstitution für die M.S. konnten wir übrigens gleichfalls keine statistisch signifikanten Korrelationen herausarbeiten. Es scheint demnach der Schluß berechtigt, daß das Wechselspiel zwischen Krankheitsprozeß und prozeßunabhängigen Faktoren entweder von den klinischen Phänomenen her schwer oder nicht überschaubar ist.

Zusammenfassung

Der Versuch, eine statistisch signifikante Korrelation zwischen Lebenserwartung und Zeitpunkt der Aufnahme in Dauerbehandlung zu erstellen, fällt ebenso *negativ* aus wie derjenige hinsichtlich Erkrankungsalter und Schubhäufigkeit bzw. Schubzahl und Erkrankungsdauer bei der Aufnahme in stationäre Behandlung. Lediglich in den Extremgruppen läßt sich eine gewisse Häufigkeit bzw. Seltenheit der Schübe mit dem Erkrankungsalter in Bezug setzen.

Diese Befunde werden dahingehend interpretiert, daß

1. offenbar die klinischen Phänomene allein bezüglich der Intensität des Krankheitsprozesses keinen prognostischen Schluß gestatten;

2. die Annahme, die erste klinische Manifestation stellt nicht den tatsächlichen Beginn der Krankheit dar, erfährt durch das Ergebnis eine gewisse Stütze;

3. eine frühzeitige Hospitalisierung zum Zwecke einer Dauerbehandlung hat auf Grund der Ergebnisse nur einen bedingten therapeutischen Wert;

4. die vielschichtige Verflechtung krankheitsprozeßabhängiger und -unabhängiger Faktoren bedingt die Schwierigkeit einer klinischen Prognose der M.S.

Summary

The attempt to set up statistically significant correlations between duration of life and date of hospitalization for chronic treatment gives negative results. The same is true for the relationship between the age at onset of the illness and the frequency of clinical relapses as well as between the number of relapses and the duration of illness at admittance for hospital treatment. Only in the extreme groups a certain frequency or rarity of relapses can be related to the age at onset of the illness.

These findings are interpreted as follows:

1. Clinical phenomena alone give no prognostic clues for the intensity of the disease process;

2. the assumption that the first clinical manifestation does not represent the real begin of the illness is thus supported;

3. an early hospitalization for means of chronic treatment is of minor value on account of these results;

4. the complex combination of process dependent and independent factors cause the difficulty of a clinical prognosis in M.S.

Literatur

BAUER, H. und W. FIRNHABER: Zur Leistungsprognose M.S.-Kranker. Dtsch. med. Wschr. **88**, 1357–1364 (1963).

BIRKMAYER, W., H. ISELSTÖGER und D. SEEMANN: Hormonstatus und Verlaufsform der M.S. Klin. Med. (Wien) **10**, 550–554 (1955).

— und E. LANGNER: Katamnestische Untersuchungen bei M.S. Wien. klin. Wschr. **109**, 723–725 (1959).

FOG, T.: The course of multiple sclerosis. Acta neurol. scand. **42**, 608–611 (1966).

— and F. LINNEMANN: Studies in the Course of Multiple Sclerosis. A Mathematical Analysis. Zukunft d. Neurologie. G. Thieme, 1967.

HYLLESTED, K.: Lethality, duration and mortality of disseminated sclerosis in Denmark. Acta psychiat. scand. **36**, 553–564 (1961).

LANGNER, E., CH. MENTASTI und E. NEUMAYER: Konstitution und Multiple Sklerose. Arch. Psych. Neurol. **197**, 1–9 (1958).

MCALPINE, D., CH. E. LUMSDEN and E. D. ACHESON: Multiple Sclerosis. Edinbourgh-London: E. Livingstone, 1965.

Wien. Z. Nervenheilk./Suppl. II, 195—203 (1969)

Aus der Neurologischen Universitätsklinik Basel
(Vorstand: Prof. H. E. Kaeser)

Untersuchungen über die Perinatalperiode und die kindliche Entwicklung von Multiple-Sklerose-Patienten[1]

Von

R. Wüthrich, J. D. Ertle, Ch. Maser und **E. Wilhelm**

Mit 2 Abbildungen

Einleitung

Der Vorgeschichte von M.S.-Patienten wird heute wieder vermehrte Beobachtung geschenkt. Der Hauptgrund dafür liegt in den Ergebnissen epidemiologischer Untersuchungen, welche vermuten lassen, daß zwischen der Einwirkung ätiologischer, wahrscheinlich exogener Faktoren und dem klinischen Krankheitsbeginn eine längere Latenzzeit besteht (Kurtzke 1965). Namentlich die in Israel vorgenommenen Enqueten führten zum Schluß, daß die Periode um die Pubertät im Leben der M.S.-Patienten am ehesten dem kritischen Zeitpunkt einer Exposition entspreche; doch müssen hier auch noch frühere Lebensabschnitte in Betracht gezogen werden. Versuche, diese frühen Lebensabschnitte von M.S.-Patienten näher zu beleuchten, haben bisher nicht zu klaren, mit einer der bestehenden ätiologischen Theorien in Übereinstimmung zu bringenden Ergebnissen geführt (Alter et al. 1966; Antonovsky et al. 1967, 1968; Beebe et al. 1967; Leibowitz et al. 1966).

Eine erhebliche methodische Erschwerung von rückblickenden Erhebungen ergibt sich aus der Ungenauigkeit, mit welcher bei

[1] Die Archive der Universitätsfrauenklinik, der Universitätskinderklinik und des Schularztamtes standen uns für die vorliegende Untersuchung offen. Den Klinikdirektoren Herrn Prof. Th. Koller und Herrn Prof. A. Hottinger sowie dem leitenden Arzt Herrn Prof. G. Ritzel sei hier unser bester Dank ausgesprochen. Die statistische Bearbeitung wurde in bereitwilliger Weise von Herrn Dr. H. P. Rieder ausgeführt.

Befragung von Patienten oder Angehörigen medizinische Daten erinnert werden (LEIBOWITZ 1966). In der vorliegenden Arbeit wird deshalb versucht, einen anderen Weg der Datengewinnung zu beschreiten. In verschiedenen medizinischen Institutionen deponierte Akten können herangezogen werden, um das „curriculum" von später an M.S. Erkrankten zu illustrieren. Bei Auswahl geeigneter Kontrollen lassen sich auf diesem Wege präzisere Analysen möglicher Expositionsfaktoren anstellen.

Methodisches Vorgehen

Aus einem größeren, in der Neurologischen Klinik Basel während der letzten 15 Jahre untersuchten Krankengut von M.S.-Patienten wurden rund 500 Fälle herausgenommen, welche im Moment der Erkrankung in der Stadt Basel selbst oder in der näheren Umgebung Wohnsitz hatten. Von diesen Patienten konnte mit einer gewissen Wahrscheinlichkeit erwartet werden, daß sie auch in einem früheren Lebensabschnitt in der Region Basel wohnten und daher auch auf deren medizinischen Institutionen mindestens teilweise basierten. Anhand der Liste dieser Patienten wurden nun die Archive der Universitätsfrauenklinik, der Universitätskinderklinik und des Schularztamtes der Stadt Basel nach medizinischen Akten über diese Patienten systematisch durchsucht.

Bei dieser Archivarbeit konnten in der Frauenklinik Angaben über die Perinatalperiode von 84 späteren M.S.-Patienten aufgefunden werden. In der Kinderklinik fanden sich Dossiers von 36 M.S.-Fällen, im Schularztamt von 70 M.S.-Patienten.

Für jede der drei Patientengruppen wurde alsdann eine Kontrollgruppe aufgestellt: In allen drei Kontrollgruppen wiesen die Fälle gleiche Alters- und Geschlechtsverteilung auf wie diejenigen der M.S.-Patienten. Es wurde nach Möglichkeit darauf geachtet, daß die Kontrollfälle im gleichen Zeitraum zur Beobachtung in den drei medizinischen Institutionen gekommen waren wie die M.S.-Fälle.

Die Kontrollen wurden für die Frauen- und Kinderklinikfälle ebenfalls ausgehend von den Archiven der Neurologischen Klinik gesucht – wobei die Diagnose hier auf Cephalea lautete. Für die Kontrollen hinsichtlich der Schularztamts-Fälle wurden die Dossiers des Schularztamtes selbst verwendet, wobei wahllos im gleichen Zeitraum beobachtete Kinder mit gleichen Anfangsbuchstaben ausgesucht wurden. Die Zahl der Kontrollen betrug für die Fälle der Frauenklinik 84, für die des Kinderspitals 36. Jedem M.S.-Fall wurde hier also ein Kontrollfall gegenübergestellt. Für die Fälle, welche in den schulärztlichen Akten figurierten, wurden je drei, total also 210 Kontrollen ausgewählt.

Alle in den Dossiers der Frauen- und Kinderklinik sowie in denjenigen des Schularztamtes enthaltenen Daten wurden gesichtet. Für die Vergleichsuntersuchungen mit den Kontrollpopulationen wurden aber vor allem diejenigen Angaben und Befunde verwertet, welche in den berücksichtigten Fällen lückenlos erhoben worden waren. Allerdings war der Zeitpunkt der Untersuchung im Schularztamt nicht für alle Fälle der gleiche, so daß mehrere Jahrgänge zusammengefaßt werden mußten. Der Zeitpunkt des Spitalsaufenthaltes in der Kinderklinik war natürlich ebenfalls für jeden Fall ein anderer. Aber auch hier konnte eine gute Übereinstimmung des Verteilungsmusters von Probanden und Kontrollen festgestellt werden.

Die im folgenden beschriebenen Ergebnisse stellen einen Auszug aus weit umfangreicheren Vergleichen dar; sie enthalten einerseits die aufgefundenen positiven

Korrelationen, andererseits die im Hinblick auf gegenwärtige wissenschaftliche Diskussionen aufschlußreich erscheinenden negativen Aussagen. Das gesamte Material wird an anderer Stelle ausführlich publiziert werden (Ertle, Maser, Wilhelm).

Ergebnisse

1. Untersuchungen über die Perinatalperiode

In Tab. I sind die 11 Datenserien angeführt, welche aus den Akten der Frauenklinik für 84 M.S.-Patienten und 84 Kontrollen herausgesucht werden konnten. Es konnten keine Unterschiede zwischen Patienten und Kontrollen hinsichtlich des Alters der Mutter, des Schwangerschaftsverlaufes bei der Mutter, des Geburtsgewichtes und der Länge der Neugeborenen sowie hinsichtlich der postpartalen Säuglingserkrankungen festgestellt werden. Die Daten bezüglich Säuglingsernährung waren nicht ganz vollständig in den Akten verzeichnet — doch auch hier konnte ein Unterschied zwischen den Vergleichsgruppen nicht erhoben werden.

Tabelle I. *Vergleich der bei 84 M.S.-Patienten und 84 Kontrollen in den Akten der Universitäts-Frauenklinik Basel erhobenen Befunde*

Kriterien	Unterschied: M.S./Kontrollen		
	negativ	fraglich	statistisch signifikant
1. Alter der Mutter	—		
2. Parität		(+)	
3. Schwangerschaftskomplikationen	—		
4. Lage		(+)	
5. Geburtsdauer		(+)	
6. Operative Geburt			+
7. Gewicht	—		
8. Länge	—		
9. Reifegrad		(+)	
10. Postpartale Erkrankungen	—		
11. Spitalklasse		(+)	

Kleine, aber statistisch nicht zu sichernde Unterschiede ergaben sich bei fünf Daten: Es fanden sich mehr Mütter von M.S.-Patienten, welche vorgängig vier oder mehr Kinder geboren hatten; es fand sich ein Überwiegen von regelwidrigen Lagen bei den Müttern von M.S.-Patienten (Tab. II); die Geburtsdauer war bei den Kontrollen im Durchschnitt etwas kürzer als bei den Probanden; es fanden sich etwas mehr Frühgeburten und mit deutlichem Ikterus behaftete Säuglinge in der Probandengruppe; und schließlich waren bei den Kontrollen etwas mehr Mütter in der Privatabteilung hospitalisiert.

Statistisch zu sichern ($P < 0{,}05$) war der Unterschied hinsichtlich des Modus der Geburtsbeendigung. Aus Tab. III geht hervor, daß eine operative Geburtsbeendigung bei 13 M.S.-Fällen vorgenommen werden mußte — gegenüber nur einer Manualhilfe bei den Kontrollen.

Tabelle II. *Bei 84 M.S.-Patienten und 84 Kontrollen festgestellte Geburtslagen*

Lage	M.S.	Kontrollen
1. Hinterhauptslage	36	50
2. Hinterhauptslage	37	30
Regelwidrige Lage	11	4
Vorderhauptslage	2	1
vollkommene Steißlage	4	
unvollkommene Steißlage	3	1
mittlere Scheitelbeineinstellung	1	
tiefer Querstand	1	
Querlage		1
Gesichtslage		1

Tabelle III. *Modus der Geburtsbeendigung*

Geburtsbeendigung	M.S.	Kontrollen
Spontan	71	83
Forceps	4	
Sectio	2	
Manuelle Extraktion	5	
Manualhilfe	2	1

2. Erkrankungen im Kindesalter

In den Abb. 1 und 2 sind die Daten der 34 in den Archiven der Kinderklinik erfaßten M.S.-Patienten und Kontrollen zusammengestellt. In dieser Aufstellung wurde nicht unterschieden zwischen anamnestischen Angaben, die von den Eltern in jedem Falle systematisch erfragt worden waren, und den bei betreffendem Spitalsaufenthalt gestellten Diagnosen.

Die Unterschiede zwischen den verglichenen Gruppen sind im ganzen recht gering. In keinem Falle ließ sich ein Unterschied von statistisch signifikanter Art nachweisen. Immerhin sei auf die Kolonnen der Pertussisfälle und der Tbc-Fälle hingewiesen. Hier wäre bei größeren Ausgangszahlen noch am ehesten ein positives Ergebnis zu erwarten.

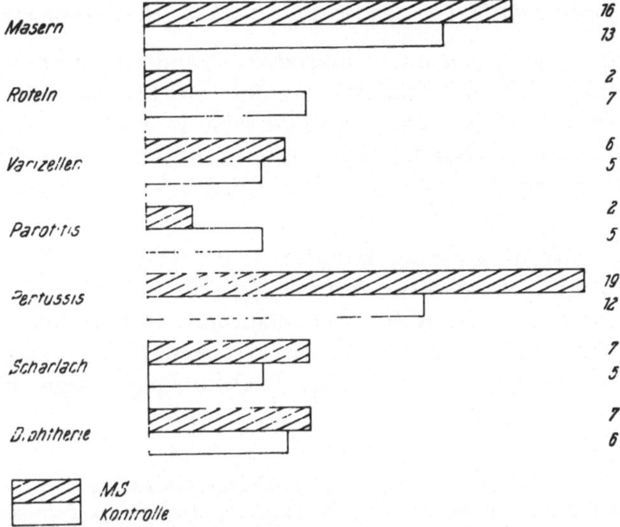

Abb. 1. Bei einem Kinderspital-Aufenthalt von 36 M.S.-Patienten respektive Kontrollfällen festgestellte oder anamnestisch von den Eltern angegebene infektiöse Erkrankung

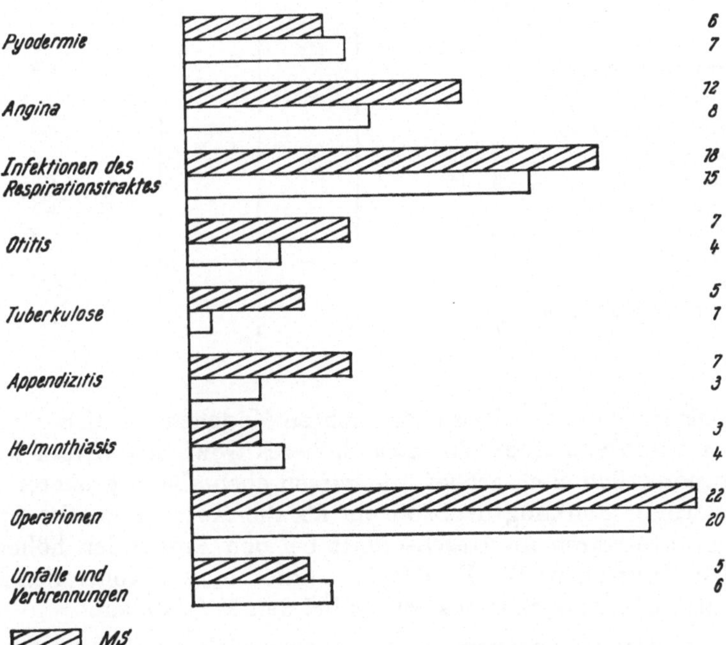

Abb. 2. Übrige in den Akten der Kinderklinik bei 36 Probanden und 36 Kontrollen registrierte Krankheiten

3. Gesundheitszustand bei den schulärztlichen Reihenuntersuchungen

Die Untersuchungen im Schularztamt gliedern sich einerseits in eine einmalige Elternbefragung, welche bei Schuleintritt mittels Fragebogen ausgeführt wird, andererseits in mehrfache ärztliche Untersuchungen der Kinder. Bei letzteren finden jeweils 22 Punkte Berücksichtigung. In der Tab. III sind nur die wichtigsten Punkte angeführt.

Bei der Elternbefragung konnten keine Unterschiede zwischen Probanden und Kontrollen hinsichtlich durchgemachter Krankheiten, insbesondere Infektionskrankheiten, und hinsichtlich durchgeführter Impfungen eruiert werden. Hingegen fanden sich bei den Kontrollen häufiger Angaben über leichtere psychische Erregbarkeit. Die im Pubertätsalter untersuchten Mädchen der M. S.-Gruppe wiesen durchschnittlich ein etwas höheres Gewicht auf und waren durchschnittlich auch größer. Sie wiesen ebenfalls in größerer Zahl eine normale Senkungsreaktion auf als die Kontrollen. Die Spirometriewerte waren im Durchschnitt bei den Probanden höher als bei den Kontrollen. Die Hautfarbe wurde bei den Kontrollen häufiger als „nicht normal" taxiert als bei den M. S.-Fällen.

Tabelle IV. *Vergleich bei 70 späteren M. S.-Erkrankten und 70 Kontroll-Fällen anläßlich der schulärztlichen Untersuchungen erhobenen Befunde*

Kriterien		Unterschied: M. S./Kontrollen (K.)		
		negativ	fraglich	statistisch signifikant
Eltern-Befragung:				
1. Krankheiten		–		
2. Erregbares Wesen				+K
3. Impfungen		–		
Ärztliche Untersuchung:				
4. Gewicht	♀ 13–15		(+)	
5. Größe	♀ 13–15			+
6. Spirometrie				+
7. BSR	♀ 9–15			+K
8. Visus		–		
9. Zähne		–		
10. Normale Hautfarbe				+

Es sei darauf hingewiesen, daß hinsichtlich des Zustandes der Zähne ein Unterschied zwischen den beiden verglichenen Gruppen nicht feststellbar war.

Diskussion

Die vorliegenden Ergebnisse müssen in mehrfacher Hinsicht kritisch bewertet werden. Einmal ist auf die methodischen Schwierigkeiten auch bei der gewählten Untersuchungsart hinzuweisen. Obschon die Auswahl der Gruppen mit besonderer Sorgfalt vorgenommen wurde, kann doch nicht ausgeschlossen werden, daß einzelne der festgestellten Unterschiede teilweise auf einer Präselektion beruhen. Die Faktoren, welche darüber entscheiden, ob eine Geburt in einer zentralen Klinik erfolgt — ob ein Kind hospitalisiert wird oder nicht —, sind so komplex, daß sie sich einer nachträglichen Kontrolle entziehen. Es muß sodann auch betont werden, daß die untersuchten Gruppen teilweise recht klein waren, so daß Zufälligkeiten in den Vergleichen eine größere Rolle spielen. Die aus den Akten herauslesbaren Daten sind ferner nicht im Hinblick auf die hier interessierende Fragestellung gewonnen worden; die Zufälligkeit der beachteten Kriterien muß berücksichtigt werden, wenn negative Korrelationen gesucht werden. So ist es zwar im Hinblick auf aktuelle Diskussionen beachtlich, daß die Masern-Morbidität bei den verglichenen Gruppen ähnlich war — doch darf daraus nicht eine allzu weitgehende Schlußfolgerung gezogen werden: die negative Korrelation gilt nur in den engen Grenzen der ursprünglichen Erhebung und keineswegs allgemein.

Im folgenden soll deswegen hauptsächlich auf die wenigen positiven Ergebnisse der Recherchen eingegangen werden.

Ganz überraschend ist die Feststellung, daß pathologische Lagen und operative Geburtsbeendigung bei der Geburt von späteren M.S.-Patienten besonders häufig vorkommen. Dieser Befund verdient wohl weitere Beachtung. Namentlich sollte versucht werden, an einem größeren Krankengut systematische Erhebungen über eventuelle geburtstraumatische Schäden bei M.S.-Patienten anzustellen. Im Zusammenhang mit den Neuroallergie-Hypothesen der M.S.-Entstehung könnte eine weitere Sicherung des Faktums bedeutungsvoll werden.

Die Hinweise auf eine unterschiedliche körperliche Entwicklung der späteren M.S.-Patienten, namentlich der Mädchen in der Schulzeit, sind ebenfalls überraschend. Hier könnte spekulativ eine Beziehung zu den epidemiologischen Untersuchungen gefunden werden, welche die besondere Wichtigkeit der Pubertätszeit hervorheben. Wainerdi (1961) konnte zwar bei seinen M.S.-Patientinnen eine frühere Menarche, eine beschleunigte körperliche Entwicklung nicht nachweisen. Doch sollte diesem Punkte in weiteren Untersuchungen besondere Beachtung geschenkt werden. Manche Unterschiede zwischen den verglichenen Gruppen scheinen primär ohne faßbare Bedeutung zu sein. So die Differenzen im Ausfall der Senkungsreaktion bei Schulkindern, die Unterschiede, welche von den Eltern in der Wesensart vermerkt wurden und die von den Schulärzten vermerkten Unterschiede in der Hautfarbe. Es wäre aber wohl unrichtig, diese Feststellungen einfach als belanglos abzutun. Auch andere Untersucher haben solche anscheinend fernabliegende Korrelationen in ihren anamnestischen Erhebungen angetroffen (Antonovsky et al. 1968; Beebe et al. 1967). Es gilt, sie zu vermerken, nach Bestätigung zu suchen oder ihre Nichtsignifikanz nachzuweisen. In unseren zugegebenermaßen mehr tastenden Versuchen, neue Gesichtspunkte in der klinischen Ätiologieforschung aufzudecken, sollte auch geringfügigen Hinweisen ernsthaft nachgegangen werden.

Die Verwendung existierender medizinischer Dokumente, wie sie in der vorliegenden Arbeit erprobt wurde, dürfte neben anderen Wegen zur Datengewinnung einen gewissen Nutzen haben, gerade im Sinne der Spurensuche. Der erhebliche Aufwand der Archivarbeiten scheint uns allein schon im Hinblick auf die ersten, vorläufigen Ergebnisse durchaus lohnend zu sein.

Zusammenfassung

Die klinische und epidemiologische Forschung der M. S.-Ätiologie schenkt dem Gebiet der Vorkrankheiten und der zeitlichen Verhältnisse des Krankheitsbeginnes zunehmende Aufmerksamkeit. Außer durch Befragung von Patienten und Angehörigen können anamnestische Daten auch durch das Beiziehen von medizinischen Aktenunterlagen gewonnen werden. Ein Versuch zu einer systematischen Auswertung solcher Unterlagen wird in der vorliegenden Arbeit erstmals durchgeführt. Verwendung fanden Dossiers einer geburtshilflichen Klinik, einer Kinderklinik und eines schulärztlichen Dienstes. Durch einen Vergleich mit Kontrollgruppen konnten im „curriculum“ von M. S.-Patienten einige Besonderheiten in statistisch signifikanter Häufung nachgewiesen werden. Diese Besonderheiten und ihre mögliche Bedeutung werden kritisch gewürdigt.

Summary

In the clinical and epidemiological study of the etiology of M. S., the problems of prior diseases and of the time circumstances at onset of the illness are increasingly evaluated. In addition to questioning of the patients and their relatives, anamnestic data were available by evaluating medical histories. The attempt to evaluate systematically these medical histories is done for the first time in this paper. The medical histories of a gynecologic and pediatric clinic and of a School Medical Service were evaluated. By comparison with control groups some peculiarities could be demonstrated with statistically significant frequency in the „curriculum" of M.S. patients. These peculiarities and their possible significance are critically discussed.

Literatur

Alter, M., U. Leibowitz and J. Speer: Risk of Multiple Sclerosis related to Age at Immigration to Israel. Arch. Neurol. (Chic.) **15**, 234–237 (1966).

Antonovsky, A., U. Leibowitz, J. M. Medalie, H. A. Smith, L. Halpern and M. Alter: Epidemiological Study of Multiple Sclerosis in Israel. Part III: Multiple Sclerosis and Socio-economic Status. J. Neurol., Neurosurg. & Psychiat. **30**, 1–6 (1967).

– – – – – – Reappraisal of possible Etiologic Factors in Multiple Sclerosis. Amer. J. publ. Hlth. **58**, No. 5, 836–848 (1968).

Beebe, G. W., J. F. Kurtzke, L. T. Kurland, T. L. Auth and B. Nagler: Studies on the natural history of multiple Sclerosis. 3. Epidemiologic analysis of the army experience in world war II. Neurology (Minneap.) **17**, No. 1, 1–17 (1967).

Ertle, J. D.: Untersuchungen zur persönlichen Anamnese von Multiple-Sklerose-Kranken. Z. Präv. Med. **13**, 231–237 (1968).

Kurtzke, J. F.: On the Time of Onset in Multiple Sclerosis. Acta neurol. Scand. **41**, 140–158 (1965).

Leibowitz, U., A. Antonovsky, J. M. Medalie, H. A. Smith, L. Halpern and M. Alter: Epidemiological Study of Multiple Sclerosis in Israel. Part II: Multiple Sclerosis and Level of Sanitation. J. Neurol., Neurosurg. & Psychiat. **29**, 60–68 (1966).

Maser, Ch.: Die Perinatalperiode von Multiple-Sklerose-Patienten. Schweiz. Med. Wschr. (im Druck).

Wainerdi, H. R.: Does the Multiple Sclerosis Syndrome begin at Puberty. Boston med. Quart. **12**, 44–47 (1961).

Wilhelm, E.: Beziehungen zwischen Erkrankungen im Kindesalter und Multiple-Sklerose-Erkrankung. (In Vorbereitung.)

Wien. Z. Nervenheilk./Suppl. II, 204—217 (1969)

Aus der Neurologischen Klinik (Direktor: Prof. Dr. H. J. Bauer)
und der Medizinischen Klinik (Direktor: Prof. Dr. W. Creutzfeldt)
der Universität Göttingen

Klinische und endokrinologische Studien über die Behandlung der Multiplen Sklerose mit synthetischen ACTH-Präparaten

Von

H. J. Bauer, W. Firnhaber, P. M. Reisert, H. Schipper und **E. Volles**

Mit 9 Abbildungen

Die Literatur der letzten 8 Jahre über die ACTH-Therapie der M.S. weist über 20 mit Beobachtungsserien belegte Publikationen auf (Alexander u. Cass 1963; Alexander et al. 1966; Blomberg 1965; Cazullo et al. 1964; Cendrowski 1967; Delmar et al. 1963; Destunis u. Freymuth 1961; Gilland u. Petersen 1965; Goldberg u. Kalinina 1961; Hoeck 1963; Marschall u. Hoeck 1963; Martin u. Kirker 1964; Millar et al. 1967; Miller et al. 1961; Pereyra-Käfer et al. 1963; Reifenberg 1961; Renschler 1968; Rinne 1967 u. 1968; Rose et al. 1968; Schär 1965; Ziegler 1966). In diesen wird über mehr als 800 Patienten berichtet, wobei anfänglicher Optimismus durch zunehmende Skepsis abgelöst wird. Aus der Summe der bisherigen Veröffentlichungen kann gefolgert werden,

1. daß die höchste Besserungsrate bei Krankheitsfällen mit frischen Schüben zu finden ist. Der Prozentsatz der Besserungen ist aber bei den ACTH-behandelten Fällen nur um weniges höher als bei den indifferent behandelten;

2. daß eine Besserung den Zeitraum der ACTH-Behandlung nur dann überdauert, wenn es innerhalb der Behandlungszeit zum Abklingen eines Schubes bzw. des aktiven Stadiums der M.S. kommt.

Es ist schon lange bekannt, daß nicht die besondere Art der medikamentösen Therapie, sondern Stadium und Verlaufsform der M.S. den Behandlungserfolg maßgeblich bestimmen. Diese Relation spiegelt sich auch in den Behandlungsergebnissen bei insgesamt 532 Fällen, die wir in den letzten 10 Jahren mit Isoniazid, Kortikosteroiden, ACTH und indifferenten Medikamenten behandelt haben, als einziges klar profiliertes Resultat wider (Abb. 1).

Als „gebessert“ wurden alle Fälle klassifiziert, die am Ende der Therapie um wenigstens eine Stufe der Schweregrad-Skala gebessert waren. Bei allen Behandlungsarten zeigte sich ein gleiches Resultat: hohe Erfolgsquoten bei Erstschüben, Abnahme der Erfolge bei späteren Schüben und einen erheblich geringeren Prozentsatz gebesserter Fälle bei den chronisch-progredienten Formen. Eine

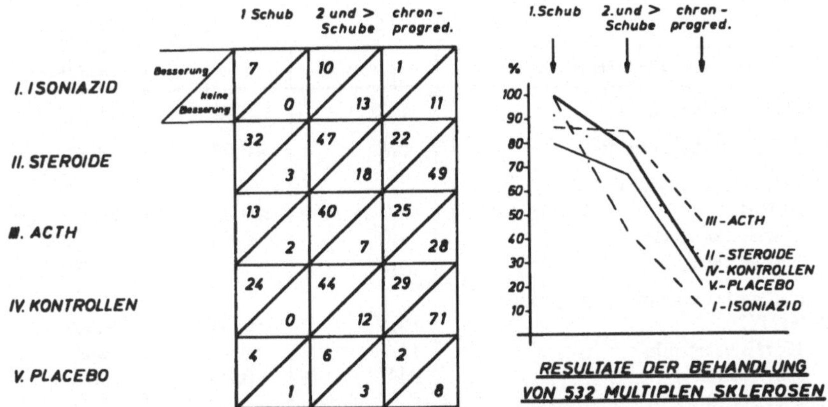

Abb. 1. Resultate der Behandlung M.S.-Kranker mit Isoniazid, Kortikosteroiden, ACTH und indifferenten Medikamenten. In den quadratischen Feldern befinden sich die absoluten Zahlen der behandelten Fälle, die Kurve gibt den Prozentsatz der Besserungen bei verschiedenen Verlaufsformen wieder

statistische Analyse der Ergebnisse mit der χ^2-Methode (Tab. I) zeigt folgendes Resultat: keine signifikante Differenz der Behandlungsergebnisse bei ACTH- und Kontrollfällen und bei ACTH- und Kortikosteroid-behandelten Patienten. Bei Vergleich der Behandlungserfolge von ersten Schüben und späteren Schüben keine signifikante Differenz bei ACTH- und nur schwach signifikante Unterschiede bei Kortikosteroid- und indifferenter Behandlung. Hingegen weist der Vergleich des Behandlungserfolges bei schubförmigen und chronisch-progredienten Formen der M.S. durchweg stark signifikante Differenzen auf. Fast etwas kontrovers wirkt das Resultat bei den indifferent behandelten Kontrollfällen: hier findet sich ein wesentlich höherer χ^2-Wert als bei ACTH- und Kortikosteroidbehandlung, also die stärkste Signifikanz. Die Erklärung liegt in einer verfälschten Selektion: wir haben natürlich sorgfältig darauf geachtet, keine Patienten, bei denen sich bereits eine Rückbildungstendenz der Störungen andeutete, in die ACTH- und Kortikosteroidserie aufzunehmen; diese Fälle wurden als indifferent behandelte Kontrollen verwendet. Es liegt auf der Hand, daß damit eine Häufung der prognostisch günstigen Fälle in unserer Kontrollserie erfolgte, woraus sich der hohe χ^2-Wert dieser Gruppe erklärt.

Daß die Verlaufsform für den Erfolg der Therapie wesentlicher ist als die Krankheitsdauer, zeigt die Darstellung unserer Resultate bei 105 ACTH-behandelten Fällen in Abb. 2. Während die Erfolgsrate bei Patienten mit einer Krankheitsdauer von weniger als 3 Jahren um nur 14% höher lag als bei denjenigen mit längerer

Tabelle I

Differenz der Behandlungsresultate	x_2 ($n = 1$)	P	Signifikanz
ACTH: Kontrollen	1,93	$>0{,}05$	keine
ACTH: Kortikosteroiden	2,3	$>0{,}05$	keine
1. Schub: 2 u. > Schübe: –			
ACTH	$2{,}2 \times 10^{-2}$	$>0{,}05$	keine
Kortikosteroide	4,9	$\sim 0{,}03$	schwach
Kontrollen	6,16	0,02–0,01	schwach
schubförmig: chronisch-progredient			
ACTH	19,1	$<0{,}001$	stark
Kortikosteroide	19,7	$<0{,}001$	stark
Kontrollen	54[1]	$<0{,}001$	stark

Kontrollen = „indifferente" Behandlung

Krankheitsdauer, betrug diese Differenz zwischen den schubförmigen und chronisch-progredienten Verlaufsformen 39%. Statistisch ergibt sich für die Relation zwischen Krankheitsdauer und ACTH-Behandlungserfolg ein P-Wert von über 0,05 ($\gamma^2 = 2{,}72$), also keine Signifikanz, während, wie schon gezeigt, die Differenz zwischen schubförmigen und chronisch-progredienten Fällen stark signifikant ist. Bemerkenswert ist, daß in diesem Beobachtungsmaterial der Schweregrad bei Beginn der Therapie gar nicht entscheidend war. Es ist klar, daß diese Ausgeglichenheit durch eine gleichmäßige Verteilung der schubförmig und chronisch-progredient verlaufenden Fälle zustande kommen muß. Das Jonglieren mit den Zahlen bringt immer nur das eine wohlbekannte Faktum klar zur Darstellung: die Prognose der schubförmig verlaufenden Fälle, auch hinsichtlich des Therapieerfolges, ist besser als bei den chronisch verlaufenden Fällen.

[1] Verfälschende Selektion: prognostisch günstig verlaufende Fälle dienten als Kontrollen!

Wir sind uns dessen bewußt, daß neben der Kritik, unsere Zahlen über die Kortikotropinbehandlung der M.S. beruhten nicht auf Doppelblindtesten, auch eingewendet werden kann, daß in unserer Beobachtungsserie auch Erstschübe ausgewertet worden sind. Wir möchten dies zum Anlaß nehmen, unsererseits an der allzu mechanischen Elimination von Fällen mit Erstschüben der M.S. aus wissenschaftlichen Beobachtungsreihen Kritik zu üben. Wir wissen doch alle, daß bei Berücksichtigung der charakteristischen Symptomatologie und der Liquorbefunde die Diagnose einer M.S. bei vielen Fällen schon im ersten Schub zu stellen ist. Hierbei ist die quanti-

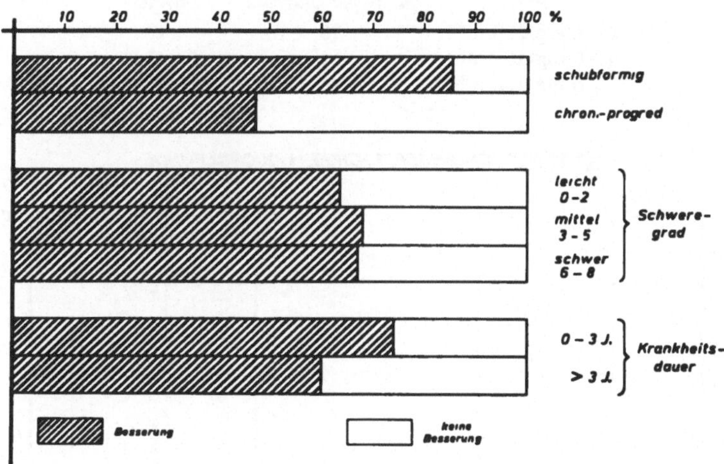

Abb. 2. ACTH-Therapie bei M.S.-Kranken

tativ-immunochemische Bestimmung des γG-Globulins als wertvolles Liquorkriterium hervorzuheben (Bauer et al. 1967). Die γG-Globulin-Konzentration im Liquor ist aufschlußreicher als die Kolloidkurve und die konventionelle Liquorelektrophorese und macht diese beiden Verfahren entbehrlich.

Wie pathognomonisch das Liquorsyndrom — *Pleozytose bis 50 Zellen/mm³, Gesamtprotein nicht über 50 mg% und γG-Globulin-Gehalt 5 mg% und darüber* — ist, zeigt das Ergebnis bei 300 Liquoruntersuchungen, darunter 130 Fälle von M.S. (Tab. II). Von 52 Fällen, die dieses Syndrom aufweisen, waren — irrespektiv der klinischen Symptome — 45 M.S.-Kranke. Bei den restlichen 7 Fällen handelte es sich um Meningoenzephalitiden in der Rekonvaleszenz,

3 Fälle von Polyneuritis und 1 Hirntumor. Lediglich der letztgenannte Fall bot klinisch ein differentialdiagnostisches Problem.

In Abb. 3 ist das M. S.-charakteristische Liquorsyndrom bei 25 Patienten mit Erstschüben dargestellt. Dabei ist folgendes hervorzuheben: rascher als der Rückgang der Pleozytose zeigt sich ein

Tabelle II. *γG-Globulin — diagnostische Selektivität für Multiple Sklerose*

Zellzahl	< 50 Zellen/mm³
Gesamtprotein	< 50 mg/100 ml
γG-Globulin	> 3—4—5 mg/100 ml

300 csf Proben — 130 Proben von M.S.-Fällen, 170 von anderen Erkrankungen. Von diesen 69 Fälle von M.S., 31 andere Erkrankungen.

γG-Globulin	*Multiple Sklerose*	*andere*
3—4 mg/100 ml	10	19
4—5 mg/100 ml	14	5
> 5 mg/100 ml	45	7

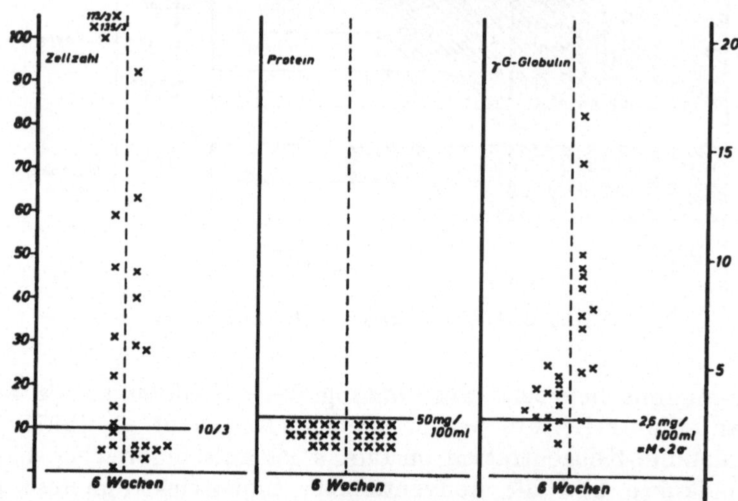

Abb. 3. Typisches Liquor-Syndrom bei Erstschüben. Mäßige Pleozytose, Proteinkonzentration normal oder nur geringfügig erhöht, ansteigende Konzentration des γG-Globulins

Anstieg des γG-Globulins an. Während in den ersten 6 Wochen der manifesten Erkrankung noch keine oder nur geringe γG-Globulin-Vermehrungen auftreten, steigt die Konzentration dieses Immunglobulins mit längerer Dauer des Schubes deutlich an.

Schließen wir die Erstschübe aus, so eliminieren wir das wichtige Frühstadium der M.S. aus unseren wissenschaftlichen Beobachtungsreihen und berauben uns der Chance, entscheidende pathogenetische Vorgänge durch die Beobachtung am erstmalig erkrankten Patienten zu erfassen. Vielleicht — so hoffen wir — ist das eines Tages auch für eine ursächlich wirksame Therapie im Frühstadium der M.S. von Bedeutung. Wir möchten deshalb für eine exakte klinische und Liquor-Diagnostik und die Inklusion aller diagnostisch eindeutigen Erstschübe in unsere wissenschaftlichen Beobachtungsreihen plädieren.

Die Kortikotropinbehandlung erfolgte zunächst mit natürlichem, aus Tier (Schwein)-Hypophysen extrahiertem ACTH. Neben der Wirtschaftlichkeit boten synthetische Kortikotropine den Vorteil, von hochmolekularem Begleitprotein frei zu sein, wodurch die Gefahr sowohl allergischer Reaktionen wie der Ausschaltung des zugeführten Hormons durch die Entwicklung von Antikörpern vermindert wurde.

Im Zuge der Versuche mit synthetischen Kortikotropinen benutzten wir Synacthen, ein β-Kortikotropin, dessen Polypeptid-Kette nur 24 statt der im natürlichen ACTH vorhandenen 39 Aminosäuren enthält, und das noch nicht im Handel befindliche DW 75[1]. Letzteres weist in seiner Polypeptid-Kette 25 Aminosäuren auf, mit Unterschieden gegenüber dem Synacthen in den Positionen 1, 4 und 25. Durch diese Modifikation soll DW 75 wirksamer sein als natürliches ACTH oder andere synthetische Kortikotropine, nach Beobachtung einiger Autoren (Doepfner 1966; Jenny et al. 1966) auch etwas länger wirken. Aus diesem Grunde wurde DW 75 für eine endokrinologisch kontrollierte Versuchsserie verwendet.

Alle früheren therapeutischen Versuche mit Kortikosteroiden und Kortikotropinen, auch unsere eigenen, gingen zunächst von der Vorstellung aus, daß ein möglichst gleichmäßig erhöhter Kortikoidspiegel „rund um die Uhr" die wirksamste Form der Behandlung darstellen würde. So ist offenbar auch die großangelegte amerikanische ACTH-Versuchsserie orientiert. Entsprechend haben auch wir zunächst Kortikotropinpräparate als mehrstündige Infusionen während der Vormittagsstunden, eine weitere Injektion am späten Nachmittag oder in den frühen Abendstunden verabreicht.

In den letzten Jahren hat man erkannt, daß die physiologische, durch Kortikotropin gesteuerte endogene Kortikoidproduktion einem circadianen Rhythmus unterliegt, dessen Aufrechterhaltung

[1] Für die Überlassung der nötigen Versuchsmengen danken wir der Fa. Sandoz.

für die normale Reaktionsfähigkeit gegen Streß entscheidend ist. Von einem morgendlichen Maximum fällt die Plasma-Kortikosteroid Konzentration im Laufe des Tages stetig ab. Sie erreicht einen Tiefpunkt gegen Mitternacht und steigt dann wieder an (Abb. 4).

Wie die Therapie mit Kortikoiden führt auch die Gabe von Kortikotropin zu einer Hemmung des adrenotropen Zentrums, das heißt der ACTH- oder Kortikotropin-produzierenden Anteile des Hypophysenvorderlappens. Dabei ist noch nicht geklärt, ob diese Hemmung indirekt durch Vermehrung der endogenen Steroidproduktion oder durch eine Verminderung der Produktion des Kortikotropin-releasing-factors (crf) infolge des erhöhten Kortikotropinspiegels im Hypothalamus selbst zustande kommt. Die therapeutische Blockierung der Hypophyse hängt nicht nur von der Höhe der induzierten Hyperkortinämie und der dadurch hervorgerufenen Hypophysenhemmwirkung, sondern auch vom Zeitpunkt der Erhöhung des Steroidspiegels innerhalb eines 24-Stunden-Rhythmus ab. Eine diesen Rhythmus berücksichtigende Therapie, bei welcher eine Blockierung des adrenotropen Zentrums vermieden wird, hat sich bei verschiedenen Erkrankungen, insbesondere des rheumatischen Formenkreises und der Kollagenosen, zunehmend eingebürgert.

Unsere Versuchsserie mit DW 75 bei der M.S. stand unter dem doppelten Aspekt der therapeutischen Wirksamkeit sowie der Verträglichkeit und Erhaltung der Reaktionsfähigkeit gegen Streß. Neben den üblichen Überwachungsmaßnahmen während der Therapie und neurologischen Befundkontrollen erfolgten Hormonuntersuchungen, die im endokrinologischen Laboratorium der Medizinischen Klinik durchgeführt wurden.

Insgesamt 43 Patienten erhielten morgens um 8 Uhr 1 mg DW 75 intravenös, danach wurden die Plasma-Kortikoid-Konzentrationen alle 2 Stunden von 8 bis 16 Uhr bestimmt. Am 1. Tag stieg der Kortikoidspiegel innerhalb von 2 Stunden nach der Injektion auf annähernd 40 mg/100 ml Plasma — fast das Vierfache des Ausgangswertes — an (Abb. 5). Am 3. Tag wurde ein Maximalwert von etwa 50 mg/100 ml erreicht. Diese Konzentration fand sich auch am 12. und 26. Tag nach Beginn der Therapie. In allen Fällen fielen die Kortikoidkonzentrationen innerhalb 8 Stunden wieder auf den Ausgangswert zurück.

Die 24-Stunden-Urinausscheidung unter DW 75-Therapie zeigte einen Anstieg auf etwa das Dreifache des Kontrollwertes; auch hier wurde ein Maximum erreicht, welches nach 5 Tagen keine weitere Steigerung erfuhr (Abb. 6).

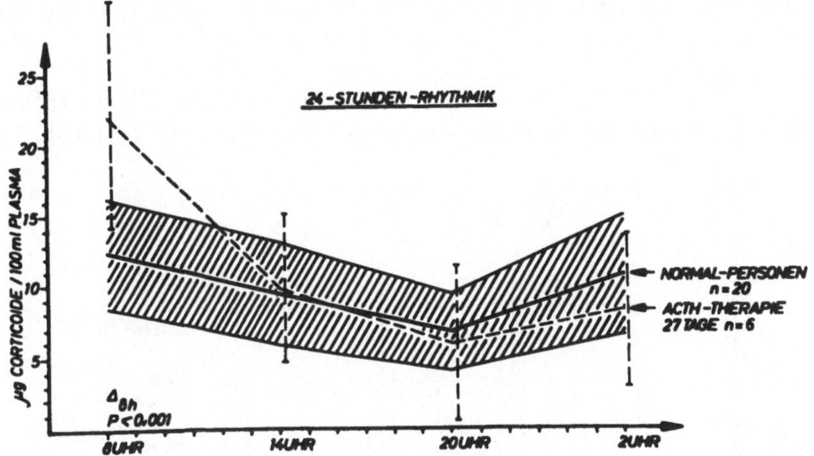

Abb. 4. 24-Stunden-Rhythmik der Kortikoidkonzentration im Plasma

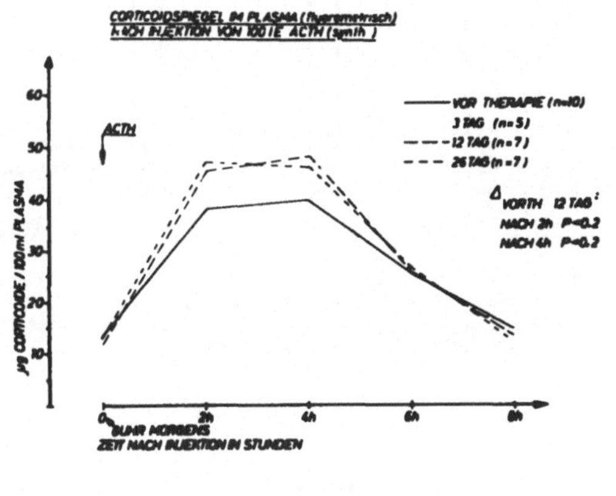

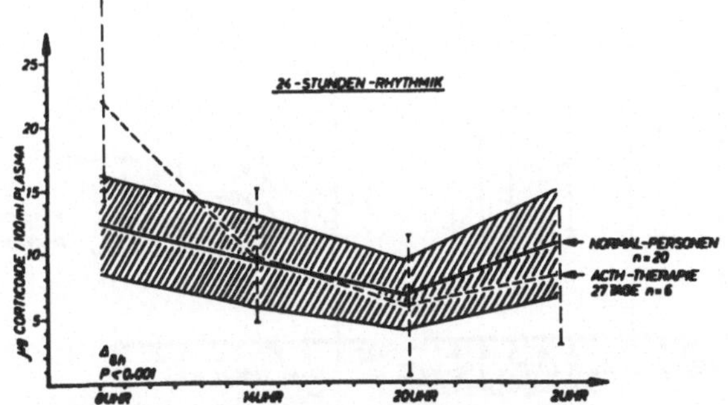

Abb. 5. Kortikoidspiegel im Plasma nach Injektion von ACTH (synth.). Vergleich mit normaler 24-Stunden-Rhythmik

Diese Daten zeigen, daß durch die DW 75-Therapie eine Zunahme der Sekretionskapazität der Nebennierenrinde in 3 bis 5 Tagen erreicht ist, die unter Fortdauer der Behandlung nicht mehr ansteigt.

Der Plasma-Kortikoidwert vor der morgendlichen DW 75-Injektion war gegenüber dem Ausgangswert etwas erniedrigt (Abb. 7).

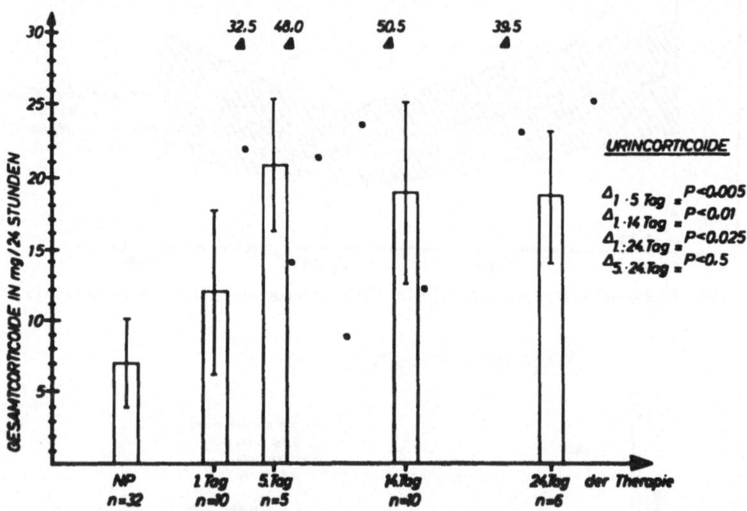

Abb. 6. Exkretion von Urin-Kortikoiden nach Injektion von ACTH (synth.)

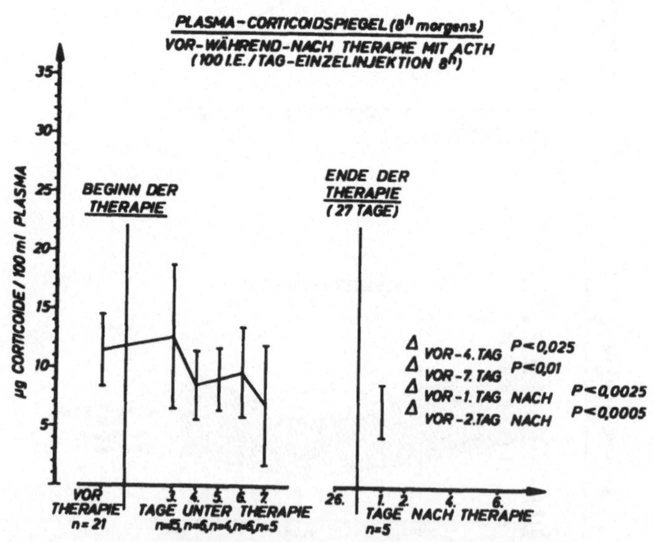

Abb. 7. Plasma-Kortikoid-Spiegel um 8 Uhr morgens vor, während und nach Behandlung mit ACTH (synth.)

Er zeigte in der Zeit von 2 bis 6 Tagen nach Absetzen der Therapie einen rebound-effect, was auf eine negative Beeinflussung des adrenotropen Zentrums durch die DW 75-Therapie hindeutet. Am 2. Tag nach Beendigung der Therapie wurde jedoch wieder ein normaler Tagesrhythmus gefunden.

Von besonderem Interesse ist die Reaktionsfähigkeit auf Streß unter DW 75-Behandlung. Im kombinierten Insulin-Hypoglykämie/ACTH-Test fand sich am 2. und 27. Tag der Behandlung ein normales Ansprechen des Zentrums auf Hypoglykämie-Streß. Entsprechend den vorhin gezeigten Werten lag der Kortikosteroidspiegel unter der DW 75-Behandlung insgesamt höher als beim nichtbehandelten (Abb. 8). Als Antwort auf den Hypoglykämie-Streß wurde aber eine deutlich höhere Kortikosteroidkonzentration erreicht als durch ACTH-Gabe allein (60 bis 70 mg/100 ml gegen 50 mg/100 ml Plasma).

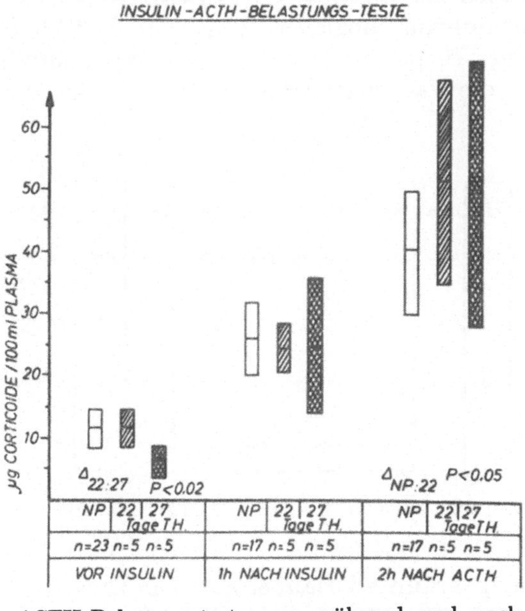

Abb. 8. Insulin-ACTH-Belastungsteste vor, während und nach Injektion von ACTH (synth.)

Dieser Test zeigt, daß nach 27tägiger DW 75-Behandlung keine sekundäre Nebennierenrindeninsuffizienz unter Streß-Bedingungen bestehen bleibt. Unter dieser Form der ACTH-Therapie, welche den circadianen Rhythmus berücksichtigt, kommt es somit weder zu einer wesentlichen Störung der Tagesrhythmik noch der Reaktionsfähigkeit auf Streß.

Durch die geschilderte Therapie wird eine erhöhte Kortikoidkonzentration im Plasma während des Tages erzielt, der physiologische Abfall in den Abend- und Nachtstunden jedoch nicht abgefangen. Wir wissen nicht, ob das im normalen Tagesrhythmus vorgesehene und zur Erhaltung des endogenen Kortikoidrhythmus offenbar notwendige Nachtminimum sich im Hinblick auf den entzündlichen Prozeß bei der M.S. nachteilig auswirkt. Klinisch war eine negative Beeinflussung nicht zu erfassen, der „Behandlungseffekt" unter der geschilderten DW 75-Therapie entsprach ziemlich genau demjenigen der Gesamt-ACTH-Serie.

Eine eigentümliche Begleitwirkung der DW 75-Therapie war eine ausgeprägte Hyperpigmentation der Haut, zum Teil auch der Schleimhäute; die Patienten sahen nach 3- bis 4wöchiger Behand-

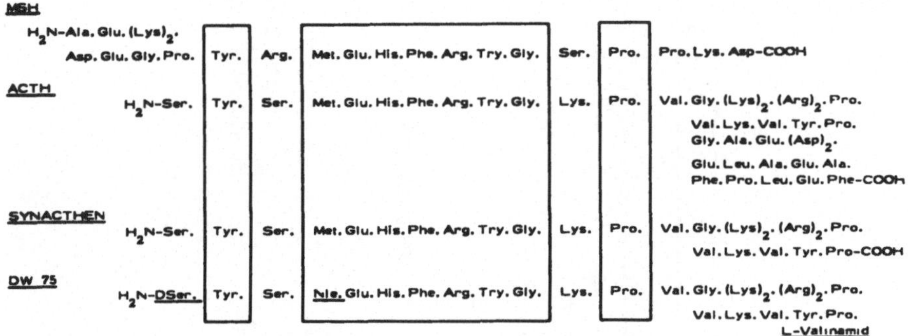

Abb. 9. Chemische Formeln von MSH, ACTH, Synacthen und DW 75

lung wie sonnengebräunte Urlauber aus. Die Ursache dieser starken Pigmentation läßt sich aus einem Vergleich der Formel von Melanozyten-stimulierendem Hormon (MSH), natürlichem ACTH und synthetischen Kortikotropinen ableiten (Abb. 9).

Sie sind sämtlich Polypeptide, die am Amino-Ende der Peptidkette in der Aminosäuren-Sequenz beträchtliche Ähnlichkeiten aufweisen. Bekanntlich sind die Aminosäuren am Carboxyl-Ende der Peptidkette für die Kortikotropinwirkung nicht entscheidend. Die synthetischen Kortikotropine Synacthen und DW 75, mit einer Peptidkettenlänge von 24 bzw. 25 Aminosäuren, weisen den gleichen ACTH-Effekt auf wie das 39 Aminosäuren lange Polypeptid des natürlichen ACTH. Pro Gewichtseinheit hat das DW 75 eine sogar noch stärkere Wirkung als Synacthen. Die Hersteller führen dies auf einige Änderungen in der Peptidkette des DW 75 zurück: das L-Serin am Amino-Ende der Kette ist durch D-Serin ersetzt, in der Position 4 findet sich statt Methionin Norleucin und am Carboxyl-Ende ein D-Valinamid. Durch diese Änderungen soll DW 75 gegen enzymatischen Abbau widerstandsfähiger sein. Das stabilere Amino-Ende und die Sequenzübereinstimmung mehrerer Aminosäuren in einem wesentlichen Teil der Peptidkette verleiht dem DW 75 eine beträchtliche Ähnlichkeit mit dem MSH, wodurch die Melanozyten-stimulierende Wirkung, die in schwächerem Maße auch anderen Kortikotropinen eigen ist, beim DW 75 besonders stark zum Ausdruck kommt.

Andere ungewöhnliche Begleitwirkungen oder Komplikationen gelangten während der DW 75-Therapie nicht zur Beobachtung. Bei 6 Fällen, in denen klinisch der Verdacht auf eine Kortikotropin-bedingte Myopathie entstand, wurden elektromyographische Untersuchungen vorgenommen. Bis auf geringfügige Veränderungen bei einer Patientin, bei der drei Behandlungsserien von insgesamt 80 Tagen durchgeführt worden waren, konnten keine pathologischen Veränderungen festgestellt werden.

Zusammenfassung

Eine Wirksamkeit der ACTH-Behandlung bei der M.S., auch der Behandlung mit synthetischen Kortikotropinen, ist nach unseren Resultaten nicht zu erweisen. Dieser statistisch belegbaren Feststellung steht die Beobachtung einer auffallend raschen Rückbildung neurologischer Störungen bei manchen sonst therapieresistenten Schüben und die Feststellung, daß bei Absetzen der ACTH-Behandlung Verschlimmerungen auftreten, die durch Wiederaufnahme dieser Therapie erneut rückgängig gemacht werden können, entgegen. Dies mag eine Veranlassung sein, die Kortikotropintherapie weiter zu verfolgen, die unseres Erachtens aber den Tagesrhythmus des adrenotropen Systems und eine Erhaltung der endogenen Streß-Reaktion berücksichtigen sollte.

Summary

The validity of treatment with ACTH and synthetic Corticotropin on M.S. patients is according to our results statistically not significant. On the other hand we can observe that neurological deficiencies are quickly improved cases resistant to therapy. We have further registered that on patients with ACTH treatment a progression of the symptoms was seen if we have stopped the ACTH doses. In the moment if a new treatment was started, we have seen a recovering of the patients. Therefore we believe that we must consequently observe the effect of treatment with Corticotropin.

It is, however, successful to regarding the daily rhythmic of the adrenotropic system and the maintenance function of the endogenous stress reaction.

Literatur

ALEXANDER, L. und L. J. CASS: Significance of dosage in ACTH therapy in multiple sclerosis. Trans. Amer. neurol. Ass. **88**, 184–185 (1963).

— — M. ENDERS and K. SARAI: Adrenocortical response to high dosage ACTH therapy in patients with multiple sclerosis. Confin neurol. (Basel) 28/1, 1–17 (1966).

BAUER, H.J., A. GOTTESLEBEN und K.WARECKA: Quantitative Immunochemie der Liquorproteine, in H. G. Bammer: Zukunft der Neurologie, S. 200–213. Stuttgart: G. Thieme-Verlag, 1967.

BLOMBERG, L. H.: Comments on treatment of multiple sclerosis with ACTH. Acta neurol. Scand. 41, Suppl. 13 (II), 485–487 (1965).

CAZULLO, C. L., B. LUBAN-PLOZZA und R. MONTANINI: Therapie der multiplen Sklerose mit synthetischem ACTH. Ther. Umsch. 21/8, 303–304 (1964).

CENDROWSKI, W. S.: Follow-up study on corticotropin treatment of multiple sclerosis. Psychiat. Neurol. (Basel) 154/2, 65–77 (1967).

DELMAR, A. und O. ANGEL TARSIA: ACTH und Corticoide in der Behandlung der multiplen Sklerose (span.). Terapeutica Clinica, 1/1 (1963).

DESTUNIS, O. und A. FREYMUTH: Eine hormonelle Behandlung der multiplen Sklerose mit ACTH (Procortan D). Dtsch. Ges. Wes. **16**, 1291–1293 (1961).

DOEPFNER, W.: Biological characterization of a new and highly potent synthetic analogue of corticotrophin. Experientia **22**, 527 (1966).

GILLAND, O. and I. PETERSEN: The effect of ACTH on EMG in multiple sclerosis patients. Acta neurol. Scand. **41**, 120–126 (1965).

GOLDBERG, D. G. und V. I. KALININA: Erprobung von ACTH in der Behandlung der multiplen Sklerose (russ.). Voprosy. psikhiatrii i nevropatologii 7, 132–145 (1961).

HOECK, E.: Physiotherapie und ACTH-Behandlung bei multipler Sklerose. Münch. Med. Wschr. 105/35, 1683–1688 (1963).

JENNY, M., A. F. MULLER and R. S. MACH: The adrenocorticotropic action of a new synthetic pentacosapeptide. Experimentia **22**, 528 (1966).

MARSCHALL, F. und E. HOECK: Der Effekt des adrenocorticotropen Hormons auf die Symptomatik der Multiplen Sklerose. Schweiz. Med. Wschr. 93/37, 1331 bis 1334 (1963).

MARTIN, E. A. and J. G. KIRKER: A controlled trial of ACTH in multiple sclerosis. J. Irish Med. Ass. 54/323, 146–149 (1964).

MILLAR, J. H. D., C. J. VAS, M. J. NORONHA, L. A. LIVERSEDGE and M. D. RAWSON: Long-term treatment of multiple sclerosis with corticotropin. Lancet 2/7513, 429–431 (1967).

MILLER, H., D. J. NEWELL and A. RIDLEY: Multiple sclerosis. Treatment of acute exacerbations with corticotropin (ACTH). Lancet 2/7212, 1120–1122 (1961).

PEREYRA-KÄFER, J., E. HERKOVITS und N. A. CHAMOLES: Behandlung der multiplen Sklerose mit Adrenocorticotropinen (span.). Rev. neurol. B. Aires 21/1–2, 24–30 (1963).

REIFENBERG, E.: Die Behandlung der multiplen Sklerose mit ACTH. Z. ärztl. Fortbild. (Jena) **555**, 1248–1251 (1961).

RENSCHLER, H.: Le traitement des formes chroniques progressives de la sclerose en plaques avec ACTH. Vortrag, M.S.-Colloquium Raimbeaucort, Juni 1968.

RINNE, U. K.: Adrenocorticotrophic potency of long-acting corticotrophin preparations during long-term treatment of neurological patients. Ann. Med. Int. Ferm. **57** (1968).

— Studies on myopathy during corticotrophin treatment in multiple sclerosis patients. Psychiat. et Neurol. (Basel) **153**, 226—232 (1967).

ROSE, A. S., J. W. KUZMA, J. F. KURTZKE, W. A. SIBLEY and W. W. TOURTELLOTTE: Cooperative study in the evaluation of therapy in multiple sclerosis: ACTH vs. placebo in acute exacerbations. Neurology 18/6, part. 2, 1—19 (1968).

SCHÄR, J.: Erfahrungen mit ACTH-Behandlung bei multipler Sklerose. Schweiz. med. Wschr. 95/39, 1289—1296 (1965).

ZIEGLER, D. K.: Acute disseminated encephalitis. Some therapeutic and diagnostic considerations. Arch. Neurol. (Chic.) 14/5, 476—488 (1966).

Les complications de traitement par l'ACTH dans la sclérose en plaques. Concours méd. 89/52. 8983—8987 (1967).

Wien. Z. Nervenheilk./Suppl. II, 218—226 (1969)

Aus der Psychiatrisch-Neurologischen Universitätsklinik Wien
(Vorstand: Prof. Dr. Hans Hoff)

Vorläufiger Bericht über Therapieversuche mit Azathioprin bei Multipler Sklerose

Von

A. Springer und **H. Tschabitscher**

Daß die Pathogenese der M.S. immunpathologisch bedingt sein könnte, wurde von Pette schon 1928 vermutet. Analogien, die zwischen der im Tierversuch herstellbaren experimentellen allergischen Enzephalitis und verschiedenen Entmarkungskrankheiten des Menschen, darunter auch der M.S., gefunden werden konnten, haben diese Annahme wesentlich untermauert. Heute wird kaum mehr bestritten, daß immunpathologische Faktoren wesentlich zur Determinierung dieser Krankheit beitragen. Auch von Tschabitscher u. Mitarb. wurde seit 1958 immer wieder auf die Wichtigkeit dieser Faktoren hingewiesen. Danach ist die M.S. in die Reihe der Autoimmun- oder Autoaggressionskrankheiten einzureihen, stellt sie eine Form der sogenannten Autoklasie dar. Diese gestaltet sich nach der Definition von Mackay u. Burnet (1963) als ein progressiver destruktiver Prozeß in einem Gewebe oder Organ. Von dem Antigen, das diesen Prozeß ins Rollen bringt, nimmt man heute an, daß es einen Bestandteil der Myelinscheide darstellt, der unter bestimmten Bedingungen als sogenannter „enzephalitogener Faktor" freigesetzt wird. Unbestimmt ist noch, ob dieser Myelinanteil erst nach Vorschädigung durch eine exogene Noxe Antigencharakter annimmt oder ob das Myelin, wie Seitelberger 1967 unter Bezugnahme auf die Clonal-Selection-Theorie nach Burnet annimmt, ein angeborenes Antigen darstellt. Ebenso ist noch unbestimmt, ob der enzephalitogene Faktor in den Kreislauf eingeschleust und zu den immunologisch potenten Zentren gebracht werden muß oder ob er im Gehirn selbst seine Aktivität entfaltet. Dies wirft die Frage auf, ob es im Gehirn genügend Zellen von immunologischer Potenz gibt, so daß genügend spezifische Produkte, die für den Ablauf einer Immunreaktion benötigt werden, gebildet werden können. Es ist bisher noch nicht gelungen, im Serum von M.S.-Kranken Antimyelin-Autoantigen nachzuweisen. Im Falle der EAE ist dies bereits gelungen. 1959 wurde jedoch von WILLIAMS u. Mitarb. ein hirnspezifisches Antigen in Serum und Liquor von M.S.-Kranken gefunden. Zirkulierende Antikörper im Serum von M.S.-Kranken gegen Nervengewebe wurden das erstemal von SACHS u. STEINER 1933 mittels eines Komplementfixationstestes nachgewiesen. Dies gelang sowohl STEFFEN u. TSCHABITSCHER (1955) mittels eines Antiglobulinkonsumptionstestes als auch RITZEL u. WÜTHRICH (1962) mittels eines Praezipitintestes und YOKOYAMA et al. (1962) mittels eines passiven Hämagglutinationstestes ebenfalls. Im Liquor gelang dieser Antiköıpernachweis noch nie. Weder RITZEL mit der vorhin erwähnten Methode noch McLEOD mittels eines Komplementfixationstestes konnten zu einem positiven Ergebnis gelangen. Allerdings meint RITZEL, daß dies auch auf ein methodisch bedingtes Mangelangebot an Antikörpern im Liquor zurückzuführen sein könnte. Allgemein wurde gefunden, daß sich in akuten Phasen der Erkrankung wesentlich öfter Antikörper nachweisen lassen als bei stationär gewordenen Formen.

Mit dem in den letzten Jahren immer mehr Bedeutung gewinnenden Nachweis von Antikörpern mittels Gewebskulturen fanden BERG u. KÄLLEN (1962), BORNSTEIN (1962, 1963) und LUMSDEN (1965) einen myelotoxischen und gliotoxischen Faktor im Serum von M.S.-Kranken. Die Untersuchungen von EAE-Tiersera auf Gewebskulturen ergaben, daß zwei verschiedene immunologische Phänomene nachweisbar sind (frei zirkulierende, zytotoxische, komplementbindende Antikörper und von den Lymphknoten gebildete lymphoide Zellen, die speziell aggressiv gegen Myelin und Glia sind). Im Liquor gelang, wie schon gesagt, ein Antikörpernachweis noch nie. Es ist jedoch seit KABAT (1942) bekannt und immer wieder bestätigt worden, daß der Liquor M.S.-Kranker in ungefähr 70 bis 80% eine deutliche Erhöhung des Gammaglobulinanteils aufweist. FRICK u. SCHEID-SEYDEL (1958) untersuchten mittels radioaktiv markierten Gammaglobulins, das sie intravenös verabreichten, die Herkunft dieses vermehrten Gammaglobulins. Sie konnten beobachten, daß im Liquor Gesunder und im Liquor von Patienten, die an nichtentzündlichen Erkrankungen des ZNS litten, das Liquor-Gammaglobulin zur Gänze dem Blut entstammt.

Bei einer Reihe entzündlicher Erkrankungen des ZNS, insbesondere der M.S., wurde hingegen gefunden, daß das Gammaglobulin bis zu 90% im Gehirn selbst gebildet werden müsse. Die Autoren nahmen an, daß es von mesenchymalen Hirnanteilen und den Hirnhäuten als immunologische Reaktion auf den entzündlichen Prozeß gebildet werde. 1966 und 1967 berichtete TOURTELLOTTE, daß er im Gehirn, das von an M.S. verstorbenen Patienten entnommen worden war, sowohl in der weißen als auch in der grauen Substanz eine deutliche Erhöhung des Gammaglobulingehaltes gegenüber Normalgehirn nachweisen konnte. In Plaques betrug diese Erhöhung das Zweieinhalbfache. Zwischen dieser Erhöhung des Gammaglobulingehaltes der Hirnsubstanz und einer Gammaglobulinvermehrung im Liquor wurde eine Korrelation gefunden. TOURTELLOTTE lehnt ab, daß dieses Gammaglobulin dem Residualblut entstammen könnte, da der Albumingehalt der Hirnsubstanz im Normalbereich lag.

1966 wiesen HARRIS et al. und HUMMELER nach, daß lymphoide mononukleäre Elemente, wie sie auch in den Gefäßwänden extrakapillärer Anteile der Gehirngefäße als eventuelle Vorläufer der Mikroglia gefunden werden, immunologisch potent sind. Das vermehrte Vorkommen von Gammaglobulinen besagt jedoch noch nicht, daß diese Gammaglobuline Antikörperwirksamkeit haben und in den Prozeß der Autoklasie eingeschaltet sind.

DENCKER u. SWANN (1961) untersuchten die Art dieses Gammaglobulins und fanden, daß es sich dabei um einen vom Serum-Gammaglobulin deutlich unterschieden Eiweißkörper handle. Er sei großmolekular und zeige in der Immunelektrophorese eine Koagulation im anodischen Teil der Gammalinie. Dieses Gammaglobulin wird außer bei M.S. nur bei Neurolues, anderen infektiösen Meningoenzephalitiden, postvakzinaler Enzephalitis und Periarteriitis nodosa gefunden. Falls eine Antiköiperwirksamkeit dieses Globulins gefunden werden könnte, würde dies bedeuten, daß zumindest ein Teil des fatalen Kreislaufs, der zum Immunphänomen führt, im Gehirn selbst abläuft.

Die Art des Ablaufes der Immunreaktion, die zur Pathogenese der M.S. führt, ist noch nicht geklärt. Die vollständigste bisher veröffentlichte Hypothese einer Entmarkung auf autoallergischer Basis wurde von SEITELBERGER 1967 veröffentlicht. Allgemein wird angenommen, daß es sich um eine Immunreaktion vom „verzögerten Typ“ handle. Bei der EAE wurde dies bereits durch das Gelingen einer passiven Übertragung nachgewiesen. Die erste therapeutische Konsequenz, die man aus der Erkenntnis der immunpathologischen Determiniertheit der M.S. zog, war der Versuch, diese Krankheit mit Kortikosteroiden zu behandeln. Da heute immer mehr Zweifel laut werden, daß die Kortikosteroide imstande sind, in immunologische Vorgänge einzugreifen, ja sogar in Goodmans und Gilmans

Pharmacological Basis of Therapeutics, Auflage 1967, zu lesen ist, daß weder eine Beeinflussung der Antikörperbildung noch ein Eingriff in den Ablauf einer Antigen-Antikörper-Reaktion von Kortikosteroiden zu erwarten ist, scheint der Versuch, die M.S. mit immunosupressorischen Substanzen zu behandeln, gerechtfertigt. Diese Behandlung findet seit 1960 bei einer Reihe anderer Autoimmunerkrankungen bereits Verwendung. Wir wählten aus dieser Pharmakagruppe den Antimetaboliten *Acathioprin*, einen Abkömmling des 6-Mercaptopurin, dessen biologischer Wirkungsmechanismus nach GERHARTZ (1967) jedoch nicht völlig mit dem des 6 MP identisch ist.

Unser vorläufiger Bericht umfaßt Therapieergebnisse mit diesem Präparat über einen Zeitraum von 2 Monaten an 21 Patienten. 3 Patienten mußten wir aus dem therapeutischen Versuch ausscheiden, da Unverträglichkeitserscheinungen auftraten. Von den verbleibenden 18 Patienten waren 13 weiblichen und 5 männlichen Geschlechts, entsprechend der typischen Geschlechtsverteilung der M.S.

Krankheitsverlauf, Krankheitsdauer und Altersverteilung zeigen die folgenden Tabellen.

Tabelle I. *Krankheitsverlauf*

	Imurel 100 mg/die		
	Gesamt	Subjektiv gebessert	Objektiv gebessert
Erster Schub	3	2	1
Schubförmig intermitt. – remitt.	3	3	3
Schubförmig – remitt. intermitt. – progredient	6	2	1
Kontinuierlich progredient	6	3	2

Tabelle II. *Krankheitsdauer*

	Imurel 100 mg/die		
	Gesamt	Subjektiv gebessert	Objektiv gebessert
Bis zu einem Jahr	3	2	1
1–5 Jahre	4	3	2
5–10 Jahre	4	0	0
Über 10 Jahre	7	5	4

Tabelle III. *Altersverteilung*

	Imurel 100 mg/die		
	Gesamt	Subjektiv gebessert	Objektiv gebessert
20–30 Jahre	3	2	1
30–40 Jahre	6	3	3
40–50 Jahre	6	3	3
Über 50 Jahre	3	2	0

Bei allen Patienten war die Diagnose M.S. möglichst gesichert. Wert wurde hierbei auf den Verlauf der Krankheit, typische klinische Symptomatik und typische Laborbefunde gelegt. Im Falle von vorbehandelten Patienten wurde darauf geachtet, daß der Zeitpunkt der letzten Behandlung bereits mehr als 1 Jahr zurücklag. Die Dosierung wurde nach anfänglichen Versuchen mit 200 mg Azathioprin/die mit 100 mg/die festgesetzt, da bei der höheren Dosis ein allzu rasches Absinken der Leukozytenwerte auf zu gefährlich niedrige Werte eintrat. Bei allen Patienten wurden zweimal pro Woche die Leukozyten gezählt und Leberfunktionsproben durchgeführt. Die Senkung wurde einmal pro Woche kontrolliert. Die Blutgruppe wurde am Anfang der Behandlung bestimmt, um notfalls möglichst rasch Bluttransfusionen anwenden zu können. Bei allen Fällen wurde eine Serum-Liquor-Elektrophorese durchgeführt, in neun Fällen auch eine Immunelektrophorese. Für die Durchführung letzterer Untersuchung erlauben wir uns, Herrn Professor Steffen besonders zu danken. Alle Patienten wurden antibiotisch abgedeckt. Mit dieser Dosierung erzielten wir innerhalb der ersten 6 bis 8 Wochen einen Abfall der Leukozyten unter 4000. Nach Reduzierung der Dosis stiegen die Werte wieder an und blieben auch nach Wiederverabreichung von 100 mg/die um 4000 konstant. An Nebenerscheinungen fanden wir dreimal eine Erhöhung des Bilirubinwertes im Serumin den pathologischen Bereich. In diesen Fällen wurde die Behandlung abgebrochen. Bisweilen auftretende leichte Störungen von seiten des Magen-Darm-Traktes erwiesen sich als bedeutungslos.

An 7 Patienten ließ sich eine objektiv faßbare Besserung ihres klinischen Befindens feststellen. Diese Besserung ist nicht durch das Verschwinden oder Leichterwerden einzelner neurologischer Ausfallserscheinungen, wohl aber durch eine Besserung des allgemeinen neurologischen Funktionszustandes der Patienten gekennzeichnet. Als Gradmesser für diese Besserung verwendeten wir das von McAlpine (1965) entworfene Schema. Nach diesem verbesserten sich 2 Fälle von Grad 2 auf Grad 1, 2 Fälle von Grad 3 auf Grad 1, 1 Fall von Grad 4 auf Grad 3 und 2 Fälle von Grad 6 auf Grad 4. Auffallend ist, daß ältere Patienten in späteren Entwicklungsstadien der Erkrankung ein relativ besseres Ansprechen auf die Behandlung zeigten als Patienten, die im Schub der Erkrankung behandelt wurden.

Bei 9 Fällen begannen wir mit einer Serum-Liquor-Elektrophorese-Längsschnittuntersuchung. Die Ergebnisse zeigt Tab. IV.

Die errechneten Mittelwerte betragen: Gammaquotient vor Behandlung 0,97 ± 0,3, nach Behandlung 0,52 ± 0,2. Zwischen der

Besserung des klinischen Bildes und der Änderung des Gammaquotienten ließ sich keine Korrelation herstellen: ganz im Gegenteil zeigten gerade die Elektrophoresen der 3 Patienten, die eine klinische Besserung erkennen ließen und auch von der Serum-Liquor-Elektrophorese-Längsschnittuntersuchung erfaßt wurden, keine Änderung im Gammaquotienten.

Tabelle IV. *Liquorelektrophorese*

Verlauf	Gesamt	60 / 100 mg Imurel pro die					
		Vor					
		Alb.	α_1	α_2	β	γ	γ-Qu.
1. Schub	2	46.10	10.71	5.59	12,57	17,23	0.79
		38.36	7.76	11,35	12,82	20,31	1.14
schubf. interm. remitt.	1	46.25	18.75	8.33	12,08	8,75	0.51
schubförmig, intermittierend, remittierend, progredient	4	63.70	4,26	4.4	10,36	15.27	0.89
		61.37	9.65	4,39	7.29	11.64	1,05
		45,30	14.19	6,69	13.07	13,40	1.42
		38.27	9.96	6.70	12.75	26,49	1.55
kontinuierlich progredient	2	50.68	6.51	3,38	11.11	24,38	0,92
		46.47	6,01	8,83	8,95	11,21	0.48
		Nach					
		Alb.	α_1	α_2	β	γ	γ-Qu.
1. Schub	2	50,14	7,57	9,22	10,92	13,87	0,71
		75,85	2,62	5,67	7,50	6,10	0,27
schubf. interm. remitt.	1	63,75	6,89	3,80	13,77	6,06	0,52
schubförmig, intermittierend, remittierend, progredient	4	53,41	6,20	7,74	10,00	17,66	0,88
		61,78	7,06	6,91	10,28	5,53	0,37
		49,61	4,05	7,30	11,06	10,63	0,68
		58,98	3,92	6,28	17,07	9,83	0.60
kontinuierlich progredient	2	52,84	4,00	7,52	12,15	16,82	0,63
		73,68	4,40	2,57	13,05	1,47	0,10

Die Immunelektrophoresen, die im Liquor von 9 Patienten durchgeführt wurden, ergaben in 8 Fällen eine vor allem anodische Verlängerung der Immunoglobulin-G-Bande (IgG), in einem Fall wurde eine Immunoglobulin-M-Präzipitationsbande gefunden. Globulin-G-Paraprotein war in einem Fall nachweisbar, bei älteren Fällen war die Verlängerung der Globulin-G-Linie deutlicher im kathodischen Bereich.

Abschließend können wir daher feststellen, daß nach unseren bisherigen Erfahrungen von einer Behandlung mit immunosupressorischen Substanzen anscheinend keine eingreifenden Änderungen des akuten Befindens des Patienten erwartet werden können. Allerdings ist für eine endgültige derartige Aussage der Zeitraum der Verabreichung des Medikamentes viel zu kurz, da wir aus der Behandlung anderer Autoimmunerkrankungen wissen, daß eine Besserung des klinischen Zustandes oft erst nach sehr langer Dauer der Behandlung zu sehen war. Als aus unseren bisherigen Untersuchungen deutlich erkennbare Wirkung des Azathioprin können wir jedoch die Änderung des Gammaglobulingehaltes im Liquor bezeichnen.

Die Deutung dieses Ergebnisses ist jedoch keineswegs leicht, da ja weder über die Wirkungsweise des Azathioprin noch auch über die Art des erhöhten Gammaglobulins im Liquor M. S.-Kranker eine eindeutige Auffassung besteht. Wenn wir die Auffassung Fricks und Tourtellottes teilen, daß das Gammaglobulin autochthon sei, ergeben sich folgende Schlüsse: Das Gammaglobulin könnte als Immunreaktion auf einen entzündlichen Prozeß im ZNS, also unspezifisch, gebildet worden sein; es könnte jedoch auch Antikörperwirksamkeit besitzen. Bereits im ersten Fall kann die Wirkung des Medikamentes auf zwei verschiedene Arten gedeutet werden: erstens, daß es in den Ablauf der Immunreaktion im Gehirn eingreift, und zweitens, daß es eine entzündungshemmende Wirkung entfaltet und somit die Ursache der Immunreaktion beseitigt, wodurch letztere von selbst zum Stillstand kommen würde. Falls die γG-Globuline jedoch wirklich Antikörperwirksamkeit besäßen und somit von pathogenetischer Bedeutung wären, würde die Wirkung des Azathioprins bedeuten, daß dieses Präparat imstande ist, in den immunologischen Ablauf, der zum Immunphänomen führt, einzugreifen.

Unsere Aufgabe muß es nunmehr sein, langdauernde Kontrollen durchzuführen, im Bestreben abzuklären, ob während der Behandlung mit Azathioprin weitere neue Schübe auftreten bzw. die zu erwartende Schubanzahl reduziert wird, ob der veränderte Liquorbefund während der Behandlung Schwankungen zeigt und ob er auch nach Absetzen des Präparates weiter besteht. Es ist abzuwarten, ob nach Absetzen des Medikamentes ein neuer Schub auftritt.

Zusammenfassung

Es wird über vorläufige Ergebnisse der immunosuppressiven Behandlung der M.S. mit dem Antimetaboliten Azathioprin an 21 Patienten über einen Zeitraum von 2 Monaten berichtet. Bei 3 Kranken traten Überempfindlichkeitserscheinungen auf, so daß nur 18 Patienten ausgewertet werden konnten. Bei 7 Kranken kam es zu einer objektiv faßbaren Besserung des klinischen Gesamtbildes, wobei Kranke mit späteren Erkrankungsstadien besser ansprachen als Patienten, die im Schub behandelt wurden. Unter Azathioprin-Behandlung kam es zu einer deutlichen Verringerung des Gammaglobulingehaltes im Liquor.

Summary

A preliminary report is given on the results of immunosuppressive treatment of M.S. using the antimetabolite Azathioprin. This substance was given 21 patients over a period of 2 months. In 3 patients hypersensitivity reactions occurred. Therefore, the results in 18 patients could be evaluated. In 7 of them objective improvement of the clinical picture was seen. This was more obvious in patients with later stages than in those who were treated during acute relapses. After treatment with Azathioprin, a reduction of gammaglobulin content in the CSF was obvious.

Literatur

Berg, O. und B. Källen: Lancet **1**, 1051 (1962).

Bornstein, M. B.: Nat. Cancer Inst. Monogr. **11**, 197 (1963).

— S. H. Appel and M. R. Murray: Proceedings IV. International Congress Neuropathology, vol. 2, p. 279. Thieme, 1962.

Dencker, S. J. und B. Swann: Lunds Univ. Arsskr. N. F. Adv. 2, Bd. 57, Nr. 10. Lund: Gleerup, 1961.

Frick, E.: Med. Klin. 62/17, 661—664 (1967).

— und L. Scheid-Seydel: Klin. Wschr. **36**, 66 (1958).

— — Klin. Wschr. **36**, 857 (1958).

Gerhartz, H. und W. Weise: Int. Z. Klin. Pharmakol.,Ther. u. Toxikol. Nr. 1/67, 54—69 (1967).

Hummeler, K., T. N. Harris et al.: J. exp. Med. **124**, 255—262 (1966).

Kabat, E. A., A. Wolf and A. E. Bezer: J. exp. Med. **85**, 117 (1947).

Lumsden, C. E.: Zit. aus Multiple Sclerosis. A reappraisal, 1965.

Mackay, I. R. and F. M. Burnet: Auto-immune Diseases, Pathogenesis, Chemistry and Therapy. Springfield: Thomas, 1963.

McAlpine, D.: Zit. nach Multiple Sclerosis. A reappraisal, 1965.

McLeod, H.: Brit. Med. J. **5291**, 1525—1527 (1962).

Neumayer, E., F. Perger, H. Schinko und H. Tschabitscher: Wien. Z. Nervenheilk. **13**, 46 (1956).

Pette, H.: Dtsch. Z. Nervenheilk. **105**, 76—132 (1928).

Ritzel, G., R. Wüthrich und H. P. Rieder: Schw. Med. Wschr. **93**, 1336 (1963).

Sachs, H. und G. Steiner: Klin. Wschr. **13**, 1714 (1934).

Seitelberger, F.: Path. Europ. (Brux.) 2/3, 233—256 (1967).

Steffen, C., H. Tschabitscher, Th. Wanko und H. Schinko: Wien. Klin. Wschr. **67**, 763 (1955).

Steiner, G.: Multiple Sklerose. Berlin-Göttingen-Heidelberg: Springer, 1962.

Tourtellotte, W. W.: Science **154**, 1044 (1966).

— and J. A. Parker: Nature 214/5089, 683 (1967).

Tschabitscher, H.: Wien Z. Nervenheilk. XIV, 4, 381 (1958).
— E. Sluga-Gasser und H. Schinko: Wien Z. Nervenheilk. XV, 1–4, 326 (1958).
— — — Wien. Med. Wschr. **112**, 14, 279–285 (1962).
— — und U. R. Nemetz: 4. Verhandl. österr. Ophthal. Ges. 1959.
Williams, C. A. and P. Grabar: J. Immunol. **74**, 404 (1955).
— F. W. Barnes and S. K. Mayer: Proc. Soc. exp. Biol. (N.Y.) **101**, 130 (1959).
Wüthrich, R., G. Ritzel, H. P. Rieder und C. G. Honegger: Med. exp. (Basel) **7**, 344 (1962).
Yokoyama, M., E. G. Trams and R. O. Brady: Proc. Soc. exp. Biol. (N.Y.) **111**, 350 (1962).

Wien. Z. Nervenheilk./Suppl. II, 227—228 (1969)

Aus der Abteilung für chronisch Nervenkranke des Krankenhauses der Stadt Wien-Lainz (Leiter: Univ.-Prof. Dr. W. Birkmayer)

Immunosuppressor-Therapie bei der Multiplen Sklerose

Von

W. Danielczyk

Seit 9 Monaten wird an unserer Abteilung eine immunosuppressive Therapie bei vorwiegend chronisch progredienten M.S.-Patienten durchgeführt.

Wir haben diese neue Therapierichtung eingeschlagen, weil

1. besonders bei chronisch-progredientem Verlauf die bisherige Therapie unbefriedigend war und

2. die Auffassung vertreten wird, daß es sich bei der M.S. um eine Autoaggressionskrankheit handelt.

Wir behandelten bisher eine Gruppe von 60 Patienten. Davon wurden 40 Fälle mit Proresid und 20 mit Imurel behandelt. Die Proresid-Verabreichung erfolgte in Form von Infusionen zu 800 mg pro die. In den meisten Fällen wurden Infusionsserien von mehrmals 30 Infusionen durchgeführt.

Von Imurel wurden täglich durchschnittlich 100 mg verabreicht. Besonders bei den mit Proresid-Infusionen behandelten Patienten sahen wir eindeutige klinische Besserungen. Es kam in erster Linie zur Verminderung der Spastizität, aber auch zur Verbesserung der Motorik. In geringerem Grade besserten sich Koordinationsstörungen.

Wir versuchten, den Therapieeffekt durch Laboruntersuchungen zu untermauern. Laufend wurden Blutbild, Senkung und Serumelektrophorese kontrolliert. Wir konnten bisher auf diesen Sektoren keine eindeutigen konstanten Veränderungen feststellen.

In Zusammenarbeit mit OA. Dr. Chlud von der Abteilung Prof. Jesserer ließen wir Rheuma-Tests vor, während und nach der Behandlung durchführen. Von 25 Patienten war in 6 Fällen der Waaler-Rose-Test durch die Behandlung in relativ kurzer Zeit normalisiert. In 2 Fällen wurde die Untersuchung auf C-reaktives

Protein ebenfalls negativ. Die übrigen durchgeführten Tests, wie Latex-Test und Untersuchungen des Antistreptolysin-Titers waren in allen Fällen negativ.

Bei einer Kontrollgruppe von 15 Patienten, die nicht an M.S., sondern an verschiedenen anderen neurologischen Krankheiten leiden, waren von Anfang an die 4 untersuchten Rheuma-Tests negativ.

Es ist uns sehr gut bekannt, wie schwierig die Beurteilung eines Therapieeffektes bei der M.S. ist. Da es sich jedoch bei unserem Patientenkollektiv in der überwiegenden Mehrzahl um chronisch-progrediente Fälle handelt, fühlen wir uns berechtigt, trotz relativ kurzer Beobachtungszeit darüber zu berichten.

Wien. Z. Nervenheilk./Suppl. II, 229—235 (1969)

From the Multiple Sclerosis Hospital, Ry.
and the Department of Neurology. Aarhus Kommunehospital, Aarhus

Symptomatic Therapy in Multiple Sclerosis

By

Ejner Pedersen

It is a well-known fact that M.S. may be accompanied by many different signs and symptoms, and that these may vary, not only from patient to patient, but also in the individual patient from time to time. This applies both to the presence or absence of a given symptom, and to the severity of the individual symptoms.

A systematic review of the treatment of all the symptoms which may be encountered in M.S. would be very comprehensive and cover extensive fields within neurological therapy in general, but here mention is made of the treatment of only some of the most predominant symptoms which are presumed to be accessible to therapy. In many cases, the importance of a symptom for the patient, and as an indication for therapy, must be assessed against the background of his social status.

The results which are reported to have been obtained in the treatment of M.S. must be expected to vary within wide limits, even from failure in all cases to success in all cases, depending on the selection of patients, the type of therapy and, not least, on the evaluation of the result. In the presentation of therapeutic results obtained in M.S. it is therefore necessary to describe in detail the methods of selection, the type of treatment applied, and the criteria used in the assessment of the results.

The account of symptomatic treatment of M.S. given below is based on personal experience. The following points will be considered: 1. the organization of our M.S. hospital, 2. the general principles applied in our rehabilitation therapy, and 3. a survey of the results obtained and their relation to the clinical findings.

Organization of our M.S. Hospital

Our M.S. hospital at Ry was opened in 1960. It is situated about 30 km from Aarhus, and is in close collaboration with Aarhus Kommunehospital, which is a highly specialized hospital, to which our patients can be transferred for special diagnostic and therapeutic procedures, and from which specialists can be called in. Our M.S. hospital has accommodation for 28 patients and serves a district with a population of 2—3 million. Patients are received from other hospital departments, especially neurological and medical, or direct from their homes, referred to us by general practitioners.

On admission, the patients are subjected to a careful somatic and neurological examination; in doubtful cases, supplemented by other relevant investigations. For example, in many cases of paraplegia of doubtful genesis, myelography is performed to demonstrate or exclude a surgical accessible cause, such as cervical disc lesion with spinal compression or intraspinal tumours. During such supplementary investigations, the patients are often admitted to the Department of Neurology in Aarhus.

On the first admission, the course of treatment extends over 2—3 months, and on subsequent admissions, over 1 month. Before the admission, our social worker pays a visit to the patient; the contact thus established is continued during the hospital stay and, if necessary, after discharge.

For a more detailed description of the organization, see Gryndерup and Pedersen (1969).

Programme of Treatment

The somatic treatment is directed against infections, skin diseases, anaemia, etc. This is done in order to improve the general condition of the patient, but also to eliminate these complications which may give rise to aggravation of the M.S. Many of the patients appreciate vitamin-B injections, because they find they are helpful in relieving their fatigue. The patients are given an unrestricted diet.

On admission, a preliminary programme of treatment is outlined for the individual patient on the basis of the neurological deficit and an estimate of the improvements which may be expected. Special importance is attached to measures which may improve the activities of daily living after discharge or facilitate the nursing care of the severely incapacitated patient. During the hospital stay, the programme is modified as required at joint conferences of the doctors, nurses, physiotherapists and occupational therapists.

In general, the patients are given intensive physical and occupational therapy for 5 hours daily (Table I), but this programme is, of course, adapted individually, so that the exercises are reduced in patients with severe asthenia or suspended in case of relapse. In fact, the rehabilitation is extended beyond the actual physical and occupational therapy through co-operation with the nursing staff, who utilize the improvements obtained, i. e. the training is not 5 hours a day, but, at least in many cases, the whole day.

In the physical therapy, KABAT techniques are used to some extent. However, we do not stick to any definite system, but try, as far as possible, to base the treatment on an analysis of the neurological defects in the individual case.

Table I. *Daily programme of physical and occupational training of the patients*

A. *Physiotherapy* (2 hours daily)

Individual treatment (1 hour)

Kabat techniques, electrical therapy.
Riding exercises.

Group training (1 hour)

Mattress exercises, wheel-chair exercises, gait training in and out of parallel bars, indoor bicycle exercises, exercises with weights and pulleys.
Learning a home programme (which each patient is given in writing at discharge).
Outdoor games.

B. *Occupational Therapy* (3 hours daily)

Resistance movements and co-ordination training

Coil pottery, hand- and foot-power looms, block printing, cord knotting, light carpentry, log sawing and various games.

Training in activities of daily living

Given by an occupational therapist and a physiotherapist working together. Minor alterations to clothing are made and aids given when necessary.

Writing training

Handwriting and typewriting.

Training in the occupational-therapy kitchen

Shopping tours in the town

In general, it may be said that wheel-chair patients are trained in transfer technique and standing, and that patients with greatly impaired gait are given walking exercises while being supported by forearm crutches or a walking aid. Similar principles are applied in the treatment of the function of the upper limbs, the aim being to train the patients in daily activities.

This training in daily activities and transfer technique is given in the clinic for occupational therapy by the occupational therapist and physiotherapist working together, while the exercises aiming at re-educating paretic, spastic or ataxic muscles are given in the clinic for physical therapy, either manually or by means of exercise appliances.

In spasticity, physical therapy alone will often be insufficient, but many other possibilities are available, as appears from Table II, which shows the methods used in our M.S. hospital at the present time.

Medicinal therapy is used in many cases, especially centrally acting agents (diazepam, GABA derivatives, meladrazine, chlorpromazine, and others), whereas none of the available compounds blocking neuromuscular transmission or acting on spindles are found to be of any clinical value in spasticity. Although medical therapy in spasticity is usually less efficacious and less specific than desirable, the use of a certain drug, or a combination of drugs, will often result in good objective improvement, which may be extremely valuable to the patients, but the medication requires a very careful dosage schedule in order to adjust the beneficial and untoward effects. For further details as to medical treatment in spasticity, the reader is referred to a monograph by PEDERSEN (1969), in which other therapeutic measures used in our hospital and elsewhere are also considered.

Table II. *Methods used in the M.S. hospital at the present time*

Pharmacotherapy

Centrally Acting Agents
- a) Polysynaptic (meladrazine, diazepam, etc.)
- b) Brain Stem (Chlorpromazine etc.)
- c) Neuro-inhibitors (GABA derivatives)

Physical therapy
1. Physical Exercises
2. Cryotherapy

Chemical destruction

Intrathecal Phenol

Orthopaedic surgical treatment
1. Myotomy
2. Tenotomy
3. Neurotomy
4. Others

In many cases, M.S. is accompanied by bladder dysfunction, which is a very serious social handicap, especially when incontinence is present, and complicating urinary-tract infection, calculi, etc., may add to the gravity of the condition. This bladder dysfunction has proved, in most cases, to be amenable to treatment. However, this treatment must be based on a detailed examination aiming at disclosing the underlying pathophysiological mechanisms, which must be known before it can be decided whether medicinal and/or surgical treatment should be given. This important subject will not be discussed here, but further details are reported by PEDERSEN (1966).

Results of Treatment

Table III is a survey of the results obtained in 255 patients consecutively admitted to our M.S. hospital. An attempt was made to assess the effect as objectively as possible.

In 16 cases, a slight improvement was obtained, usually manifested by a better general condition. However, such a slight improvement can scarcely be ascribed to the intensive rehabilitative therapy, but might presumably be seen whenever the patients are under good nursing care, possibly associated with a change in environment.

Table III. *Status at discharge*

		No.	%
Improvement			
Slight	16		
Fair	137		
Excellent	38	191	75
No effect		56	22
Aggravation		8	3
Total		255	100

In the 175 patients in whom the therapeutic effect is described as fair or excellent, definite improvements in motor and/or bladder function were obtained. In these cases, actual somatic progress, which was not merely due to a change in environment, was made by the patients.

Fear has been expressed that such an intensive treatment might aggravate the condition of the patients, but only in eight cases was a distinct aggravation observed, and this figure is actually smaller than the number of "spontaneous" aggravations that might be expected in a total of more than 500 months of hospital stay. It may be mentioned that THYGESEN (1953) reported an average figure of one recurrence per 10 months, but, on the other hand, he included recurrences which were appreciably milder than those recorded by us.

An analysis of the relationship between the effect obtained and the most conspicuous symptom shows that the best results were obtained in spastic paraplegia and the poorest in patients with severe ataxia. The patients with spastic paraplegia and bladder dysfunction of uninhibited neurogenic type are those in whom the best results can be expected. The presence of severe mental deterioration will, as might be expected, reduce the co-operation of the patient in the training programme and thus give less improvement in motor function.

A similar analysis of the effect in relation to the disability of the patients reveals that the results were best in patients with the slightest handicaps and poorest in those with the severest disability, i. e. a beneficial effect was obtained in about 90 and 30% of the cases, respectively.

In the group with the severest disability, better results might be expected if our recent case material were included, because better methods of treatment of leg contractures and bladder dysfunction have been introduced. This is particularly the case in spastic flexion contractures of the legs. It is very important that measures are taken against complications from the skin or the bladder which may maintain or even accentuate the contracture. Good effect can be obtained by orthopaedic surgery, which may be used in patients who can walk or stand, and the same applies to intrathecal phenol given in suitable cases. Most promising, however, is the advent of better agents, which have proved to be of special value in these cases. For further details, see PEDERSEN (1969).

At the present time, it cannot be said whether intensive rehabilitation therapy can change the long-term course of M.S., but it can definitely improve the level of the activities of daily living in the patients, and follow-up studies in 55 patients have shown that the improvements obtained were maintained in nearly 40% of the cases 12 months after the treatment.

In our experience, intensive rehabilitation therapy therefore seems worth while, especially if it is repeated at suitable intervals. It may be added that an institution as our M.S. hospital provides favourable conditions for research, not only into M.S., but also into more basal neurological abnormalities, such as spasticity and bladder dysfunction.

Summary

The treatment of some severe manifestations in M.S. is discussed on the basis of personal experience gained in our M.S. hospital, in which there is a close co-operation between nurses, therapists and doctors, and which has established a close collaboration with a highly specialized hospital. Intensive rehabilitation therapy is given, with particular emphasis on amelioration of spasticity and bladder dysfunction and on prophylaxis or treatment of complicating conditions. The programme of treatment is adapted to the needs of the individual patient and is, as far as possible, based on an analysis of the pathophysiological mechanisms. The results obtained were best in patients with spastic paraplegia and poorest in those with severe ataxia, and the patients with relatively slight disability proved most amenable to treatment. This intensive rehabilitation therapy did not give rise to aggravation of the disease. An institution organized on the lines described provides ample opportunities for research into M. S. and other neurological problems.

Zusammenfassung

Die Behandlung einiger schwerer Symptome bei M.S. wird auf Grund persönlicher Erfahrungen in einem M.S.-Spital diskutiert, in dem eine enge Zusammenarbeit zwischen Schwestern, Therapeuten und Ärzten sowie eine enge Zusammenarbeit mit einem hochspezialisierten Spital besteht. Es wird eine intensive Rehabilitationsbehandlung mit besonderem Augenmerk auf die Besserung der Spastizität und Blasendysfunktionen sowie die Prophylaxe oder Behandlung komplizierender Zustände durchgeführt. Das Behandlungsprogramm ist den Erfordernissen des einzelnen Kranken angepaßt, und nach Möglichkeit gründet es sich auf einer Analyse der pathophysiologischen Mechanismen. Die Resultate sind am besten bei Patienten mit spastischer Paraplegie und am schlechtesten bei schwerer Ataxie. Patienten mit verhältnismäßig geringen Ausfällen sind der Behandlung am besten zugänglich. Die intensive Rehabilitationsbehandlung führte zu keiner Verschlimmerung der Erkrankung. Eine nach den aufgezeigten Richtlinien organisierte Institution erschließt weite Möglichkeiten für die Erforschung der M.S. und anderer neurologischer Probleme.

References

GryndERUP, V. and E. PEDERSEN: The organization of a neurological rehabilitation centre. Scand. J. Rehab. Med. In press (1969).

PEDERSEN, E. (Ed.): The Neurogenic Bladder. Acta neurol. Scand. **42** (suppl. 20) (1966).

— Spasticity. Mechanism, Measurement, Management. Springfield, Ill.: Charles C. Thomas, 1969.

THYGESEN, P.: The course of disseminated sclerosis. Copenhagen: Rosenkilde & Bagger, 1953.

Wien. Z. Nervenheilk./Suppl. II, 236—237 (1969)

Summary of the Chairman

By

T. Fog

The last session dealt with the most important of the whole topic, the patient with M. S. This topic is the base of all our research. The geomedical studies and the clinical picture were studied by CENDROWSKI, LEIBOWITZ, NEUMAYER and by myself; its course, prognosis and treatment has been investigated with modern technical methods to confirm the view of the pioneers in M.S. clinical history, but also to enlarge our knowledge, in order to try to prove the laws of this mysterious disease process. M. BONDUELLE has added important contributions to the study of the so-called benign M. S., described by former authors, MCALPINE, LEHOTZKY and others. The demand for an early prognosis in facing the single patient is evident. We know from these studies that sometimes a bad prognosis may be foreseen at a very early stage, but other signs and symptoms point to the possibility of a less brutal fate in some cases.

Numerous studies in the treatment of M. S. during the last many decades are controversial, even if the demand for a safe, scientific, critical and controlled trial has increased in medicine generally and in M. S. especially during the last years. The interesting and informative exploration made by the Göttingen group, BAUER, FIRNHABER, REISERT, VOLLES and SCHIPPER is a model study. Their contributions cast light over fundamental problems in the biology of inflammation, not in "vitro", but in relation to the human living M. S. patient. The current use of immuno-suppressor-therapy in M. S. based upon the hypothesis of hyperergy as the fundamental biological reaction causing signs and symptoms in M. S. was the topic of TSCHABITSCHER. This treatment is new and is difficult to judge. It was applied in Austria, France, Germany, Denmark and perhaps other countries almost synchronous. TSCHABITSCHER made a very important contribution; but this type of treatment has to be scrutinized, before a general statement about its value can be made.

The great experience of EJNER PEDERSEN in modern treatment of several signs and symptoms in M.S. is well known. We have listened to his statements knowing that in his institute in Ry, Jylland, theory is confronted to practice in a scientific subtle way. The way in combining neurophysiological research and clinical studies in this institute may serve as a model for other M.S. sanatories, which are increasing in number throughout Europe during the last few years. WÜTHRICH's view of M.S. problems in Switzerland is very interesting and represents a new way to attack the M.S. problem.

Wien. Z. Nervenheilk./Suppl. II, 238—239 (1969)

Schlußwort

Von

H. Hoff

Bei den im Rahmen des Symposiums gebrachten wissenschaftlichen Mitteilungen zeichnen sich zwei Hauptrichtungen in bezug auf die Ätiopathologie dieser Erkrankung ab:

1. die immunpathologisch determinierte und
2. die virologisch determinierte.

Weiters gewannen wir einen Einblick in die verschiedenen Stadien der Demyelinisierung, unter anderem durch histochemische Untersuchungen der Lipide des Zentralnervensystems, wobei allerdings gesagt werden muß, daß daraus kein Schluß für die Ätiologie der M.S. gezogen werden kann.

Die weiteren Vorträge waren der klinischen Forschung gewidmet. Es wurde teilweise versucht, eine Brücke zwischen Grundlagenforschung und praktischer Neurologie zu schlagen, wobei auch hier wieder immunpathologische Aspekte in den Vordergrund gerückt wurden.

Es war für uns alle sehr wichtig zu hören, daß ein Mensch, der an der schweren und tragischen Erkrankung M.S. erkrankt ist, sich trotzdem noch vieler Jahre absoluter Arbeitsfähigkeit erfreuen, und daß die Krankheitsdauer dieser gutartigen Formen oft über 20 Jahre betragen kann. Diese Formen machen ungefähr 20% aller M.S.-Fälle aus. Wie wir gehört haben, hat der Krankheitsprozeß der M.S. auf die Lebenserwartung an sich keinen Einfluß.

Eine große Bedeutung gewinnen die Untersuchungen über die Vorkrankheiten und andere vor dem Krankheitsbeginn liegende Faktoren. Es konnten jedoch auf Grund dieser eingehenden Forschungen hinsichtlich der Ätiologie noch keine definitiven Aussagen gemacht werden.

Wir haben heute auch über die Erfahrungen mit der medikamentösen Therapie bei dieser Erkrankung gehört, und zwar einerseits mit synthetischen ACTH-Präparaten, andererseits mit „Immunosuppressor-drugs". Auf Grund der bisherigen Erfahrungen mit diesen Medikamenten ergeben sich gewisse Hoffnungen, daß es eventuell möglich werden könnte, durch medikamentöse Behandlung in den Ablauf des immunpathologischen Geschehens einzugreifen.

Da bisher noch keine wirklich kausale medikamentöse Therapie gegen die M.S. besteht, muß man ein besonderes Augenmerk auf die symptomatische Behandlung der Erkrankung legen, die vor allem darin besteht, die Sekundärkomplikationen und die rehabilitationshindernden Symptome, wie die Spastizität usw., zu beseitigen. Auf diesem Gebiet der Therapie sind sicherlich in den letzten Jahren große Fortschritte erzielt worden.

Bei dem heutigen Stand der Kenntnisse muß das Ziel jeder Therapie dieser Erkrankung, wenn schon keine Heilung erzielt werden kann, sein, doch wenigstens eine Rehabilitation und Revalidation mit der Möglichkeit einer guten Eingliederung in die Gesellschaft zu versuchen. Dies alles kann aber nur erreicht werden, wenn die verschiedensten Sparten der Medizin in der Erforschung dieser Erkrankung engstens zusammenarbeiten und diese Zusammenarbeit möglichst auf weltweiter, internationaler Basis weitergeführt werden kann, wie wir es gestern und heute in Wien hier bei diesem Symposium erlebt haben.